T0225138

Expertenstandards in der Pflege – eine Gebrauchsanleitung

Simone Schmidt

Expertenstandards in der Pflege – eine Gebrauchsanleitung

5. Auflage

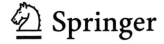 Springer

Simone Schmidt
Ladenburg, Deutschland

ISBN 978-3-662-68473-3   ISBN 978-3-662-68474-0   (eBook)
https://doi.org/10.1007/978-3-662-68474-0

Die Deutsche Nationalbibliothek verzeichnet diese Publikation in der Deutschen Nationalbibliografie;
detaillierte bibliografische Daten sind im Internet über ▶ https://portal.dnb.de abrufbar.

© Der/die Herausgeber bzw. der/die Autor(en), exklusiv lizenziert an Springer-Verlag GmbH, DE, ein Teil
von Springer Nature 2009, 2012, 2016, 2020, 2024

Das Werk einschließlich aller seiner Teile ist urheberrechtlich geschützt. Jede Verwertung, die nicht
ausdrücklich vom Urheberrechtsgesetz zugelassen ist, bedarf der vorherigen Zustimmung des Verlags.
Das gilt insbesondere für Vervielfältigungen, Bearbeitungen, Übersetzungen, Mikroverfilmungen und die
Einspeicherung und Verarbeitung in elektronischen Systemen.
Die Wiedergabe von allgemein beschreibenden Bezeichnungen, Marken, Unternehmensnamen etc. in
diesem Werk bedeutet nicht, dass diese frei durch jedermann benutzt werden dürfen. Die Berechtigung zur
Benutzung unterliegt, auch ohne gesonderten Hinweis hierzu, den Regeln des Markenrechts. Die Rechte
des jeweiligen Zeicheninhabers sind zu beachten.
Der Verlag, die Autoren und die Herausgeber gehen davon aus, dass die Angaben und Informationen in
diesem Werk zum Zeitpunkt der Veröffentlichung vollständig und korrekt sind. Weder der Verlag noch
die Autoren oder die Herausgeber übernehmen, ausdrücklich oder implizit, Gewähr für den Inhalt des
Werkes, etwaige Fehler oder Äußerungen. Der Verlag bleibt im Hinblick auf geografische Zuordnungen
und Gebietsbezeichnungen in veröffentlichten Karten und Institutionsadressen neutral.

Planung/Lektorat: Sarah Busch
Springer ist ein Imprint der eingetragenen Gesellschaft Springer-Verlag GmbH, DE und ist ein Teil von
Springer Nature.
Die Anschrift der Gesellschaft ist: Heidelberger Platz 3, 14197 Berlin, Germany

Das Papier dieses Produkts ist recycelbar.

Vorwort zur 5. Auflage

» Stopp! Bitte lesen Sie die Instruktionen und die WICHTIGSTEN INFORMATIO-
NEN, bevor Sie Ihre HOSE benutzen. nichtpersonenbezogene Daten Ihr Pferd mit
einem Rohr benutzen
Danke, dass Sie die EXPANDABLE HOSE erkauft haben. Die HOSE dehnt sich
automatisch bis zu dreimal so lange aus, wie sie ursprünglich ist, wenn das Wasser
abgeschaltet wird. Die HOSE ist extrem leichtgewichtig und eliminiert den Einsatz
schwerer, sperriger konventioneller Schläuche.

Diese Gebrauchsanleitung eines Gartenschlauchs macht deutlich, dass Gebrauchs-
anweisungen im Alltag nicht immer hilfreich sind.

Eine „Gebrauchsanweisung" für die Implementierung von Expertenstandards in
den Pflegealltag erscheint mir jedoch unverändert notwendig. Im Pflegebereich wurde
die Einführung von Expertenstandards zunächst skeptisch betrachtet. Allerdings
haben sich Expertenstandards seit der Veröffentlichung des ersten Expertenstandards
Dekubitusprophylaxe in der Pflege im Jahr 2004 fest im Pflegealltag etabliert.

Dafür ist sicherlich auch die herausragende Arbeit des DNQP verantwortlich,
die sich im Verlauf der letzten beiden Jahrzehnte ebenfalls weiterentwickelt hat.
Als Projektverantwortliche einer Modelleinrichtung konnte ich diese Arbeitsweise
selbst erleben.

❯ Wenn Expertenstandards „alltagstauglich" in die Pflege integriert werden, erreicht
man dadurch eine individuelle, aktivierende und bedarfsgerechte Betreuung unter
Berücksichtigung von aktuellen pflegewissenschaftlichen Erkenntnissen und unter
Ausschluss möglicher Gefährdungen für Patient, Bewohner und Pflegefachkraft.

Ziel dieses Buches ist es deshalb, eine sinnvolle und praktische „Gebrauchsanweisung" für die Implementierung von Expertenstandards zu geben. Aufgrund der
Gültigkeit der Expertenstandards in allen Einrichtungen der Pflege soll diese „Gebrauchsanweisung" die verschiedenen Sektoren der Pflege berücksichtigen.

„Gebrauchsanweisung" für Expertenstandards

In diesem Abschnitt wird erläutert, wie die Umsetzung von Expertenstandards mithilfe dieses Buchs erleichtert werden soll. Für jeden veröffentlichten Expertenstandard
existiert ein eigenes Kapitel, das zunächst die inhaltlichen Anforderungen erläutert.

❯ Struktur-, Prozess- und Ergebniskriterien wurden für jedes Standardkriterium zusammengefasst, um häufige Wiederholungen zu vermeiden und eine bessere Übersicht zu
ermöglichen.

Im Anschluss werden die einzelnen Standardkriterien auf den Pflegeprozess übertragen, wobei die spezifischen Aspekte verschiedener Pflegeeinrichtungen hervorgehoben werden. Die Darstellung beruht oftmals auf einer ähnlichen Struktur.

Struktur von Expertenstandards

- Screening bzw. erst Einschätzung, Assessment bzw. tiefergehende Einschätzung
- Planung von Maßnahmen
- Durchführung von Maßnahmen
- Anleitung, Information, Beratung von Patienten bzw. Bewohnern
- Evaluation

Der Schwerpunkt dieses Abschnitts liegt auf der praktischen Berücksichtigung von Expertenstandards im Pflegealltag und beruht grundsätzlich bei den Ergänzungen durch Tipps auch auf Erfahrungswerten im Pflegealltag.

Für die Umsetzung in den einrichtungsinternen Standard werden verschiedene Formulare benötigt, die beispielhaft im Anhang vorgestellt werden. Der Anhang beinhaltet außerdem ein Risikoformular, in dem alle Expertenstandards berücksichtigt werden. Dadurch soll im Rahmen der Pflegeanamnese auf einen Blick ein Risikoprofil ermöglicht werden, dass dann ohne großen Aufwand in die Pflegeplanung übernommen werden kann.

> **Praxistipp**
>
> Das Formular ist in der Darstellung im Anhang sehr umfangreich, um alle Bereiche zu integrieren. Es kann jedoch entweder im Format oder durch das Herausnehmen einzelner Seiten an die Bedürfnisse der jeweiligen Einrichtung angepasst werden.

Jeder Expertenstandard ist von der Struktur her ähnlich aufgebaut und erfordert die Erstellung eines individuellen Maßnahmenplans. Aus diesem Grunde wurde in einigen Kapiteln eine beispielhafte Pflegeplanung erstellt, die die wichtigsten Pflegemaßnahmen für das jeweilige Problem beschreibt.

> Um eine inhaltlich sinnvolle Evaluation zu erreichen, wird in der Planung differenziert zwischen den individuellen Zielen des Betroffenen und den allgemeinen Pflegezielen. Außerdem erfolgt nach Möglichkeit eine Unterteilung in Nah- und Fernziele.

Wenn eine beispielhafte Pflegeplanung nicht sinnvoll erschien, wurden stattdessen die einzelnen Pflegemaßnahmen genauer erklärt.

Die Umsetzung von Expertenstandards ist auch unter juristischen Aspekten wichtig. In diesem Buch werden zusätzlich andere relevante Vorgaben berücksichtigt, etwa MDK Grundsatzstellungnahmen und Publikationen des BMFSFJ beziehungsweise Empfehlungen von Fachgesellschaften. Dadurch soll eine umfassende Einarbeitung in den Pflegestandard ermöglicht und doppelte Arbeit vermieden werden.

Ich wünsche mir, dass Mitarbeiter in allen Bereichen der Pflege durch dieses Buch Sicherheit im Umgang mit den Expertenstandards erlangen und dadurch die Pflegequalität erreichen, die ihren Ansprüchen entspricht, um eine Zufriedenheit mit der eigenen Tätigkeit zu empfinden, die meines Erachtens trotz enormer Belastungen in diesem Beruf oberstes Ziel bleiben muss und nur dann möglich wird, wenn eine bedürfnisorientierte Pflege im täglichen Kontakt mit Patienten oder Bewohnern realisiert werden kann.

» Auch aus Steinen, die dir in den Weg gelegt werden, kannst du etwas Schönes bauen. (Erich Kästner)

Simone Schmidt
Ladenburg
Dezember 2023

Danksagung

Frau Sarah Busch vom Springer Verlag danke ich für ihre Unterstützung und den effektiven Austausch bei der fünften Auflage und in den vergangenen Jahren im Allgemeinen. Frau Ulrike Niesel vom Springer Verlag ist seit 20 Jahren eine kompetente Ansprechpartnerin, Beraterin und „ein Fels in der Brandung" im Verlag.

Mein Dank gilt außerdem dem DNQP, insbesondere Herrn Heiko Stehling für hilfreiche Hinweise bei Aktualisierungen. Frau Germia Johnson hat mich ebenfalls sehr umsichtig unterstützt, auch ihr möchte ich Danke sagen.

Nicht zuletzt hat meine Familie wieder dazu beigetragen, dass die Überarbeitung des Manuskripts reibungslos verlaufen konnte.

Das Interesse von Ihnen als Leser hat die inzwischen 5. Auflage ermöglicht. Darüber freue ich mich genauso, wie über Ihre Meinung und Ideen.

Inhaltsverzeichnis

Expertenstandards des DNQP

Inhaltsverzeichnis

© Der/die Autor(en), exklusiv lizenziert an Springer-Verlag GmbH, DE, ein Teil von Springer Nature 2024
S. Schmidt, *Expertenstandards in der Pflege – eine Gebrauchsanleitung*,
https://doi.org/10.1007/978-3-662-68474-0_1

1

Expertenstandards haben sich in den letzten Jahren fest in der Pflege etabliert, wobei der Nutzen in den Pflegeeinrichtungen zunächst sehr unterschiedlich bewertet wurde. Über zwanzig Jahre nach dem Beschluss der Gesundheitsministerkonferenz im Jahr 1999 stehen kaum noch Pflegekräfte dem Nutzen von Expertenstandards skeptisch gegenüber. Ursache für Skepsis sind zum Teil noch Probleme bei der Implementierung in den Alltag. Um die Bedeutung von Expertenstandards zu ermessen, ist es sinnvoll, sich zunächst mit der Entstehung der Expertenstandards und deren juristischer Bedeutung zu beschäftigen. Dadurch werden Vor- und Nachteile erkennbar, die durch die Veröffentlichung der Expertenstandards entstanden sind. Die Aufgaben des Deutschen Netzwerks für Qualitätsentwicklung in der Pflege DNQP als Gremium, das bisher Expertenstandards entwickelt und veröffentlicht hat, werden ebenfalls erläutert, da alle bisher veröffentlichten Standards nach einem einheitlichen Prinzip erarbeitet wurden und deshalb auch eine ähnliche Struktur aufweisen. Die Kenntnisse dieser Strukturen erleichtert die Umsetzung in die Praxis.

Die Erarbeitung der Expertenstandards unter Berücksichtigung des Pflegeweiterentwicklungsgesetzes ist ein weiterer wichtiger Faktor. Das Bundesministerium für Gesundheit BMG hatte im Rahmen der Pflegereform 2008 durch das „Gesetz zur strukturellen Weiterentwicklung der Pflegeversicherung" einschneidende Veränderungen in diesem Bereich vorgenommen, sodass sich für die weitere Erstellung von Expertenstandards Veränderungen ergeben hatten.

Im Januar 2015 wurde der erste Expertenstandard nach der neuen Vorgehensweise veröffentlicht, der sich mit der Mobilitätsförderung beschäftigt. Dieser Standard wurde zwar ebenfalls vom DNQP erstellt, die modellhafte Implementierung erfolgte jedoch 2016 durch ein Wissenschaftlerteam der Universität Bremen. Diese ergab, dass der Expertenstandard zwar praxistauglich ist und die Kosten für die Einführung gering sind, eine Wirksamkeit konnte jedoch nicht nachgewiesen werden. Der erweiterte Qualitätsausschuss Pflege hat deshalb im Februar 2018 die freiwillige Einführung des Expertenstandards Mobilität für zunächst zwei Jahre beschlossen. Parallel soll eine Aktualisierung des Expertenstandards und eine Begleitforschung erfolgen. Im Mai 2019 erging der Auftrag zur Aktualisierung an das DNQP, im Mai 2020 war diese abgeschlossen und ein Entwurf für die 1. Aktualisierung lag vor. Nach den Kommentierungen durch die Fachöffentlichkeit war die Aktualisierung des Expertenstandards im Oktober 2020 abgeschlossen ▶ Kap. 12.

In diesem Kapitel werden zunächst die allgemeinen Vorgaben und Zielsetzungen der Expertenstandards beschrieben. Gleichzeitig sollen grundlegende Vorgehensweisen bei der Implementierung in Form einer „Gebrauchsanweisung" für dieses Buch erklärt werden.

1.1 Bedeutung von Expertenstandards

Den meisten Mitarbeitern ist die Wichtigkeit der Expertenstandards bewusst, dennoch fehlt es gelegentlich an der Bereitschaft, sich intensiver mit den Inhalten auseinanderzusetzen. Ursache für diese Diskrepanz ist die zentrale Frage, warum man sich überhaupt an den Expertenstandards orientieren muss. Um dies zu erläutern, wird zunächst die Entstehung der Expertenstandards beschrieben.

1.1.1 Entstehung

Jedes Jahr treffen sich Vertreter der Ministerien und Senatoren für Gesundheit mit Vertretern des Bundes in der Gesundheitsministerkonferenz GMK, um gesundheitspolitische Themen zu besprechen und die weitere fachliche und politische

Entwicklung festzulegen. Im Jahre 1999 wurde von der 72. GMK der Länder in Trier eine große Qualitätsoffensive beschlossen. Unter Berücksichtigung der gesundheitspolitischen Entwicklung in Europa wurde festgelegt, dass eine einheitliche Qualitätsstrategie entstehen soll, die dazu beiträgt, folgende Ziele zu erreichen:

- Einführung von Qualitätsmanagement ab dem 1.1.2005
- Konsequente Patientenorientierung
- Entwicklung einer integrierten, bürgernahen europäischen Gesundheitspolitik
- Sicherung bzw. Verbesserung der Qualität von Gesundheitsdienstleistungen und Erhöhung der Transparenz zum Nutzen der Bürgerinnen und Bürger, insbesondere durch Strukturvergleiche und Erfahrungs- und Informationsaustausch
- Ärztliche Leitlinien und Pflegestandards zur Qualitätsentwicklung
- Sektorenübergreifende Qualitätssicherung
- Weitere Anreize zur kontinuierlichen Qualitätsverbesserung

Die Gesundheitsministerkonferenz hat somit durch ihr Entschließungspapier zur „Gewährleistung einer systematischen Weiterentwicklung der Qualität im Gesundheitswesen" die Grundlagen für die Entwicklung von Expertenstandards beschlossen.

Um diese Vorgaben umzusetzen, wurde 1999 das Deutsche Netzwerk für Qualitätsentwicklung in der Pflege DNQP in Kooperation mit dem Deutschen Pflegerat DPR und mit finanzieller Förderung des Bundesministeriums für Gesundheit BMG als Pilotprojekt gegründet. Das DNQP ist ein bundesweiter Zusammenschluss von Pflegefachleuten, die sich auf Praxis-und Wissenschaftsebene mit dem Thema Qualitätsentwicklung auseinandersetzen. Diesem Gremium aus Fachkollegen der Pflege wurde die Entwicklung, Konsentierung

und Veröffentlichung von evidenzbasierten Expertenstandards übertragen. Für die Durchführung wissenschaftlicher Projekte und Veröffentlichungen steht außerdem ein wissenschaftliches Team an der Fachhochschule Osnabrück zur Verfügung.

1.1.2 DNQP

Das Deutsche Netzwerk für Qualitätsentwicklung in der Pflege DNQP hat bisher folgende Expertenstandards erarbeitet, veröffentlicht und aktualisiert:

Veröffentlichte Expertenstandards:

1. Expertenstandard Dekubitusprophylaxe in der Pflege (2. Aktualisierung 2017)
2. Expertenstandard Entlassungsmanagement in der Pflege (2. Aktualisierung 2019)
3. Expertenstandard Schmerzmanagement in der Pflege (1. Aktualisierung 2020)
4. Expertenstandard Sturzprophylaxe in der Pflege (2. Aktualisierung 2022)
5. Expertenstandard Förderung der Harnkontinenz in der Pflege (1. Aktualisierung 2014)
6. Expertenstandard Pflege von Menschen mit chronischen Wunden (1. Aktualisierung 2015)
7. Expertenstandard Ernährungsmanagement zur Sicherung und Förderung der oralen Ernährung in der Pflege (1. Aktualisierung 2017)
8. Expertenstandard Beziehungsgestaltung in der Pflege von Menschen mit Demenz (Mai 2019)
9. Expertenstandard nach § 113a SGB XI Erhaltung und Förderung der Mobilität in der Pflege (1. Aktualisierung Oktober 2020)
10. Expertenstandard Förderung der Mundgesundheit in der Pflege (Januar 2023)
11. Expertenstandard Erhaltung und Förderung der Hautintegrität in der Pflege (Sonderdruck Juni 2023)

1

Von und für Hebammen bzw. Entbindungspfleger wurden außerdem im Rahmen eines an der Hochschule Osnabrück angesiedelten Forschungsschwerpunktes „Versorgung während Schwangerschaft, Geburt und Wochenbett – Instrumente zur sektorenübergreifenden Qualitätsentwicklung – IsQua" der Expertenstandard „Physiologische Geburt" erstellt.

> Der Expertenstandard Kontinenzförderung in der Pflege wird derzeit anhand des üblichen methodischen Vorgehens des DNQP zum zweiten Mal aktualisiert, eine Veröffentlichung wird für 2024 erwartet.

Die zentralen Funktionen der Expertenstandards in der Pflege wurden vom DNQP formuliert.

Ziele von Expertenstandards:
- Übergreifendes Ziel ist die Förderung der Pflegequalität
- Darstellung eines professionell abgestimmten Leistungsniveaus
- Kriterien zur Erfolgskontrolle sind eingeschlossen
- Aktiver Theorie-Praxis-Transfer
- Beitrag zur Professionalisierung

Das Vorgehen bei der Erstellung eines Expertenstandards orientierte sich bisher immer an einem einheitlichen Schema, bei dem das Ergebnis als professionell abgestimmtes Leistungsniveau betrachtet wurde. Um dies zu erreichen, wurde nach der Auswahl des Themas eine unabhängige Expertenarbeitsgruppe von 8 bis 12 Experten gebildet, die etwa zu gleichen Teilen aus Pflegepraktikern und Pflegewissenschaftlern mit Fachexpertise bestand.

Nach einer ausführlichen Literaturrecherche der nationalen und internationalen Fachliteratur wurde ein Entwurf erarbeitet, der in der sich anschließenden Konsensuskonferenz vorgestellt und diskutiert wurde. Die Ergebnisse dieser Konferenz flossen in die endgültige Version des Expertenstandards ein, der dann nach etwa

drei Monaten den Praxiseinrichtungen mit Kommentierungen und umfassender Literaturstudie zur Verfügung stand.

Schließlich erfolgte die modellhafte Implementierung des Expertenstandards mit wissenschaftlicher Begleitung durch das Team des DNQP. Über einen Zeitraum von etwa sechs Monaten wurde der neue Expertenstandard in allen Bereichen der Pflege eingeführt, wobei Einrichtungen der stationären Krankenpflege und Altenhilfe sowie ambulante Pflegedienste als Referenzeinrichtungen an der Implementierung teilnehmen konnten.

Bei der Aktualisierung des Expertenstandards „Dekubitusprophylaxe", „Entlassungsmanagement" und „Schmerzmanagement bei akuten Schmerzen" wurde außerdem die Fachöffentlichkeit über das Internet einbezogen. Der Entwurf konnte für sechs bis acht Wochen auf der Homepage des DNQP eingesehen und kommentiert werden. Dieses Vorgehen ist im aktualisierten Methodenpapier zur Entwicklung, Einführung und Aktualisierung von Expertenstandards in der Pflege festgelegt.

1.1.2.1 Struktur

Alle bisher veröffentlichten Expertenstandards sind nach einer weitgehend einheitlichen Struktur aufgebaut (◨ Tab. 1.1). Nach einer Einführung, der Beschreibung der Konsensuskonferenz, der Vorstellung der Arbeitsgruppe und der Präambel folgt eine Übersicht über den Standard, die in Struktur-, Prozess- und Ergebniskriterien unterteilt ist.

Die jeweiligen Unterpunkte werden mit S, P und E bezeichnet und nummeriert. Sie beinhalten immer Aussagen zur Verantwortlichkeit und Qualifikation für das Kriterium.

> In den folgenden Kapiteln zu den einzelnen Expertenstandards werden diese Aussagen zur Vermeidung von Wiederholungen zusammengefasst, etwa S1, P1 und E1. Anschließend erfolgen eine

◨ Tab. 1.1 Häufige Struktur eines Expertenstandards

Struktur	Prozess	Ergebnis
S1 Risikoerhebung, Screening, Assessment, erforderliche Kompetenz der PFK	P1	E1
S2a Planungskompetenz der PFK S2b Verfahrensregel	P2	E2
S3 Information, Schulung, Beratungskompetenz der PFK	P3	E3
S4 Maßnahmenplanung	P4	E4
S5 Evaluation	P5	E5

gemeinsame Erläuterung des gesamten Kriteriums und Hinweise für die praktische Umsetzung im Pflegealltag der stationären und ambulanten Pflege.

Alle Standardkriterien werden in der Folge vom DNQP kommentiert und genauer beschrieben. Nach dem Literaturverzeichnis und Glossar folgt ein Abschnitt über die Phasen der Implementierung, der sich vor allem mit der Auditierung des Standards beschäftigt.

❯ Das Auditinstrument ist ebenfalls Bestandteil der Veröffentlichung jedes Expertenstandards. In der Praxis kann dieses Instrument genutzt werden, um die Implementierung in der eigenen Pflegeeinrichtung zu überprüfen. Inzwischen sind die Auditinstrumente auch in digitaler Form nutzbar.

Die einheitliche Gliederung der Standards, die auch inhaltlich beibehalten wird, erleichterte bisher die Orientierung und das Verständnis für den Leser und Nutzer.

Praxistipp

In allen Expertenstandards spielen die Risikoerhebung, die erforderliche Kompetenz, die Maßnahmenplanung, die Schulung und Beratung auch der Angehörigen, die interdisziplinäre Zusammenarbeit und die Evaluation eine entscheidende Rolle.

1.2 Auswirkungen

Expertenstandards haben weitreichende Folgen im Pflegealltag. Zum einen sind insbesondere die Vorteile in der Praxis festzustellen und zum Teil sogar nachweisbar, wenn eine erfolgreiche Implementierung stattfand, zum anderen hat die Veröffentlichung von Expertenstandards auch eine juristische Wertigkeit.

1.2.1 Juristische Bedeutung

Nach bisheriger Auffassung der Rechtsprechung beinhalten Expertenstandards den allgemein anerkannten, aktuellen Stand der Pflegeforschung.

❯ Expertenstandards gelten deshalb als ein antizipiertes, also vorweggenommenes Sachverständigengutachten.

Dadurch entsteht eine strafrechtliche und zivilrechtliche Wertigkeit der Expertenstandards, deren Nichtbeachtung oder Nichtumsetzung aus haftungsrechtlicher Sicht in jedem Fall eine Fahrlässigkeit und folglich ein Verschulden darstellt. Dabei trägt die Pflegefachkraft die Durchführungsverantwortung, Pflegedienstleitung und Einrichtungsleitung übernehmen die Organisationsverantwortung und somit die Haupthaftungsverantwortung für die korrekte Umsetzung der in den Expertenstandards geforderten Inhalte.

1

Im Schadensfall kann es dadurch zur Beweislasterleichterung oder -umkehr kommen, wobei die Pflegeeinrichtung anhand der Dokumentationen beweisen muss, dass eine korrekte Leistungserbringung erfolgte.

> **Praxistipp**
>
> Aus diesem Grund ist es für die Leitung einer Pflegeeinrichtung unerlässlich, eindeutige Dokumentationsvorgaben festzuhalten und deren Umsetzung durch die Mitarbeiter zu kontrollieren.

1.2.2 Vorteile

Ziel der bisher erarbeiteten und veröffentlichten Expertenstandards ist eine Verbesserung der Pflegequalität durch den Transfer von wissenschaftlich überprüften Erkenntnissen in die Pflegepraxis. Dadurch kommt es zur Kompetenzsteigerung der Mitarbeiter und somit zu einer Professionalisierung der Pflege im Allgemeinen. Die Verknüpfung von Pflegewissenschaft und Pflegepraxis durch die Vermittlung von evidenzbasiertem Wissen aber auch umgekehrt durch den Praxis-Theorie-Transfer ist ein nachhaltiger Schritt auf dem Weg der Qualitätsentwicklung in der Pflege.

Durch die Auseinandersetzung mit wichtigen Pflegeproblemen und durch die Fortbildung der Mitarbeiter soll die Sicherheit aller Beteiligten, also sowohl der Mitarbeiter als auch der Patienten, Bewohner und Angehörigen, gestärkt werden. Sicherheit bedeutet in diesem Zusammenhang sowohl die Gewährleistung der körperlichen Unversehrtheit als auch eine juristische Absicherung des Pflegebedürftigen. Außerdem führt die Umsetzung dieser gesicherten Erkenntnisse auch zu einer verbesserten Patientenorientierung, da in allen Kriterien der Expertenstandards eine individuelle Pflege gefordert wird.

> **Praxistipp**
>
> Alle bisher veröffentlichten Expertenstandards beschäftigen sich mit Pflegeproblemen, die weit verbreitet sind und außerdem hohe Kosten verursachen können. Die konsequente Beachtung der Expertenaussagen könnte deshalb bei sinkenden Kosten zu einer verbesserten Pflegequalität bzw. Lebensqualität führen.

Von Vorteil für den Patienten, den Bewohner und seine Angehörigen ist außerdem die immer wiederkehrende Forderung nach Schulung und Beratung durch die Pflegefachkraft, die in allen Expertenstandards eine übergeordnete Rolle spielt. Dadurch wird die Bedeutung der Pflegeberatung (Abschn. 1.4) unterstrichen, die in der allgemeinen gesundheitspolitischen Entwicklung eine immer stärkere Position einnimmt. Die Vermeidung von Krankheiten, Folgeerkrankungen und Komplikationen und die Stärkung der Prophylaxe durch Patientenedukation sollen von allen Beteiligten im Gesundheitswesen unterstützt werden und stellen deshalb eine interdisziplinäre Aufgabe dar.

❯ In diesem Zusammenhang ist es für alle Einrichtungen im Pflegesektor unerlässlich, durch Beratung zu einer Verbesserung der Situation des Patienten oder Bewohners beizutragen und die Inhalte und Ergebnisse dieser Beratung auch zu dokumentieren.

1.2.3 Nachteile

An den bisher veröffentlichten Expertenstandards wurde immer wieder Kritik geäußert, da die Pflegeeinrichtungen Probleme bei der praktischen Umsetzung haben und dadurch zunächst der Nutzen von

Expertenstandards insgesamt infrage gestellt wurde. Mittlerweile wird der Nutzen jedoch allgemein erkannt und lediglich der Aufwand bei der Implementierung kritisiert.

> **Praxistipp**
>
> In der Pflegepraxis zeigt sich, dass es durchaus sinnvoll ist, bei der Implementierung einen größeren Aufwand zu betreiben, da anschließend ein erkennbarer Effekt auf die Pflegequalität feststellbar ist. Dieser kann mit dem Auditinstrument auch transparent dargestellt werden.

Probleme bei der Implementierung der Expertenstandards ergeben sich aus der Zielsetzung, Gültigkeit für alle Einrichtungen im Pflegebereich zu besitzen und eine evidenzbasierte Berufspraxis zu erreichen.

> Folglich sind die Formulierungen sehr allgemein gehalten und zum Teil schwer verständlich. Durch die Begrifflichkeiten und die Fachsprache wird die Umsetzung an der Basis erschwert.

Um eine allgemeine Gültigkeit zu erreichen, wurden die Standardaussagen aus der Sicht der Kritiker sehr vage formuliert. Gerade im ambulanten Bereich, wo ein Patientenkontakt sich oftmals auf wenige Minuten pro Tag beschränkt, gestaltet sich die Implementierung schwierig. Probleme zeigen sich aber auch in Einrichtungen mit einer kurzen Verweildauer, etwa Ambulanzen oder Intensivstationen bzw. in Pflegeeinrichtungen mit einem speziellen Schwerpunkt, z. B. Hospize oder Tagespflegeeinrichtungen.

> **Praxistipp**
>
> Die Implementierung von Expertenstandards muss auf die besonderen Gegebenheiten jeder einzelnen Einrichtung zugeschnitten werden. In den folgenden Kapiteln finden sich zu den jeweiligen Standards Einzelheiten für die Umsetzung.

Aus diesem Grund ist die Einführung von Expertenstandards in der Pflegepraxis mit hohen Ressourcen verbunden.

Ressourcen bei der Einführung:
- Personal
- Zeit
- Qualifikation
- Finanzielle Mittel

Dabei ist zu berücksichtigen, dass nicht nur die kontinuierliche Fortbildung der Mitarbeiter und die Arbeitsstunden bei der Einführung Kosten verursacht, sondern auch die Beschaffung des Expertenstandards an sich. Im Internet wird zwar die jeweilige Übersicht über den Standard auf der Homepage des DNQP zum Download zur Verfügung gestellt, für eine erfolgreiche Umsetzung ist es jedoch notwendig, dass alle Mitarbeiter oder zumindest alle Fachkräfte den genauen Inhalt kennen.

> **Praxistipp**
>
> Die Anschaffung aller bisher veröffentlichten Expertenstandards ist deshalb unbedingt zu empfehlen.

Von Nachteil bei der Implementierung ist außerdem die Tatsache, dass in den Expertenstandards auch Instrumente untersucht

1

und zum Teil empfohlen werden, die nur mit Genehmigung des Verfassers kommerziell verwendet werden dürfen. Viele Einrichtungen sind sich nicht bewusst, dass anderenfalls eine Urheberrechtsverletzung vorliegt.

Immer wieder kritisiert wurde auch die Tatsache, dass die Wirksamkeit der Expertenstandards nicht eindeutig untersucht ist. Es ist jedoch davon auszugehen, dass alleine durch die Tatsache der Veröffentlichung einer allgemein gültigen Expertenmeinung mit entsprechender juristischer Tragweite eine höhere Sensibilität für das jeweilige Thema entsteht und dadurch eine Verbesserung der Problematik erreicht wird. Allerdings sind diese Veränderungen sehr langwierig und deshalb erst im Verlauf von mehreren Jahren zu beobachten. Am Beispiel der Dekubitusprophylaxe kann eine derartige Entwicklung gut beobachtet werden.

> Zudem kann jeder Einrichtung durch die zur Verfügung gestellten Auditinstrumente den Zielerreichungsgrad in der eigenen Institution prüfen und verbessern.

1.3 Implementierung

Die oben erwähnten Nachteile führen bei der Implementierung der bisher veröffentlichten Expertenstandards immer wieder zu Problemen, da die Einrichtungen sich teilweise unsicher fühlen, wie sie bei der Umsetzung vorgehen sollten. Deshalb wird im folgenden Abschnitt der praktische Verlauf der Implementierungsphasen erläutert.

Phasen der Implementierung:
1. Fortbildung aller Mitarbeiter
2. Aktualisierung und Anpassung des einrichtungsinternen Standards
3. Überprüfung der Formulare, ggf. Aktualisierung
4. Verfahrensanweisung im Qualitätsmanagement-Handbuch QMHB

5. Implementierung
6. Audit mithilfe des Auditinstruments des DNQP
7. Kontrolle durch die Leitung, z. B. bei der Pflegevisite oder mithilfe der zugehörigen Indikatoren des DNQP, die bei der Aktualisierung von Expertenstandards in Form eines Indikatorensets erprobt und zur Verfügung gestellt werden

Der Kenntnisstand der aktuellen pflegewissenschaftlichen Grundlagen aller Mitarbeiter oder zumindest aller Pflegefachkräfte ist die Grundvoraussetzung für eine erfolgreiche Umsetzung.

> **Praxistipp**
>
> Die Wissensvermittlung durch Fortbildung und Literatur erleichtert die Implementierung. Entsprechende Angebote durch die Einrichtungsleitung sind auch unter Berücksichtigung der Organisationsverantwortung zu empfehlen.

Anschließend erfolgt die Erstellung oder Überarbeitung des einrichtungsinternen Standards. Dabei ist es sinnvoll, die Ressourcen der Mitarbeiter zu nutzen und diese im Rahmen einer Projektgruppe an der Standarderstellung oder Aktualisierung zu beteiligen. Besonders interessierte oder fortgebildete Mitarbeiter können ihr Wissen in die Gruppe einbringen.

Für diese Arbeit sollte ein genauer Zeitrahmen vorgegeben werden, um Verzögerungen zu vermeiden. Außerdem sollte die Projektgruppe nicht zu groß sein, da sonst das Vorankommen durch unnötige Diskussionen beeinträchtigt wird. Für die Arbeit der Projektgruppe sollte ein strukturierter Ablaufplan vorliegen.

Sobald der einrichtungsinterne Pflegestandard an die Anforderungen des Expertenstandards angepasst wurde, müssen die vorhandenen Formulare überprüft werden.

Auch diese Implementierungsphase kann durch die Projektgruppe übernommen werden.

Schließlich wird eine Verfahrensanweisung für das Qualitätsmanagement-Handbuch erstellt, damit alle Mitarbeiter wissen, welche Vorgaben zu berücksichtigen sind. In der letzten Phase der Implementierung wird festgelegt, ab wann der neue Standard gültig ist.

> Zur Evaluation der Umsetzung sollte durch die Leitungsebene der Pflegeeinrichtung eine Kontrollfunktion eingerichtet werden, um sicherzustellen, dass alle Mitarbeiter sich an den Vorgaben des Expertenstandards orientieren. Im Idealfall können Informationen aus der Pflegedokumentation in Form von Indikatoren automatisch ausgeleitet oder abgerufen und verglichen werden.

Dadurch wird die juristische Wertigkeit der Expertenstandards berücksichtigt, da die Einrichtungsleitung die Organisationsverantwortung tragen muss. Gut geeignet für die Evaluation ist unter anderem das Instrument der Pflegevisite, die Durchführung von (Teil)-audits oder die automatische Generierung von Indikatoren aus der verwendeten Software.

1.3.1 Voraussetzungen für die Implementierung

Die Implementierung von Expertenstandards ist effektiver, erfolgreicher und einfacher, wenn die notwendigen Rahmenbedingungen beachtet werden. Die beiden wichtigsten Faktoren sind, neben dem aktuellen, pflegewissenschaftlich fundierten Fachwissen, folgende Grundvoraussetzungen.

Voraussetzungen:
- Beratung
- Dokumentation

In Abhängigkeit vom Versorgungsauftrag spielt die Beratung eine erhebliche Rolle bei der korrekten Umsetzung der Expertenstandards (Abschn. 1.4). Gerade in Einrichtungen, in denen keine 24-h-Versorgung stattfindet, etwa in der ambulanten Pflege, in Tages- oder Nachtpflegeeinrichtungen aber auch in Rehabilitationseinrichtungen, müssen der Patient und seine Angehörigen bzw. Bezugspersonen gezielt beraten werden.

> Inhalte und Ergebnisse der Beratung müssen eindeutig aus der Pflegedokumentation hervorgehen.

Insofern kommt auch der Pflegedokumentation (Abschn. 1.6) eine entscheidende Rolle zu, deren Bedeutung allen Mitarbeitern jederzeit bewusst sein sollte. Auch hier obliegt der Einrichtungsleitung die Haupthaftungsverantwortung und somit die Kontrolle der Umsetzung.

1.4 Pflegeberatung

Durch die Gesetze über die Berufe der Gesundheits- und Krankenpflege, der Gesundheits- und Kinderkrankenpflege und der Altenpflege aber auch durch verschiedene Ausführungen in den Sozialgesetzbüchern SGB V, SGB IX, SGB XI und SGB XII wurde der Stellenwert der Beratung und Gesundheitsvorsorge deutlich erhöht. Für die Gesundheitsberufe ergibt sich hieraus eine Verpflichtung, den Patienten oder Bewohner und seine Angehörigen zu beraten, anzuleiten und zu schulen.

Im SGB XI wird darüber hinaus der Beratungseinsatz in § 37,3 und die Schulung von Angehörigen in § 45 gesetzlich definiert.

Eine Übersicht über die Veränderungen durch das Gesetz zur strukturellen Weiterentwicklung der Pflegeversicherung, das am

1

▣ Tab. 1.2	Pflegeweiterentwicklungsgesetz
Paragraph	Inhalt
§ 7a	Einsatz von Pflegeberatern
§ 7c	Pflegestützpunkte
§ 12	Aufgaben der Pflegekassen
§ 37,3	Beratungseinsatz zur Qualitäts- sicherung (Abrechnung)
§ 45	Pflegekurse
§ 45a	Angebote zur Unterstützung im Alltag

01.07.2008 in Kraft trat und 2017 überarbeitet wurde, wird in der folgenden Tabelle dargestellt (▣ Tab. 1.2).

Die praktische Umsetzung dieser gesetzlichen Vorgaben wird erleichtert, wenn Mitarbeiter für Beratungsaufgaben gezielt qualifiziert werden. Eine Ausbildung zum Pflegeberater ist derzeit lediglich für Berater in Pflegestützpunkten erforderlich, sinnvoll ist jedoch für alle Einrichtungen die Schulung geeigneter Mitarbeiter in den Bereichen Kommunikation und Gesprächsführung bzw. die Fortbildung in speziellen Pflegebereichen, etwa Diabetes, Ernährung, Wundversorgung, Palliativpflege und andere fachliche Zusatzqualifikationen. Auch Mitarbeiter mit fundierten Kenntnissen im Bereich der Sozialversicherung können beratend tätig werden.

> **Praxistipp**
>
> Besonders geeignet für Beratungs- oder Schulungsmaßnahmen sind Mitarbeiter mit Zusatzqualifikationen, beispielsweise Case Manager, Stationsleitungen, Qualitätsmanager, Mitarbeiter mit Weiterbildungen zu speziellen Krankheitsbildern oder auch Praxisanleiter.

Dabei richtet sich das Ziel der Beratung auf folgende Aspekte.

Beratungsziele:
- Gesundheitsförderung
- Vermeidung von Krankheiten
- Dadurch Senkung von Behandlungskosten
- Beratungseinsatz nach SGB XI, § 37,3:

1. Zur Sicherung der Qualität
2. Zur regelmäßigen Hilfestellung
3. Zur praktischen pflegefachlichen Unterstützung der häuslich Pflegenden

Pflegeberatung kann allerdings bei jedem Patientenkontakt stattfinden, etwa im Anamnesegespräch, während der Pflegevisite oder im Rahmen der Körperpflege. Inhalte dieser Informationsweitergaben sollten möglichst präzise dokumentiert werden.

1.4.1 Kompetenz

Das DNQP verbindet mit der Beratung ein zentrales ethisches Prinzip, das verpflichtet, Patienten umfassend zu beraten und ihnen Entscheidungs- und Handlungsfreiraum zu eröffnen. Mehrere Handlungsalternativen sollten dem Betroffenen vorgestellt werden und die Folgen und Gefahren diskutiert werden. Um eine gute Beratung durchführen zu können, sollte die beratende Fachkraft über spezielle Kompetenzen verfügen.

Beratungskompetenz:
- Fundiertes Fachwissen
- Ggf. Spezialwissen
- Intuition
- Kommunikationsfähigkeit
- Problemlösungskompetenz
- Erkennen der Selbstkompetenz des Patienten bzw. seiner Angehörigen

Die Selbstkompetenz des Patienten und seiner Angehörigen ist ein entscheidender Faktor bei der Realisierung der Beratungsinhalte. Kognitive Fähigkeiten des Patienten und die Bereitschaft zur Verhaltensänderung spielen eine wesentliche Rolle bei der Entscheidung, welcher Beratungsstil gewählt wird. Das Zentrum für Qualität in der Pflege ZQP hat sich in der Veröffentlichung zum Qualitätsrahmen für Beratung in der Pflege genauer mit den Elementen der Beratung beschäftigt:

Beratungselemente:
1. Lebensweltorientierung
2. Ressourcenorientierte Beratung
3. Lösungsorientierte Beratung
4. Diversität und Zielgruppenorientierung
5. Systemische Beratung

Je größer die Selbstkompetenz des Patienten bzw. seiner Angehörigen desto intensiver werden sie in die Entscheidungsfindung einbezogen. Von Stufe zu Stufe wird die Kompetenz des Betroffenen größer und er entscheidet selbstständiger, welche Maßnahmen er durchführen möchte.

❯ Durch die Berücksichtigung dieser Tatsachen und die Auswahl des geeigneten Beratungsstils wird die Compliance des Patienten und der Angehörigen verbessert.

Der Berater sollte jedoch nicht nur die Selbstkompetenz des Betroffenen eruieren, sondern auch seine Selbstoffenbarungsängste wahrnehmen. Dabei empfiehlt sich ein strukturiertes Vorgehen.

Ablauf der Beratung:
1. Situation analysieren
2. Gemeinsam Verständnis für die Situation entwickeln
3. Gemcinsam Lösungsansätze erarbeiten

Diese Lösungsansätze müssen persönliche, soziale und materielle Ressourcen berücksichtigen. Im Verlauf der Beratung sollte zwischen fachlichem und psychosozialem Beratungsbedarf unterschieden werden. Dabei zeigen sich immer wieder ähnliche Beratungsthemen.

Beratungsthemen:
- Probleme und schwierige Lebensthemen
- Prozess des Krankseins
- Akute Krisen und Konflikte
- Akzeptanz von unabwendbaren Veränderungen und Einschränkungen
- Treffen von Entscheidungen
- Erreichen einer befriedigenden Lebensweise trotz Krankheit, Behinderung oder Alter

Interessanterweise unterscheiden sich Bewertungen der Beratungsqualität durch den Patienten oder seine Angehörigen und die durchführende Pflegefachkraft deutlich. Ein Evaluationsprojekt zur Pflegeüberleitung in Nordrhein Westfalen machte dies schon 2003 deutlich (◘ Tab. 1.3).

Evaluationsprojekt zur Pflegeüberleitung NRW (Uhlmann et al. 2005).

Diese Ergebnisse zeigen, dass die Angehörigen als „Experten" ihres Patienten eine wichtige Rolle spielen. Belastungen der Angehörigen müssen deshalb als psychosoziale Faktoren in der Beratung wahrgenommen und bearbeitet werden. Die häufigsten Probleme der Angehörigen stellen die folgenden Faktoren dar.

◘ **Tab. 1.3** Evaluationsprojekt zur Pflegeüberleitung

Selbsteinschätzung durch die Pflegefachkraft	Fremdeinschätzung durch Patient und Angehörige
Individueller Dialog	Ignoranz, fehlende Wertschätzung
Professionelle Beratung	Zufällige Alltagsgespräche
Gemeinsame Entscheidungen	Entscheidung nach medizinischen und wirtschaftlichen Kriterien
Kooperation	Kaum Zusammenarbeit
Prozesssteuerung	Man muss alles selbst machen
Individuelles Versorgungsangebot	Nicht bedarfsgerechtes Angebot

1

Belastung der Angehörigen:
- Beziehung zwischen Patient und Angehörigen
- Finanzielle Belastung
- Schuldgefühle
- Unzureichende Wahrnehmung der Angehörigen durch Pflegende

Eine Unterstützung der Angehörigen führt somit indirekt zu einer Verbesserung der Pflegesituation des Betroffenen. Erfahrungsgemäß hat sich bei den Ergebnissen aus dem Jahr 2003 in den letzten 20 Jahren keine deutliche Veränderung ergeben, wobei die Corona-Pandemie und der Mangel an Pflegefachkräften dies eventuell sogar verschlechtert haben.

1.5 Pflegedokumentation

Die Dokumentation von Pflegemaßnahmen und Beratungsinhalten wird in jedem einzelnen Expertenstandard aufgeführt. Für jede Pflegeeinrichtung ist es deshalb unerlässlich, zu überprüfen, welche Elemente der Pflegedokumentation und Pflegeplanung an die Anforderungen der Expertenstandards angepasst werden müssen.
Wichtige Elemente der Dokumentation:
- Pflegeanamnese oder SIS®
- Risikoassessment oder Risikomatrix
- Pflegeplanung und Evaluation oder Tagesstruktur
- Einrichtungsinterne Pflegestandards
- Spezielle Formulare, z. B. Bewegungsförderungspläne und -protokolle, Flüssigkeits- oder Ernährungsprotokolle
- Leistungsnachweise
- Pflegebericht, z. B. Beratung, Verweigerung, begründete Abweichung

Ein sicherer Umgang aller Mitarbeiter mit der Pflegedokumentation und der Pflegeplanung sowie genaue Vorgaben von Seiten der Einrichtungsleitung sind deshalb für die Umsetzung der Expertenstandards dringend notwendig.

> **Praxistipp**
>
> Hilfreich bei der Berücksichtigung der Anforderungen an die Pflegedokumentation sind gezielte Fortbildungen der Mitarbeiter, eindeutige Anweisungen im Qualitätsmanagement-Handbuch und die Bereitstellung einer „Musterkurve" bzw. einer Testperson in der EDV.

Eine Kontrolle der Dokumentation bzw. im Idealfall eine statistische Auswertung der Inhalte durch die Einrichtungsleitung oder den Qualitätsmanagement-Beauftragten trägt dazu bei, Defizite frühzeitig zu erkennen und entsprechende Verbesserungsmaßnahmen einzuleiten.

❯ Im Rahmen der Entbürokratisierung der Pflegedokumentation wurde eine neue Form der Dokumentation entwickelt. Ausführliche Informationen, Formulare und eine Erläuterung des Strukturmodells findet man auf der Homepage ▶ https://www.ein-step.de

Dort ist auch erklärt, wie die Anforderungen der Expertenstandards in der integrierten strukturierten Informationssammlung SIS® berücksichtigt werden können.

1.6 Zukunft von Expertenstandards

Durch das Gesetz zur strukturellen Weiterentwicklung der Pflegeversicherung wurde die Bedeutung von Expertenstandards noch einmal betont, da die Umsetzung von

Expertenstandards für alle Einrichtungen in § 113a als unmittelbar verbindlich beschrieben wird. Dieser Paragraph wurde zur Qualitätssicherung und zum Schutz der Pflegebedürftigen erlassen und regelt außerdem das Vorgehen bei der Erarbeitung der Expertenstandards.

Allerdings wurde in diesem Zusammenhang die Verantwortung für die Entwicklung von Expertenstandards zunächst in den institutionellen Rahmen und den rechtlichen Zusammenhang des SGB XI gestellt.

Die Kosten für die Entwicklung und Aktualisierung von Expertenstandards sind Verwaltungskosten, die vom Spitzenverband Bund der Pflegekassen und von privaten Versicherungsunternehmen getragen wurden.

Dabei wurde von den Vertragspartnern eine Verfahrensordnung beschlossen, die den Ablauf der Standardentwicklung beschreibt. Zum 1.7.2008 wurde der GKV Spitzenverband gegründet, der unter anderem für die Steuerung der Standardentwicklung zuständig ist.

> Aus Sicht des Gesetzgebers hat sich diese Regelung jedoch nicht bewährt und § 113a SGB XI zur Entwicklung von Expertenstandards im Auftrag der Selbstverwaltung ist inzwischen weg gefallen. Das DNQP wird weiter Expertenstandards entwickeln bzw. hat dies seither auch getan, finanziert aus Eigenmitteln. Eventuell könnten zukünftig aber auch Pflegekammern bei der Thematik eine Rolle spielen, zumal der SGB V-Bereich ebenfalls relevant ist.

Abschließend bleibt festzustellen, dass die Expertenstandards des DNQP zu einer Verbesserung des Qualitätsniveaus in allen Sektoren der Pflege beigetragen haben und der Theorie-Praxis-Transfer dadurch forciert wird. Trotz aller Veränderungen der gesetzlichen Rahmenbedingungen in den letzten beiden Jahrzehnten ist die Implementierung von Expertenstandards somit zu einem unverzichtbaren Instrument der Qualitätsentwicklung von Pflegeeinrichtungen geworden.

> Wichtig ist in diesem Zusammenhang eine ganzheitliche Betrachtung, da die einzelnen Expertenstandards nicht voneinander losgelöst umgesetzt werden können. Vielmehr wurde mit jedem neuen Standard deutlicher, dass die Inhalte sich gegenseitig bedingen und dadurch eine ganzheitliche Betrachtung von Menschen mit Unterstützungsbedarf ermöglichen und fördern.

> Die Literaturverzeichnisse der einzelnen Expertenstandards werden nicht separat berücksichtigt.

Literatur

Deutsches Netzwerk für Qualitätsentwicklung in der Pflege (2019) Methodisches Vorgehen zur Entwicklung, Einführung und Aktualisierung von Expertenstandards in der Pflege und zur Entwicklung von Indikatoren zur Pflegequalität auf Basis von Expertenstandards, Hochschule Osnabrück Fakultät für Wirtschafts- und Sozialwissenschaften, Osnabrück

Gesundheitsministerkonferenz (1999) Entschließungspapier der GMK zur „Gewährleistung einer systematischen Weiterentwicklung der Qualität im Gesundheitswesen", Trier

Höfert R (2017) Von Fall zu Fall – Pflege im Recht, 4. Aufl. Springer Verlag, Heidelberg

Heilberufe (2008) Heilberufe spezial Expertenstandards, Urban & Vogel, München

Schiemann D, Moers M, Büscher A (2017) Qualitätsentwicklung in der Pflege, 2. Aufl. Kohlhammer Verlag, Stuttgart

Uhlmann B, Bartel D, Kunstmann W, Sieger M (2005) Versorgungskontinuität durch Pflegeüberleitung – die Perspektive von Patient und Angehörigen. Pflege 18:105–11

Zentrum für Qualität in der Pflege (2016) Qualitätsrahmen für Beratung in der Pflege. ZQP, Berlin

▶ www.dnqp.de. Zugegriffen: 17. Sept. 2023
▶ www.dbfk.de. Zugegriffen: 17. Sept. 2023
▶ www.md-bund.de. Zugegriffen: 17. Sept. 2023
▶ www.ein-step.de/downloads/. Zugegriffen: 17. Sept. 2023
▶ www.zqp.de. Zugegriffen: 17. Sept. 2023

Expertenstandard Dekubitusprophylaxe in der Pflege

Inhaltsverzeichnis

Ergänzende Information Die elektronische Version dieses Kapitels enthält Zusatzmaterial, auf das über folgenden Link zugegriffen werden kann ▶ https://doi.org/10.1007/978-3-662-68474-0_2.

© Der/die Autor(en), exklusiv lizenziert an Springer-Verlag GmbH, DE, ein Teil von Springer Nature 2024
S. Schmidt, *Expertenstandards in der Pflege – eine Gebrauchsanleitung*, https://doi.org/10.1007/978-3-662-68474-0_2

2

Der Dekubitus ist auch durch Medienberichte in den vergangenen Jahren zum „Schreckgespenst der Pflege" geworden. Immer wieder wurde die Entstehung eines Druckgeschwürs als Pflegefehler gewertet und in etlichen Fällen sogar gerichtlich verfolgt. Seit der Einführung des Expertenstandards Dekubitusprophylaxe in der Pflege, der vom Deutschen Netzwerk für Qualitätsentwicklung in der Pflege DNQP erarbeitet wurde, ist die Anzahl der Druckgeschwüre in Heimen und Kliniken von Jahr zu Jahr gesunken, wie eine jährlich stattfindende Studie der Charité in Berlin zeigte. In diesem Kapitel wird zunächst der Inhalt des Expertenstandards Dekubitusprophylaxe in der Pflege anhand der einzelnen Standardkriterien dargestellt und erläutert. Die einzelnen Abschnitte beschreiben jeweils ein Standardkriterium des Expertenstandards sowie wichtige Maßnahmen und Hilfestellungen für die Implementierung. Berücksichtigt wird der aktualisierte Expertenstandard aus dem Jahr 2017 aber auch relevante Inhalte des ursprünglichen Standards von 2004. Um eine Übersichtlichkeit zu gewährleisten, werden diese Inhalte am Ende des Kapitels separat aufgeführt.

Den Schwerpunkt der Kommentierung stellt die Implementierung in den Pflegeprozess dar, wobei die einzelnen Schritte Informationssammlung, Risikoerhebung, Zielformulierung, Maßnahmenplanung, Durchführung und Evaluation als Richtschnur dienen.

Für die Implementierung in den einrichtungsinternen Pflegestandard werden Anregungen gegeben, die zwischen den ambulanten, teilstationären und stationären Einrichtungen unterscheiden. Bei diesen Informationen wurden auch die Inhalte der „Grundsatzstellungnahme Dekubitus" des Medizinischen Dienstes Spitzenverband Bund der Krankenkassen MDS und die Veröffentlichung des Handbuchs „Pflegedokumentation stationär" des Bundesministeriums für Familie, Senioren, Frauen und Jugend BMFSFJ mitberücksichtigt, um Doppelarbeit zu vermeiden und eine umfassende Anpassung des einrichtungsinternen Pflegestandards zu ermöglichen.

Die erforderlichen Formulare, z. B. Risikoskalen, Bewegungsförderungsplan oder Ernährungsanamnese, befinden sich im Anhang, da sie für mehrere Expertenstandards notwendig sein können.

Schließlich beschäftigt sich dieses Kapitel mit organisatorischen Besonderheiten im Zusammenhang mit dem Expertenstandard, etwa der Erstellung einer Dekubitusstatistik.

2.1 Grundlagen der Dekubitusprophylaxe

Schon in der ursprünglichen Version des Expertenstandards aus dem Jahr 2004 und der Aktualisierung 2010 wurde die Bedeutung der Dekubitusprophylaxe für die Pflege und die dafür erforderliche Implementierung eines geeigneten Qualitätsmanagements beschrieben. Die gesundheitspolitische Relevanz des Dekubitus ergibt sich aus der Häufigkeit des Auftretens, die zwar von Jahr zu Jahr gesunken ist, für den jeweils betroffenen Patienten oder Bewohner dennoch Einschränkungen der Selbstständigkeit, Schmerzen, soziale Isolation und eine Beeinträchtigung der Lebensqualität bedeutet.

Druckgefährdete Personen sind in allen Einrichtungen des Gesundheitswesens anzutreffen.

> Eine separate Literaturanalyse zur Dekubitusprophylaxe bei Kindern kann auf der Homepage des DNQP heruntergeladen werden. In diesem Kapitel können nicht alle Besonderheiten bei Kindern im Einzelnen behandelt werden.

2.1.1 Definition

Im Expertenstandard wird zunächst definiert, wann es sich überhaupt um einen Dekubitus handelt:

> Ein Dekubitus ist eine lokal begrenzte Schädigung der Haut und/oder des darunter liegenden Gewebes, typischerweise über knöchernen Vorsprüngen, infolge von Druck oder Druck in Verbindung mit Scherkräften.

Es gibt eine Reihe weiterer Faktoren, welche tatsächlich oder mutmaßlich mit Dekubitus assoziiert sind, deren Bedeutung aber noch zu klären ist. Hier zeigt sich bereits die Schwierigkeit der eindeutigen Zuordnung bzw. Diagnosestellung.

2.2 Standardkriterium 1

S1 Die Pflegefachkraft verfügt über aktuelles Wissen zur Dekubitusentstehung. sowie über die Kompetenz, das Dekubitusrisiko einzuschätzen. **P1** Die Pflegefachkraft schätzt unmittelbar zu Beginn des pflegerischen Auftrags systematisch das Dekubitusrisiko aller Patienten/Bewohner ein. Diese Einschätzung beinhaltet ein initiales Screening sowie eine differenzierte Beurteilung des Dekubitusrisikos, wenn eine Gefährdung im Screening nicht ausgeschlossen werden kann. Die Pflegefachkraft wiederholt die Einschätzung in individuell festzulegenden Abständen sowie unverzüglich bei Veränderungen der Mobilität oder externer Einflussfaktoren, die zu einer erhöhten und/oder verlängerten Einwirkung von Druck und/oder Scherkräften führen können. **E1** Eine aktuelle, systematische Einschätzung des individuellen Dekubitusrisikos liegt vor.

2.2.1 Implementierung

Das DNQP betonte in seiner Kommentierung zunächst die Notwendigkeit von aktuellem Fachwissen und der ständigen Aktualisierung des Wissens, da das in der Ausbildung erworbene Wissen aufgrund ständiger Forschung nicht ausreichend ist. Der Zusammenhang zwischen Schulungsprogrammen und dem reduzierten Auftreten von Dekubitalulzera in Pflegeeinrichtungen wird durch die praktische Anwendung von theoretischen Kenntnissen erklärt.

> ❯ Theoretische Kenntnisse über die Entstehung eines Dekubitus sind für alle Pflegefachkräfte unerlässlich: Die Beeinträchtigung der Mobilität, die Störung der Durchblutung sowie ein beeinträchtigter Hautzustand oder ein bereits vorhandener Dekubitus.

Eine geschwächte Gewebetoleranz durch Mobilitätseinschränkungen wirkt sich direkt auf das Dekubitusrisiko aus. Durchblutungsstörungen reduzieren die Gewebetoleranz und beeinflussen das Risiko dadurch indirekt. Eine lokale Ischämie führt ebenfalls zu Dekubitus., aber Schäden durch Gewebedeformation sind wichtiger. Kombiniert sind die Risiken oft mit Mangelernährung, bei Dehydration, bei Eiweißmangel, bei Vitaminmangel und bei Stress und bei Kontinenzproblemen, sodass eine Einschätzung der allgemeinen Pflegebedürftigkeit, etwa durch das Neue Begutachtungsassessment NBA sinnvoll sein kann. Eine veränderte Gewebetoleranz bezüglich eines Sauerstoffmangels liegt bei Ödemen vor, kann aber auch durch Medikamente oder Krankheiten mit vaskulären Veränderungen hervorgerufen werden.

Auf den Beginn dieser Schädigung reagiert der Körper normalerweise mit Schmerzen, die zur Entlastung der betroffenen

2

Körperzone durch Lageveränderung führen. Infolge altersbedingter Veränderungen der Haut oder Immobilität kann der Druck-Schmerz-Mechanismus beeinträchtigt sein.

2.2.2 Dekubitusrisiko

Über 100 Risikofaktoren wurden anhand von Literaturanalysen identifiziert. Bei der Implementierung sollt deshalb geprüft werden, welche Faktoren in der eigenen Einrichtung besonders zu beachten sind. Diese können dann beim Screening erfasst werden.

Mögliche Risikofaktoren:
- Immobilität (totale Immobilität besteht, wenn der Patient im Schlaf pro Stunde keine einzige Spontanbewegung durchführt)
- Zu langes Sitzen ohne Druckentlastung
- Bewusstlosigkeit und gravierende Störungen der Vigilanz, z. B. Depression, Katatonie und andere psychiatrische Erkrankungen
- Sedierung
- Hohes Lebensalter
- Neurologische Störungen, z. B. Lähmungen mit Sensibilitätsstörungen
- Kachexie
- Durchblutungsstörungen, vor allem aVK
- Exsikkose, Dehydration, Fieber
- Anämie
- Große chirurgische Eingriffe
- Hautfeuchtigkeit
- Alter
- Diabetes mellitus
- Veränderungen von Laborwerten, etwa erhöhtes CRP, Lymphopenie, erniedrigtes Albumin

Angeführt wird außerdem die Inkontinenz, wobei nach Ansicht des DNQP kein direkter Zusammenhang zwischen Inkontinenz und Dekubitusentstehung vorliegt, sondern ein Dekubitus indirekt über die durch Hautfeuchtigkeit ausgelöste Mazeration der Haut entsteht.

Allerdings ist nicht eindeutig geklärt, welche Faktoren nachweislich eine Dekubitusgefährdung verursachen.

> Wissenschaftlich belegt ist ein starker Zusammenhang zwischen hoher Pflegebedürftigkeit bzw. reduziertem Allgemeinzustand und dem Dekubitusrisiko. Zusätzlich ist ein vorhandener oder bereits abgeheilter Dekubitus Grad I ein Warnzeichen für eine Gefährdung.

Diese Faktoren sind deshalb Bestandteil der initialen Einschätzung durch die Pflegefachkraft ▶ Abschn. 2.2.4.

2.2.3 Klassifikation des Dekubitus

Dekubitalgeschwüre wurden im ursprünglichen Expertenstandard nach W. O. Seiler in vier Grade und drei Stadien eingeteilt. Im aktualisierten Expertenstandard von 2017 wird empfohlen, die internationale Leitlinie des NPUAP National Pressure Ulcer Advisory Panel und des EPUAP European Pressure Ulcer Advisory Panel 2014 als Grundlage der Klassifizierung zu verwenden. (◘ Tab. 2.1).

Die Klassifizierung sollte vor allem unter dem Aspekt der Druckeinwirkung betrachtet werden, die schon in Kategorie I explizit erwähnt wird. In der Pflegepraxis wird eine Hautrötung jeglicher Ursache als Dekubitus Grad I wahrgenommen, auch dann, wenn diese durch völlig andere Faktoren entstanden ist. Besonders häufig werden Hautirritationen durch Feuchtigkeit, etwa bei der Verwendung von Inkontinenzmaterial, aber auch Pilzinfektionen mit einem Dekubitus verwechselt.

> Nicht jede Hautrötung ist ein Dekubitus und tatsächlich durch Druckeinwirkung oder Scherkräfte entstanden. Die beiden neuen Kategorien werden derzeit im ICD 10 als Grad III codiert.

☐ Tab. 2.1 Klassifizierung des Dekubitus nach der Leitlinie des NPUAP und EPUAP, PPPIA 2014

Kategorie/Stadium	Ausprägung und Symptome
Kategorie/Stadium I	**Nicht wegdrückbares Erythem:** Intakte Haut mit nicht wegdrückbarer Rötung eines lokalen Bereichs gewöhnlich über einem knöchernen Vorsprung. Bei dunkel pigmentierter Haut ist ein Abblassen möglicherweise nicht sichtbar, die Farbe kann sich aber von der umgebenden Haut unterscheiden. Der Bereich kann schmerzhaft, härter, weicher, wärmer oder kälter im Vergleich zu dem umgebenden Gewebe sein. Es kann schwierig sein, Kategorie/Stadium I bei Personen mit dunkler Hautfarbe zu entdecken. Kann auf „gefährdete" Personen hinweisen (Hinweis auf ein mögliches Risiko)
Kategorie/Stadium II	**Teilverlust der Haut.** Teilzerstörung der Haut (bis in die Dermis/Lederhaut), die als flaches, offenes Ulcus mit einem rot bis rosafarbenen Wundbett ohne Beläge in Erscheinung tritt. Kann sich auch als intakte oder offene/rupturierte, serumgefüllte Blase darstellen. Manifestiert sich als glänzendes oder trockenes, flaches Ulcus ohne Beläge oder Bluterguss*. Diese Kategorie/dieses Stadium sollte nicht benutzt werden um Skin Tears (Gewebezerreißungen), verbands- oder pflasterbedingte Hautschädigungen, perineale Dermatitis, Mazerationen oder Exkoriation zu beschreiben * Eine livide Verfärbung weist auf eine tiefe Gewebeschädigung hin
Kategorie/Stadium III	**Vollständiger Verlust der Haut.** Vollständiger Gewebeverlust. Subkutanes Fett kann sichtbar sein, aber Knochen, Sehne oder Muskel liegen nicht offen. Beläge können vorhanden sein, die aber nicht die Tiefe des Gewebeverlustes verdecken. Es können Taschenbildungen oder Unterminierungen vorliegen. Die Tiefe eines Dekubitus der Kategorie/des Stadium III kann je nach anatomischer Lokalisation variieren. Der Nasenrücken, das Ohr, das Hinterhaupt und der Knöchel haben kein subkutanes Gewebe und Ulcera der Kategorie/des Stadiums III können dort oberflächlich sein. Im Gegensatz dazu können besonders adipöse Bereiche einen extrem tiefen Dekubitus der Kategorie /des Stadiums III entwickeln. Knochen/Sehnen sind nicht sichtbar oder direkt tastbar
Kategorie/Stadium IV	**Vollständiger Gewebeverlust.** Vollständiger Gewebeverlust mit freiliegenden Knochen, Sehnen oder Muskeln. Beläge oder Schorf können an einigen Teilen des Wundbettes vorhanden sein. Es können Taschenbildungen oder Unterminierungen vorliegen. Die Tiefe eines Dekubitus der Kategorie/des Stadiums IV variiert je nach anatomischer Lokalisation. Der Nasenrücken, das Ohr, das Hinterhaupt und der Knöchel haben kein subkutanes Gewebe und diese Ulcera können oberflächlich sein. Ulcera der Kategorie/des Stadiums IV können sich in Muskeln und/oder unterstützenden Strukturen ausbreiten (z. B. Faszia, Sehne oder Gelenkkapsel) und eine Osteomyelitis verursachen. Offenliegende Knochen/Sehnen sind sichtbar oder direkt tastbar
Keiner Kategorie/keinem Stadium zuordenbar: Tiefe unbekannt	Ein vollständiger Gewebeverlust, bei dem die Basis des Ulcus von Belägen (gelb, hellbraun, grau, grün oder braun) und/oder Schorf im Wundbett bedeckt ist. Bis genügend Beläge und/oder Schorf entfernt ist, um den Grund der Wunde offenzulegen, kann die wirkliche Tiefe – und daher die Kategorie/das Stadium – nicht festgestellt werden. Stabiler Schorf (trocken, festhaftend, intakt ohne Erythem und Flüssigkeit) an den Fersen dient als „natürlicher (biologischer) Schutz des Körpers" und sollte nicht entfernt werden

(Fortsetzung)

2

❏ Tab. 2.1 (Fortsetzung)	
Kategorie/Stadium	**Ausprägung und Symptome**
Vermutete tiefe Gewebeschädigung: Tiefe unbekannt	Livid oder rötlichbrauner, lokalisierter Bereich von verfärbter, intakter Haut oder blutgefüllte Blase aufgrund einer Schädigung des darunterliegenden Weichgewebes durch Druck und/oder Scherkräfte. Diesem Bereich vorausgehen kann Gewebe, das schmerzhaft, fest, breiig, matschig, im Vergleich zu dem umliegenden Gewebe wärmer oder kälter ist. Es kann schwierig sein, tiefe Gewebeschädigungen bei Personen mit dunkler Hautfarbe zu entdecken. Bei der Entstehung kann es zu einer dünnen Blase über einem dunklen Wundbett kommen. Die Wunde kann sich weiter verändern und von einem dünnen Schorf bedeckt sein. Auch unter optimaler Behandlung kann es zu einem rasanten Verlauf unter Freilegung weiterer Gewebeschichten kommen

Bei der Beurteilung ist es hilfreich zu überdenken, ob ein knöcherner Vorsprung vorhanden ist, der einen Gegendruck auf das Gewebe ausübt, außerdem gibt der Finger-Test genauer Auskunft.

2.2.4 Screening und Risikoassessment

Das Fachwissen und die Einschätzungskompetenz der Pflegefachkraft werden von den Experten als wichtiges Kriterium betrachtet. Für Berufsanfänger kann eine Skala eventuell weiter hilfreich sein.

Zunächst schätzt die Fachkraft mithilfe ihrer Kompetenz ein, ob eine Gefährdung ausgeschlossen werden kann, im Anschluss folgt eine differenzierte Einschätzung, falls ein Risiko nicht auszuschließen ist.

2.2.4.1 Initialer Ausschluss eines Dekubitusrisikos

Durch Beobachtung und unter Berücksichtigung der Anamnese wird hinterfragt, ob der Patient möglicherweise dekubitusgefährdet sein könnte. Hilfreich für dieses Screening sind die wissenschaftlich belegten Kriterien in der folgenden Tabelle (Kriterien zum Ausschluss der Dekubitusgefährdung).

Kriterien zum Ausschluss der Dekubitusgefährdung
Initiale Einschätzung

- Anamnese
- Beobachtung
- Klinischer Zustand:
  - Erhebliche Einschränkung des Gesundheitszustands
  - Störung der Durchblutung
  - Erhebliche Pflegebedürftigkeit
- Dekubitus Grad/Kategorie I vorhanden oder beeinträchtigter Hautzustand

Wenn die erfahrene Pflegefachkraft unter Berücksichtigung der genannten Risikofaktoren eine Gefährdung annimmt, folgt die genauere Überprüfung im Assessment sowie die ausführliche Hautinspektion. Alle Ergebnisse sollten in einem Formular dokumentiert werden. Im Anhang befindet sich hierfür ein Beispiel, das Risikoformular (Anhang 1).

2.2.4.2 Differenzierte Risikoeinschätzung

Durch Beobachtung und Hautinspektion wird das festgestellte Risiko im Assessment genauer überprüft, auch unter Berücksichtigung der subjektiven Angaben des Patienten oder seiner Angehörigen.

Praxistipp

Für die Hautinspektion eignet sich der Finger-Test ▶ Abschn. 2.3.5 oder die Beobachtung der Haut mithilfe einer kleinen, durchsichtigen Plastikscheibe oder einem Kunststoffspatel. Dadurch kann die Durchblutung der darunterliegenden Haut sehr gut festgestellt werden.

Für die differenzierte Einschätzung sollten die Faktoren Mobilität und extrinsische Faktoren überprüft und dokumentiert werden.

❯ **Mobilität:**
Eigenbewegung des Menschen mit dem Ziel sich fortzubewegen oder eine Lageveränderung vorzunehmen. Sie schließt die Kontrolle der Körperposition ein. **Extrinsische oder iatrogene Faktoren:** Einflüsse von außen oder durch ärztliche bzw. Pflegemaßnahmen, die die Bewegungsfähigkeit des Patienten hemmen oder Druck bzw. Scherkräfte ausüben.

Diese Faktoren finden sich in der folgenden Tabelle (Differenzierte Risikoeinschätzung), sowie als Beispiel für die mögliche Dokumentation im Risikoformular Anhang 1.

Differenzierte Risikoeinschätzung
Ursachen für erhöhte und oder verlängerte Einwirkung von Druck und/oder Scherkräften
Einschränkungen der Mobilität
Definition: Eigenbewegung des Menschen mit dem Ziel sich fortzubewegen oder eine Lageveränderung vorzunehmen. Sie schließt die Kontrolle der Körperposition ein.
Einschränkungen (Auswahl):
– Beeinträchtige Fähigkeit, selbstständig kleine Positionsänderungen vorzunehmen
– Kaum oder keine Kontrolle über (druckentlastende Körperpositionen) im Sitzen oder Liegen
– Beeinträchtige Fähigkeit zum selbstständigen Transfer, z. B. vom Bett auf einen Stuhl (oder umgekehrt) oder von einer sitzenden in eine stehende Position (oder umgekehrt)

Das Assessment findet unter Berücksichtigung von Einflussfaktoren statt:
– Status der Mobilität vor Beginn des aktuellen Pflegeprozesses
– Individuelle körperliche, kognitive und psychische Beeinträchtigungen und Ressourcen

– Faktoren der sozialen und materiellen Umgebung
– Therapeutische Einflussfaktoren, z. B. die Mobilität beeinträchtigende Medikamente

Extrinsisch bzw. iatrogen bedingte Exposition gegenüber Druck und/oder Scherkräften durch (Auswahl):
– Auf die Körperoberfläche eindrückende Katheter, Sonden oder im Bett/auf dem Stuhl befindliche Gegenstände (z. B. Fernbedienung) bzw. Hilfsmittel (z. B. Hörgerät)
– Nasale und endotracheale Tuben
– Zu fest oder schlecht sitzende Schienen oder Verbände, Bein- oder Armprothesen
– Unzureichend druckverteilende Hilfsmittel für die Positionierung
– Länger dauernde Operationen

Hautinspektion
Mithilfe dieser Faktoren kann das Dekubitusrisiko genauer betrachtet werden.

2

❯ Der Zeitpunkt der Einschätzung wird von der Expertenarbeitsgruppe „unmittelbar zu Beginn des pflegerischen Auftrags" festgelegt, also im Erstgespräch.

Das bedeutet, dass in der Informationssammlung der Pflegeanamnese das Dekubitusrisiko erhoben werden muss, wenn ein Risiko nicht ausgeschlossen werden kann, was wahrscheinlich bei den wenigsten Patienten oder Bewohnern der Fall ist. Die Pflegeanamnese muss deshalb ein Risikoassessment beinhalten (Anhang 1).

❯ Im Strukturmodell der entbürokratisierten Pflegeplanung wird in der Risikomatrix der SIS® (Strukturierte Informationssammlung) ein vorhandenes Dekubitusrisiko mit einem Kreuz markiert und anschließend festgelegt, ob ein differenziertes Assessment notwendig ist.

Außerdem hat die Arbeitsgruppe beschlossen, dass das Risiko danach in „individuell festzulegenden Abständen" kontrolliert werden muss. In der Praxis zeigen sich bei der Umsetzung dieser Anforderung allerdings Probleme. In fast allen Pflegeeinrichtungen wird für alle Betroffenen ein allgemeines Intervall festgelegt, nach dem eine Wiederholung der Einschätzung erfolgt. Dadurch wird eine Einschätzung des Risikos bei plötzlich auftretenden Veränderungen des Gesundheitszustands erschwert.

Legt man individuelle Abstände fest, besteht die Gefahr, dass die Wiederholung vergessen wird. Einige Einrichtungen orientieren sich deshalb beispielsweise an der Pflegestufe oder an dem ermittelten Risikowert. Vonseiten der Einrichtung müssen genaue Vorgaben existieren, die den Mitarbeitern die Bestimmung der Evaluationsintervalle erleichtern. Dabei ist ebenfalls zu berücksichtigen, welches Patientenklientel betreut wird. Vorschläge zu möglichen Einschätzungsintervallen beinhaltet die folgende Tabelle (❑ Tab. 2.2).

In der Tabelle werden mögliche Einschätzungsintervalle dargestellt. Dabei ist zu berücksichtigen, dass der Pflegezustand eines Patienten oder Betroffenen sich akut verändern kann und dann eine sofortige Einschätzung erfolgen muss. Auslösende Faktoren hierfür sind zahlreich.

Beispiele für akute Veränderungen:
- Sturz mit nachfolgender Immobilität
- Plötzlich auftretende Erkrankung z. B.:
  - Apoplex
  - Herzinfarkt
  - Stoffwechselentgleisung
- Operation
- Plötzlich auftretende Bewusstseinseinschränkung
- Infektion, Fieber
- Dehydration
- Veränderungen der Nahrungsaufnahme

Beim Auftreten entsprechender Faktoren oder bei beobachteten Veränderungen der

❑ **Tab. 2.2**   Intervalle der Risikoeinschätzung

Pflegesektor	Mögliches Intervall
Krankenhaus, Intensivstation	1 × pro Schicht
Krankenhaus, Normalstation	1 × pro Tag bis 1 × pro Woche, je nach Fachdisziplin
Pflegeheim	1 × pro Monat bis alle 8 Wochen, je nach Pflegezustand
Ambulanter Pflegedienst	1 × pro Monat bis alle 3 Monate, je nach Pflegezustand
Hospiz	1 × pro Woche, je nach Pflegezustand
Rehabilitationsklinik	Alle 2 Wochen, je nach Pflegezustand
Tagespflege, Nachtpflege	1 × pro Quartal, je nach Pflegezustand

Haut in Form von Hautrötungen muss eine sofortige Einschätzung erfolgen und anschließend das individuelle Wiederholungsintervall neu bestimmt werden.

2.3 Standardkriterium 2

S2a Die Pflegefachkraft verfügt über die Planungs- und Steuerungskompetenz zur Dekubitusprophylaxe. **S2b** Die Einrichtung verfügt über eine Verfahrensregelung zur Dekubitusprophylaxe. **P2** Die Pflegefachkraft plant individuell mit dem dekubitusgefährdeten Patienten/Bewohner und gegebenenfalls seinen Angehörigen Maßnahmen zur Dekubitusprophylaxe und informiert die an der Versorgung Beteiligten über das Dekubitusrisiko und die Notwendigkeit der kontinuierlichen Fortführung von Interventionen. **E2** Die Dekubitusgefährdung und die notwendigen Maßnahmen sind allen an der Versorgung des Patienten/Bewohners Beteiligten bekannt und werden kontinuierlich fortgeführt.

2.3.1 Implementierung

Auch bei diesem Standardkriterium wird zunächst das Fachwissen der Pflegefachkraft über Bewegungs-, Lagerungs- und Transfertechniken gefordert.

> **Praxistipp**
>
> Entsprechende Fortbildungen werden häufig von Physiotherapeuten oder Kinästhetiktrainern angeboten.

Dazu zählen beispielsweise Techniken nach Bobath oder Kinästhetik, die theoretisch erlernt und praktisch geübt werden müssen.

❯ Im Vordergrund muss in allen Pflegeeinrichtungen die Bewegungsförderung stehen, was bedeutet, dass Techniken angewendet werden, die es dem Betroffenen durch Freihalten bestimmter Körperzonen ermöglichen, Eigenbewegungen und eigenständige Lageveränderungen durchzuführen.

Zu diesen Körperregionen gehören insbesondere die Halswirbelsäulen- und Schulterregion sowie das Hüftgelenk.

2.3.2 Mobilisation und Transfer

Förderung und Verbesserung der Mobilität (▶ Kap. 10) haben unter Berücksichtigung der Lebensqualität für alle Menschen mit einer Mobilitätseinschränkung oberste Priorität, sofern der Betroffene dies wünscht. Dabei müssen verschiedene Grundsätze berücksichtigt werden.
Mobilisation:
— Förderung der Eigenbewegung
— Sicherstellung angemessener Körperpositionen und regelmäßiger Positionswechsel
— Vollständige Entlastung stark gefährdeter Körperstellen von äußerer Druck- und Scherkrafteinwirkung
— Vermeidung bzw. Reduktion der therapiebedingten Einwirkungen von Druck und Scherkräften, z. B. infolge von Zu- und Ableitungen

Eine regelmäßige Mobilisation wirkt sich deshalb nicht nur auf körperliche Phänomene aus, sie trägt durch soziale Kontakte und Möglichkeiten einer sinnvollen Beschäftigung auch zum seelischen Wohlbefinden bei. Der Teufelskreis von Inaktivität durch Immobilität kann dadurch durchbrochen werden.

Im Pflegealltag stellt man gelegentlich fest, dass eine Mobilisation wegen eines erhöhten Dekubitusrisikos nicht durchgeführt wird. Aber nur in Ausnahmesituationen, etwa bei einem bereits vorhandenen Dekubitus kann es vorübergehend vorkommen, dass das Sitzen kurzfristig nicht möglich ist.

Praxistipp

Sofern eine vorübergehende Bettruhe notwendig ist, müssen soziale Anreize auf andere Art ermöglicht werden, etwa durch den Transport im Bett.

Bei vollständiger Immobilität und fehlender Transfermöglichkeit erfolgt die Druckverteilung durch Bewegung und Lagerung.

2.3.3 Lagerung

Das oberste Ziel der Lagerung oder von Positionswechseln ist die möglichst vollständige Druckentlastung. Dabei ist jedoch zu bedenken, dass dadurch Spontanbewegungen abnehmen können und entsprechende Auswirkungen auf den Organismus auftreten.

Auswirkungen der Immobilität:
- Verlust des Körperschemas und der Tiefensensibilität
- Veränderung der Atemfrequenz und Atemtiefe
- Veränderte Herz-Kreislauffunktionen
- Auswirkungen auf die Blase (▶ Kap. 6)
- Veränderungen des Bewegungsapparates, vor allem an Muskulatur und Knochen
- Reduktion der Reizaufnahme, vor allem von optischen und akustischen Reizen
- Dadurch möglicherweise Verlust der Orientierungsfähigkeit
- Appetitlosigkeit (▶ Kap. 8)
- Erhöhtes Sturzrisiko (▶ Kap. 5)
- Verzögerte Wundheilung (▶ Kap. 7)

Um diese negativen Auswirkungen einer Immobilisierung zu vermeiden, müssen Lagerungstechniken sich an der Bewegungsfähigkeit des Patienten orientieren, um dessen Ressourcen optimal zu nutzen.

2.3.4 Lagerungstechniken

Die Durchführung geeigneter Lagerungstechniken ist für den Erfolg der Dekubitusprophylaxe ausschlaggebend. In den folgenden Abbildungen werden verschiedene Lagerungstechniken zur Druckentlastung dargestellt.

❯ Grundsatz aller Lagerungstechniken ist die Forderung, dass so viel Körperoberfläche wie möglich aufliegen muss, damit der Druck sich verteilen kann.

Die folgenden Lagerungstechniken (◧ Abb. 2.1, 2.2, 2.3, 2.5 und 2.6) sind für unterschiedliche Beschwerdebilder entwickelt worden, führen aber alle zu einer Druckverteilung.

Die A-Lagerung (◧ Abb. 2.1) führt durch das Zurückfallen der Schulterblätter und dadurch über eine Entspannung der Schulterregion zu einer verbesserten Belüftung der Lunge und stammt deshalb ursprünglich aus der Pflege von Patienten mit pulmologischen Erkrankungen oder Eingriffen.

Die V-Lagerung (◧ Abb. 2.2) entspricht im Prinzip einer umgekehrten A-Lagerung und führt zu einer Entlastung der Wirbelsäule. Sie kann bei vorbestehenden Hautschädigungen an der Wirbelsäule eingesetzt werden. Diese treten bevorzugt bei kachektischen Patienten auf.

Die T-Lagerung (◧ Abb. 2.3) führt ebenfalls zu einer Entlastung der Wirbelsäulen-, Rippen- und Lendenregion. Sie kann auch in halbsitzender oder sitzender Position eingesetzt werden. Auch hier wird die Belüftung der Lunge verbessert.

Die Semi-Fowler-Lagerung (◧ Abb. 2.4) ist in Deutschland kaum bekannt und wenig verbreitet. In den Niederlanden wird diese Lagerungstechnik regelmäßig zur Druckentlastung eingesetzt.

Die häufigste Lagerungstechnik in Deutschland ist die 30°-Lagerung

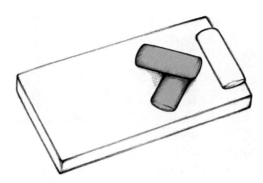

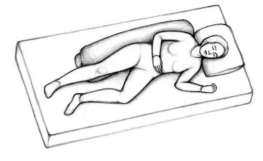

◻ **Abb. 2.5** 30°-Lagerung

◻ **Abb. 2.1** A-Lagerung

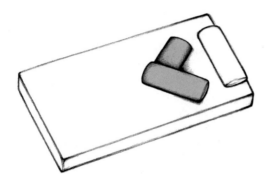

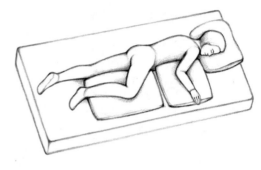

◻ **Abb. 2.6** 135°-Lagerung

◻ **Abb. 2.2** V-Lagerung

(◻ Abb. 2.5). Bei dieser Lagerungstechnik ist es wichtig, dass der 30°-Winkel genau eingehalten wird, da der Druck bei größeren Winkeln zunimmt und der Patient dann leicht in eine 90°-Lagerung rutscht, insbesondere dann, wenn noch Eigenbewegungen vorhanden sind.

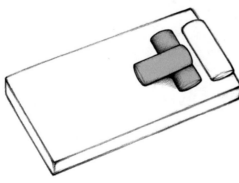

Praxistipp

Viele Pflegebetten haben seitlich einen Winkelmesser, damit der 30°-Winkel exakt eingestellt werden kann, vor allem wenn die gesamte Liegefläche in 30°-Schräglage verbracht wird.

◻ **Abb. 2.3** T-Lagerung

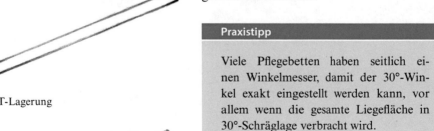

30° 30°

Semi-Fowler-Lagerung 30°-30°

◻ **Abb. 2.4** Semi-Fowler-Lagerung

Die 135°-Lagerung (◻ Abb. 2.6) wird nicht so häufig eingesetzt, weil sie für den Betroffenen relativ unbequem erscheint und weil bewegungsunfähige Patienten, die nicht kooperationsfähig sind, mit Einsatz größerer

Kräfte bewegt werden müssen, um die 135°-Position zu erreichen. Beim Drehen muss darauf geachtet werden, dass der Betroffene nicht auf den Extremitäten zu liegen kommt.

> Die 90°-Lagerung ist obsolet. Wegen starker Druckbelastung des Trochanter major darf diese Lagerungstechnik nicht eingesetzt werden.

2.3.5 Lagerungsfrequenz

Eine sogenannte „Wandersage" in der Pflege, also eine Meinung, von der jeder schon einmal gehört hat, die aber niemals wissenschaftlich belegt wurde, beinhaltet, dass ein dekubitusgefährdeter Mensch alle zwei Stunden gelagert werden muss. Ursprung dieser Aussage ist die Tätigkeit von Florence Nightingale zur Zeit der Krimkriege im Lazarett (◘ Abb. 2.7). Sie

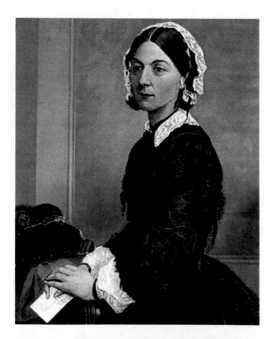

◘ **Abb. 2.7**   Florence Nightingale (1820–1910)

hatte angeordnet, dass alle Verletzten gelagert werden und dies dauerte etwa zwei Stunden.

Richtig ist jedoch, dass für jeden dekubitusgefährdeten Patienten oder Bewohner ein individuelles Zeitintervall festgelegt werden muss, dass bei Veränderungen des Pflegezustands angepasst wird.

Zu Beginn der pflegerischen Versorgung wird die Lagerung zunächst zweistündlich durchgeführt. Grundlage für die Bestimmung des individuellen Lagerungsintervalls ist der **Finger-Test**.

> Tritt eine Hautrötung auf, wird diese mit dem Finger kurz eingedrückt und danach der Finger schnell weggezogen. Ist die Haut im Anschluss heller, ist der Finger-Test **negativ**, der Hautzustand ist physiologisch.

> Bleibt die Haut jedoch gerötet, liegt eine Stauung der ableitenden Gefäße vor, die prinzipiell einem Dekubitus Grad I entspricht, der Finger-Test ist **positiv** und das Lagerungsintervall muss entsprechend verkürzt werden.

Das Ergebnis des Finger-Tests muss dokumentiert werden, wobei das Lagerungs- und Bewegungsprotokoll (Anhang 5) hierfür besonders geeignet ist.

Dabei ist zu unterscheiden zwischen einem Lagerungs- und Bewegungsförderungsplan und dem dazugehörigen Protokoll, in dem die tatsächlich durchgeführten Lageveränderungen, Transfers und Bewegungen dokumentiert werden.

Der Bewegungsförderungsplan orientiert sich an dem festgelegten Zeitintervall und beschreibt, zu welchen Uhrzeiten eine Mobilisation oder Bewegungsförderung stattfinden soll. Dieser Plan kann als Teil der Pflegeplanung oder als separates Formular in Kombination mit dem Bewegungsprotokoll erstellt werden.

Praxistipp

Niederländische Untersuchungen stellten fest, dass das Lagerungsintervall in Seitenlage kürzer sein sollte als in Rückenlage, da in dieser Position eine größere Auflagefläche vorhanden ist und deshalb eine geringere Druckbelastung entsteht.

Unterschiedliche Zeitintervalle können auch für Tag und Nacht geplant werden, wobei die Aussage, dass nachts generell längere Intervalle erlaubt sind, nicht zutreffen muss, insbesondere bei hohem Risiko oder bei der Gabe von Psychopharmaka. Sofern die Pflegeplanung in Form einer Tagesstrukturplanung erarbeitet wird, müssen die geplanten Lagerungen, Transfers, Mikrobewegungen und Bewegungsübungen aus der Tagesstruktur deutlich erkennbar sein.

Ambulante Pflege
Die Anforderungen des Expertenstandards bezüglich der regelmäßigen Mobilisation, Lagerung und Bewegungsförderung können im ambulanten Bereich nicht in der Form durchgeführt werden, wie dies bei einer 24-stündigen Anwesenheit im stationären Bereich der Fall ist. Eine wichtige Aufgabe ist deshalb die kontinuierliche Aufklärung, Beratung, Anleitung und Schulung des Patienten und seiner Angehörigen. Alle Ergebnisse der Beratung müssen dokumentiert werden, insbesondere dann, wenn der Verdacht auf eine mangelnde Compliance besteht.

Einige Prüfer des MDK möchten, dass Beratungsinhalte schon in der Pflegeanamnese erkennbar sind. Deshalb wird zunächst das festgestellte Risiko und die dazugehörigen Beratungsinhalte im Risikoassessment der Pflegeanamnese dokumentiert (Anhang 1), anschließend muss auch im Rahmen der Evaluation und der Pflegevisite eine Dokumentation des Verlaufs erfolgen. Dabei ist immer zu berücksichtigen, ob Angehörige körperlich in der Lage sind, eine Mobilisation oder Lagerung alleine durchzuführen, ob sie die erforderliche Technik beherrschen und ob sie bereit sind, im Zweifelsfall auch nachts die notwendigen Maßnahmen durchzuführen.

Diese Vorgaben gelten analog im teilstationären Bereich, also in der Tagespflege, in Nachtpflegeeinrichtungen und bei der stundenweisen Betreuung von Pflegebedürftigen im niederschwelligen Bereich, sofern diese von einer Pflegefachkraft übernommen werden.

2.3.6 Sitzen

Die Druckbelastung im Sitzen ist deutlich höher als im Liegen, da das gesamte Körpergewicht auf den Sitzbeinhöckern ruht.

Praxistipp

Ein einfacher Selbsttest verdeutlicht die Problematik: Legen Sie die flachen Hände unter das Gesäß und versuchen Sie, in dieser Position solange wie möglich bewegungslos zu sitzen. Schon nach wenigen Minuten werden Sie feststellen, dass Sie durch unwillkürliche Bewegungen versuchen, das Gesäß zu entlasten.

Entfallen physiologische Makro- und Mikrobewegungen zur Entlastung des Gesäßes in der Sitzposition, tritt ein erhöhtes Dekubitusrisiko auf. Durch eine druckentlastende Sitzposition kann die Gefahr einer Gewebeschädigung vermindert werden. Ideal ist eine Sitzposition im Stuhl mit Armlehnen und zurückliegender Rückenlehne. Die Unterschenkel sollten dabei erhöht sein oder die Füße flach auf dem Fußboden stehen (◘ Abb. 2.8).

2

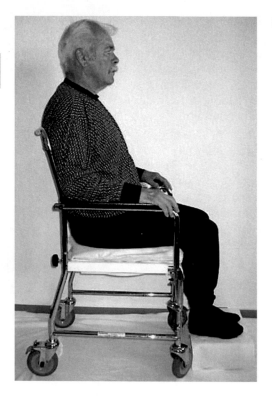

◨ **Abb. 2.8** Richtiges Sitzen

Jede andere Sitzposition, etwa in Stühlen ohne Armlehne oder mit zur Seite geknicktem Oberkörper, ist ungeeignet. Beim Herunterrutschen können zusätzlich zur Druckbelastung auch noch Scherkräfte auftreten. Dies gilt auch für Sitzpositionen im Bett.

Um Druckschädigungen durch langes Sitzen zu vermeiden, kann die regelmäßige Entlastung einer Seite durch das Unterschieben eines kleinen Kissens oder eines gefalteten Tuchs, beispielsweise in stündlichen Abständen erfolgen. Diese Form der Bewegungsförderung nennt man Mikrobewegungen, da nicht der ganze Körper, sondern nur ein Körperteil in seiner Lage verändert wird. Komplette Lagerungswechsel entsprechend dann einer Makrobewegung, wobei dieser Begriff nicht sehr geläufig ist.

❯ Da der Druck im Sitzen besonders hoch ist, ist eine engmaschige Überprüfung des Hautzustands wichtig. Ein individuelles Zeitintervall im Sitzen muss dadurch bestimmt werden. Dies kann unter einer Stunde liegen, zu planen ist auch eine ausreichende Zeit der Druckentlastung im Anschluss an die Sitzzeit.

2.3.7 Mikrobewegungen oder intermittierende Entlastung

In ähnlicher Weise kann in jeglicher Körperposition durch Mikrobewegungen oder Mikrolagerungen eine Druckentlastung bewirkt werden.

Mikrobewegungen sind für den Betroffenen weniger belastend und außerdem für die jeweilige Pflegekraft ohne großen Kraftaufwand durchführbar, sodass auch Angehörige diese Lageveränderungen problemlos erlernen und zuhause alleine durchführen können.

In liegender Position kann beispielsweise durch die Veränderung der Lage eines Beines eine Umverteilung der Auflagefläche und dadurch eine Entlastung von Körperpartien erreicht werden. Außerdem können kleine Kissen im Uhrzeigersinn unter bestimmte Körperregionen geschoben werden, zum Beispiel Becken und Schulterregion. Ein gesunder Mensch führt im Liegen pro Stunde unbewusst durchschnittlich 8 bis 40 Mikrobewegungen aus.

Ambulante Pflege
Die Schulung und Anleitung von Angehörigen für die Durchführung von Mikrobewegungen ist dann besonders sinnvoll, wenn Angehörige eine Lagerung nicht alleine durchführen können. Dadurch ist es möglich, den Verbleib in der ambulanten Versorgung zu verlängern.

2.3.8 Maßnahmenplan

Aus dem festgestellten Dekubitusrisiko ergeben sich Pflegeprobleme, Ziele und Maßnahmen, die in diesem Abschnitt beispielhaft dargestellt werden. Dabei ist zu bedenken, dass die identifizierten Risiken ein jeweils eigenes Problem darstellen, das gesondert in der Planung bearbeitet wird. Die folgende Tabelle konzentriert sich auf die Risiken, die mit Mobilitätseinschränkungen einhergehen (◘ Tab. 2.3). Alle anderen möglichen Risiken und Probleme werden beim Standardkriterium 3 (▶ Abschn. 2.4) behandelt.

Empfehlenswert ist die Unterscheidung von allgemeinen Pflegezielen und individuellen Zielen des Betroffenen. Im Zusammenhang mit der Mobilität gibt es jedoch in diesem Bereich kaum Unterschiede, da Vorlieben und Ressourcen des Patienten bei der Erarbeitung des Bewegungsförderungsplans immer mitberücksichtigt werden müssen.

2.3.9 Information

Ein weiterer Punkt in diesem Standardkriterium ist die Kontinuität der Maßnahmen, die notwendig ist, um einen Dekubitus wirkungsvoll zu verhindern. Deshalb müssen alle an der Versorgung beteiligten Berufsgruppen und alle externen Leistungserbringer über das aktuelle Dekubitusrisiko und die erforderlichen Prophylaxen informiert werden.

Für alle Einrichtungen ist deshalb die unmittelbare und nachweisbare Informationsweitergabe an mit- oder weiterbehandelnde Institutionen unerlässlich. Diese Informationsweitergabe erfolgt direkt und mündlich, wenn Patienten beispielsweise durch einen Krankentransport befördert werden sowie indirekt und schriftlich durch ein Verlegungs- oder Überleitungsblatt.

Inhalte der Überleitung:
- Aktuelles Dekubitusrisiko
- Fähigkeiten und Ressourcen
- Aktuelle Probleme
- Geplante Maßnahmen

- Besonderheiten bei der Durchführung, z. B. Zeitpunkt, Durchführung mit mehreren Personen
- Kooperation mit Angehörigen

Prinzipiell werden diese Vorgaben auch durch den Expertenstandard „Entlassungsmanagement" (▶ Kap. 3) eingefordert.

2.4 Standardkriterium 3

S3 Die Pflegefachkraft verfügt über Fähigkeiten zur Information, Schulung und Beratung des Patienten/Bewohners und gegebenenfalls seiner Angehörigen zur Förderung der Bewegung des Patienten/Bewohners, zur Hautbeobachtung, zu druckentlastenden Maßnahmen und zum Umgang mit druckverteilenden und -entlastenden Hilfsmitteln. **S3b** Die Einrichtung stellt das erforderliche Informations- und Schulungsmaterial zur Verfügung. **P3** Die Pflegefachkraft erläutert dem Patienten/Bewohner und gegebenenfalls seinen Angehörigen die Dekubitusgefährdung und die Durchführung von prophylaktischen Maßnahmen und deren Evaluation. **E3** Der Patient/Bewohner und gegebenenfalls seine Angehörigen kennen die Dekubitusgefahr sowie die geplanten Maßnahmen und wirken auf der Basis ihrer Möglichkeiten an deren Umsetzung mit.

2.4.1 Implementierung

Die Umsetzung dieses Standardkriteriums beinhaltet die Zusammenarbeit von Patient, Angehörigen und Pflegefachkraft. Die Pflegefachkraft benötigt hierfür entsprechende Fach- und Beratungskompetenz (▶ Abschn. 1.4).

❯ Die Kompetenz zur Anleitung und Beratung des Patienten/Betroffenen und seiner Angehörigen muss sich immer an der Motivation, an physischen und

◻ Tab. 2.3 Pflegemaßnahmen

Problem	Ressource	Ziele	Maßnahmen
Eingeschränkte Mobilität durch Arthrose	Kann beide Arme schmerzfrei bewegen	Patient möchte wieder möglichst selbstständig aus dem Bett aufstehen. Nahziel: Mobilitätssteigerung der Beine, Patient soll in zwei Wochen alleine stehen können. Fernziel: In zwei Monaten Gehen mit Rollator, Fördern und Erhalten der vorhandenen Mobilität	Bewegungsförderung laut Plan, Durchführung von regelmäßigen Transfers in den Rollstuhl, auf die Toilette und in den Sessel, Mikrobewegungen und Lagerung nach Plan, Lagerungsintervall je nach Ergebnis des Finger-Tests (Bewegungsprotokoll Anhang. 5), passive und aktive Bewegungsübungen nach Anleitung durch Physiotherapie
Druckbelastung im Sitzen, Neigung zu Hautrötungen nach kurzen Sitzzeiten von max. 60 min	Patient kann aufrecht sitzen, knickt nicht zur Seite weg	Patient legt größten Wert auf Transfer in den Rollstuhl. Druckentlastung in sitzender Position, Verhinderung von Hautrötungen	Mikrobewegungen im Sitzen in stündlichen Abständen mithilfe eines kleinen Kissens, Hydrogelkissen im Rollstuhl
Patient kann nicht alleine aus dem Bett aufstehen	Kann mit Unterstützung von 2 Pflegekräften von der Bettkante aufstehen	Patient möchte wegen Schmerzen das Bett am liebsten gar nicht verlassen. Schonender Transfer zur Vermeidung von Schmerzen bei der Mobilisation	Transfer in den Pflegesessel mithilfe von 2 Pflegekräften zu allen Mahlzeiten, Transfer in den Rollstuhl zur Toilette, wenn der Patient sich meldet, Transfer in den Rollstuhl zur Physiotherapie

kognitiven Fähigkeiten und an der aktuellen Situation orientieren, um eine effektive Förderung der Eigenbewegung und eine Druckverteilung zu erreichen.

Probleme zeigen sich bei diesem Standardkriterium immer dann, wenn der Patient oder seine Angehörigen nicht kooperativ sind und Beratungsinhalte ignorieren. Ursache für diese mangelnde Compliance können Verständnisschwierigkeiten sein. Sie tritt aber auch dann auf, wenn die Ziele des Patienten nicht mit den Zielen der Pflegefachkraft übereinstimmen. Derartige Abweichungen müssen bei der Evaluation berücksichtigt und angepasst werden.

> **Ambulante Pflege**
> Die Beratung und Anleitung von Patienten und Angehörigen spielt in der ambulanten Pflege eine wichtige Rolle, weil keine ständige Anwesenheit der Pflegefachkraft gegeben ist. Aus diesem Grund müssen Beratungsangebote kontinuierlich stattfinden und die Ergebnisse der Beratung regelmäßig dokumentiert werden.

2.4.1.1 Compliance

Häufig liest man in Pflegeberichten, dass der Patient nicht gelagert werden kann, weil er sich selbst entlagert. In diesem Fall muss überprüft werden, ob eine Lagerung überhaupt sinnvoll ist, da der Betroffene offensichtlich noch eine Restmobilität besitzt und sich durch die Lagerung in seiner Eigenbewegung eingeschränkt fühlt.

Sinnvoll ist deshalb die Planung von Pflegemaßnahmen in Kooperation mit dem Patienten und seinen Angehörigen. Eine Einwilligung und Mitarbeit wird erst dann ermöglicht, wenn Patient und Angehörige um die Dekubitusgefährdung wissen.

❯ In allen Bereichen der Pflege, insbesondere in der Altenpflege und im ambulanten Bereich, werden auch Pflegehelfer bei der Durchführung der Dekubitusprophylaxe eingesetzt. Die Verantwortung für die korrekte Ausführung von Maßnahmen trägt jedoch die Pflegefachkraft, die deshalb dafür Sorge tragen muss, dass alle von ihr festgelegten Maßnahmen sachgerecht erfolgen.

Auch hier ist deshalb eine systematische Anleitung und Schulung notwendig. Die Expertenarbeitsgruppe empfiehlt den Einsatz von Informations- und Schulungsmaterial für Patienten und Angehörige in Form von Printmedien aber auch durch Internetangebote. Diese Materialien können unter anderem über Kranken- und Pflegekassen, Sanitätshäuser und Hersteller von Verbandsmaterialien bezogen werden.

> **Praxistipp**
> Für die Umsetzung dieses Kriterium ist eine Beratungstasche mit verschiedensten Materialien und Bildern in allen Pflegesektoren hilfreich.

2.5 Standardkriterium 5

S5 Die Pflegefachkraft verfügt über die Kompetenz, die Notwendigkeit und die Eignung druckverteilender und -entlastender Hilfsmittel zu beurteilen und diese zielgerichtet einzusetzen. **S5b** Die Einrichtung stellt sicher, dass dem Risiko des Patienten/Bewohners entsprechende Wechseldruck- und Weichlagerungssysteme unverzüglich zugänglich sind. **P5** Die Pflegefachkraft wendet zusätzlich zu druckentlastenden Maßnahmen geeignete druckverteilende und -entlastende Hilfsmittel an, wenn der Zustand des Patienten/Bewohners eine

2

ausreichende Bewegungsförderung nicht zulässt. **E5** Der Patient/Bewohner befindet sich unverzüglich auf einem für ihn geeigneten druckverteilenden und -entlastenden Hilfsmittel.

2.5.1 Hilfsmittel

In diesem Standardkriterium wird auch die Fachkompetenz der Pflegefachkraft bezüglich der Auswahl geeigneter druckverteilender Hilfsmittel gefordert. Aber auch die Pflegeeinrichtung wird verpflichtet, dafür zu sorgen, dass sofort nach Risikoerkennung entsprechende Hilfsmittel vorhanden sind und von den Pflegefachkräften auch angefordert werden.

> **Praxistipp**
>
> Häufig werden Fortbildungen über druckverteilende Hilfsmittel von Sanitätshäusern angeboten.

Dabei ist jedoch zu beachten, dass druckverteilende Hilfsmittel nur dann eingesetzt werden, wenn eine Bewegungsförderung nicht möglich ist oder nicht ausreicht. Die Expertenarbeitsgruppe benennt verschiedene Krankheitsbilder, bei denen dies der Fall sein kann.
Schwere gesundheitliche Beeinträchtigungen:
- Kachexie
- Völlig fehlende Eigenbeweglichkeit
- Kreislaufinstabilität
- Therapieindizierte Einschränkung der Beweglichkeit, z. B. bei:
  - ARDS (Acute Respiratory Distress Syndrome)
  - Verbrennungen
  - Polytrauma

Zu bedenken bleibt, dass das Hilfsmittel lediglich dazu beiträgt, den Druck auf der Auflagefläche zu verteilen, eine Reduktion des Auflagedrucks ist nicht möglich.

In der MDS Grundsatzstellungnahme werden die einzelnen Arten von Lagerungsmatratzen und Hilfsmitteln detailliert beschrieben. Die Ergebnisse werden in diesem Abschnitt nur kurz zusammengefasst.

2.5.1.1 Reaktive Systeme: Weichlagerung

Der Einsatz von Weichlagerungssystemen, v. a. Low-air-loss-Matratzen oder Weichlagerungsauflagen wird in einigen Studien empfohlen. Dabei sollte jedoch berücksichtigt werden, ob der Patient dadurch in seiner Mobilität zusätzlich eingeschränkt wird.

2.5.1.2 Aktive Systeme: Wechseldruckauflagen

Die Erfahrungen mit diesen Systemen sind unterschiedlich und nicht vergleichbar, Eingesetzt werden sollten sie bei Risikopatienten, die hohe Lagerungsfrequenzen aufgrund ihres gesundheitlichen Zustands nicht tolerieren können.

> **Praxistipp**
>
> Die Matratzensysteme sind je nach Hersteller gewichtsadaptiert oder druckadaptiert verstellbar. Um eine Kontrolle der verwendeten Matratze zu ermöglichen und dadurch die fehlerfreie Funktion zu gewährleisten, empfiehlt sich eine enge Kooperation mit dem Lieferanten. Das Ergebnis der Überprüfung sollte regelmäßig dokumentiert werden.

2.5.1.3 Lagerungshilfsmittel

Der Effekt von Materialien zur Weichlagerung resultiert aus der Vergrößerung der Auflagefläche durch das Einsinken. Dazu zählt Schaumstoff, Wasser oder Luft, allerdings nicht in Form von Ringen, da der Druck im Randbezirk zunimmt.

Eine Druckverteilung von belasteten Körperregionen auf das umgebende Gewebe erreichen Gelauflagen und sind deshalb zum Schutz prominenter knöcherner Vorsprünge gut geeignet. Sie wirken ähnlich dem körpereigenen Fettgewebe stoßabsorbierend. Aus diesem Grund werden sie häufig bei Rollstuhlfahrern eingesetzt.

❯ Prinzipiell gilt für den Einsatz von Lagerungshilfsmitteln: so wenig wie möglich, so viel wie nötig. Alle ineffizienten Lagerungshilfsmittel müssen entfernt werden.

Bei der Verwendung von Lagerungsmaterialien und Hilfsmitteln muss immer darauf geachtet werden, dass die Eigenbewegungsmöglichkeiten des Betroffenen nicht zu stark eingeschränkt werden.

Praxistipp

Lagerungsrollen (◘ Abb. 2.9) oder Halbmondkissen mit einer Füllung aus Polystyrol-Mikrokügelchen sind flexibel einsetzbar und für jede Lagerungstechnik zu verwenden. Dieses Material wird inzwischen auch für Fersenschuhe verwendet. Im ambulanten Bereich können diese Materialien auch als sogenannte „Stillkissen" bezogen werden.

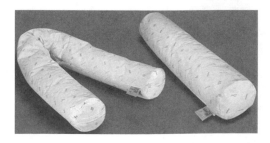

◘ **Abb. 2.9** Lagerungsrolle Rhombo-med. (Mit freundlicher Genehmigung der Firma Lück GmbH, Bocholt)

2.5.2 Verfügbarkeit von Hilfsmitteln

Der Expertenstandard legt keine genauen Zeitlimits für die Beschaffung von druckverteilenden Hilfsmitteln fest. In der Praxis zeigte sich, dass diese in einem starren Zeitrahmen nicht in jedem Pflegesektor verfügbar sind. Im stationären Klinikbereich ist die Beschaffung von entsprechenden Matratzen oder Lagerungskissen normalerweise unproblematisch.

❯ Im Standardkriterium wird deshalb anstelle eines Zeitlimits der Begriff „unverzüglich" verwendet.

Erheblich schwieriger gestaltet sich die Beschaffung jedoch in der stationären Altenpflege und in der ambulanten Pflege. Hier muss zunächst eine Verordnung und somit eine Kontaktaufnahme mit dem Hausarzt erfolgen. Wird das Hilfsmittel verordnet, kommt es immer wieder vor, dass der Kostenträger die Bereitstellung ablehnt.

❯ Die meisten Kranken- und Pflegekassen genehmigen beispielsweise eine Antidekubitusmatratze nur dann, wenn bereits ein Dekubitus fortgeschrittenen Grades vorhanden ist.

Auch bei Lagerungshilfsmitteln sind der Kreativität aus Kostengründen oder wegen fehlender Verordnung keine Grenzen gesetzt. So findet man in der ambulanten Versorgung von Sofakissen über Handtücher und manchmal sogar Müllsäcke alle möglichen Hilfsmittel aus dem Haushalt in den Betten von Pflegebedürftigen.

Altenpflege + Ambulante Pflege
Aus diesem Grund spielt die Dokumentation im Pflegeheim und im ambulanten Bereich bei der Umsetzung des Expertenstandards eine wichtige Rolle.

2

Folgende Fragen können dann eindeutig beantwortet werden:
- Wurden Hilfsmittel als notwendig erachtet?
- Wie wurden Angehörige beraten?
- Wurde dies mit dem Arzt kommuniziert?
- Wurden Hilfsmittel beantragt?
- Wann wurde der Antrag gestellt?
- Erfolgte ein Widerspruch bei Ablehnung?

2.6 Standardkriterium 6

S6 Die Pflegefachkraft verfügt über die Kompetenz, die Effektivität der prophylaktischen Maßnahmen zu beurteilen. **S6b.** Die Einrichtung stellt Ressourcen zur Erfassung von Dekubitus sowie zur Bewertung der Dekubitusprophylaxe zur Verfügung. **P6** Die Pflegefachkraft begutachtet den Hautzustand des gefährdeten Patienten/ Bewohners in individuell zu bestimmenden Zeitabständen. **E6a** Der Patient/Bewohner hat keinen Dekubitus. **E6b** In der Einrichtung liegen Zahlen zur Dekubitushäufigkeit sowie zur Wirksamkeit der Dekubitusprophylaxe vor.

2.6.1 Implementierung

Wichtigster Faktor bei der Implementierung dieses Standardkriteriums ist die regelmäßige Inspektion der Haut an gefährdeten Körperstellen, um einen Dekubitus Grad I identifizieren zu können und die geplanten Maßnahmen an die veränderte Gefährdung anzupassen.

Handlungsleitendes Ziel ist die Verhinderung eines Dekubitus, was üblicherweise auch möglich ist.

> ❯ Ausnahmen findet man bei Patienten mit lebensbedrohlichen Zuständen, bei denen die erforderlichen Prophylaxemaßnahmen wegen einer vitalen Gefährdung nicht durchgeführt werden können, bei Patienten mit gravierenden Durchblutungsstörungen und in der Sterbephase.

Die Hautinspektion erfolgt über den Finger-Test und wird an geeigneter Stelle dokumentiert, etwa im Lagerungs- und Bewegungsprotokoll (Anhang 5). Die Evaluation beinhaltet aber auch die regelmäßige Überprüfung der erhobenen Risiken, der vorhandenen Ressourcen, der festgelegten Ziele und der geplanten Maßnahmen.

Entsprechend dem individuellen Intervall zur Überprüfung des Dekubitusrisikos, muss auch für die Evaluation des Pflegeprozesses ein individuelles Intervall festgelegt werden. In diesem Zeitraum werden alle Schritte des Pflegeprozesses neu durchlaufen, sofern nicht vorher gravierende Veränderungen des Gesundheits- und Pflegezustandes aufgetreten sind (▶ Abschn. 2.2.4.2).

2.7 Dokumentation

Die Vorgaben für die Pflegedokumentation wurden bei den Vorschlägen zur Implementierung der einzelnen Standardkriterien erwähnt. An dieser Stelle werden noch einmal die erforderlichen Formulare und Vordrucke aufgeführt.

Formulare:
- Screening und Assessment (Anhang 1)
- Bewegungsförderungsplan, Bewegungsprotokoll (Anhang 5)
- Evtl. Ernährungsanamnese, Ernährungsplan, Ernährungsprotokoll (▶ Kap. 8)
- Evtl. Flüssigkeitsbedarf, Einfuhrprotokoll (▶ Kap. 8)

- Dekubitusstatistik
- Informationsweitergabe bei Dekubitus-risiko, z. B. Überleitungsbogen
- Information und Beratung zum Dekubi-tusrisiko (Anhang 1)

❯ Für die Dokumentation sollten in der Einrichtung eindeutige Vorgaben vorhanden sein, die allen Mitarbeitern bekannt sind und die im Rahmen der Einarbeitung vermittelt werden.

2.7.1 Organisation

Eine weitere Aufgabe der Leitungsebene ist die Erstellung einer Dekubitusstatistik mit entsprechender Auswertung der Ergebnisse.

Viele Pflegeeinrichtungen führen ein Reportsystem, in dem kritische Ereignisse in regelmäßigen Abständen erhoben werden, um entsprechende Korrekturmaßnahmen einzuleiten. Dabei werden verschiedene Pflegeprobleme erfasst.

Beispiele für kritische Ereignisse:
- Neuauftreten eines Dekubitus
- Sturz
- BMI < 20
- Patienten mit PEG
- Freiheitsentziehungen
- Spezielle Medikamente, z. B. Psycho-pharmaka, im Sommer auch Diuretika
- Infektionen

In stationären Einrichtungen wird täglich ein entsprechendes Ereignis an die Pflege-dienstleitung gemeldet, in der ambulanten Pflege erfolgt dies analog. Die verantwortliche Pflegekraft ist dann in der Lage, die vorhandenen Daten wöchentlich und monatlich auszuwerten, um folgende Erkenntnisse zu gewinnen.

Mögliche Ergebnisse:
- Probleme in einzelnen Stationen oder Wohnbereichen
- Probleme zu speziellen Tages- oder Nachtzeiten

- Probleme mit einem spezifischen Patientenklientel
- Probleme mit einzelnen Mitarbeitern

Praxistipp

Wenn eine ausreichende Datenmenge vorliegt, kann bei den festgestellten Problemen eine gezielte Maßnahme zur Vermeidung der Wiederholung getroffen werden.

2.7.1.1 Indikatorenset

Zukünftig soll bei der Aktualisierung von Expertenstandards auch ein Indikatorenset entwickelt und veröffentlicht werden. Diese Qualitätsindikatoren sollen den Focus auf Pflegeprozesse in der Praxis verstärken und dadurch die Pflegequalität nachvollziehbar verbessern.

Im Rahmen der Aktualisierung wurde in Kooperation mit Charité Universitäts-medizin entwickelt, dass im Rahmen eines Praxisprojekts ausgewertet und anschlie-ßend vorgestellt und veröffentlicht wird.

2.8 Auswirkungen des Expertenstandards

Der Expertenstandard Dekubituspro-phylaxe hat zu einer wahrnehmbaren Veränderung im Bereich der Dekubusentste-hung geführt.

Seit der Veröffentlichung haben Wissen-schaftler der Charité Universitätsmedizin Berlin im Fachbereich Medizin-, Pflegepäd-agogik und Pflegewissenschaft jährlich eine Erhebung der Dekubitushäufigkeit in Pflege-heimen und Krankenhäusern durchgeführt. Bei der letzten Erhebung konnte festgestellt werden, dass der Anteil der Druckgeschwüre weiter rückläufig ist.

Auch der MDS beobachtet in seinen Qualitätsberichten eine weitere Verbesse-rung der Pflegequalität in diesem Bereich.

2

Es ist davon auszugehen, dass sich durch die Veröffentlichung des Expertenstandards Dekubitusprophylaxe in der Pflege ein verändertes Bewusstsein im Umgang mit einer Dekubitusgefährdung entwickelt hat. Auch die juristische Tragweite des Expertenstandards hat zur Abnahme der Dekubitushäufigkeit beigetragen.

2.9 Ursprünglicher Expertenstandard Dekubitusprophylaxe 2004

Nach der Aktualisierung des Expertenstandards Dekubitusprophylaxe in der Pflege im Jahr 2010 wurden einige Inhalte verändert. An dieser Stelle sollen diese Inhalte des ursprünglichen Standards betrachtet werden. Die wichtigsten Neuerungen ergaben sich in Bezug auf die Verwendung von Risikoskalen. Außerdem wurde das Standardkriterium 4 komplett aus dem Expertenstandard gestrichen. Dieses beinhaltete weitere geeignete Interventionen zur Dekubitusprophylaxe, die zwar als möglicherweise sinnvoll betrachtet werden, bei denen wissenschaftliche Belege aber derzeit fehlen.

> Die relevanten Inhalte des ursprünglichen Standardkriteriums 4 aus dem Jahr 2004 werden deshalb separat aufgeführt, da die Maßnahmen im Zusammenhang mit Hautpflege, mit Ernährung und mit Inkontinenz zwar nicht eindeutig durch Studien belegt sind, sie aber dennoch einen Einfluss haben könnten.

2.9.1 Risikoskalen

Die Expertengruppe empfiehlt für Berufsanfänger die Anwendung eines standardisierten Einschätzungsverfahrens, wobei nach dem derzeitigen Wissensstand der Einsatz einer bestimmten Risikoskala nicht empfohlen wird, da es bei allen Skalen keine endgültigen Belege für die Validität und Reliabilität gibt. Die am besten untersuchten Skalen sind die Braden-Skala (Anhang 2), die Norton-Skala und die Waterlow-Skala (Anhang 3). Die Grundsatzstellungnahme des MDS beschäftigt sich außerdem mit der Medley-Skala (Anhang 4).

Praxistipp

Eine Skala sollte anhand der für die Anwendung der Skala gültigen Zielgruppe ausgewählt werden. Beispielsweise wird die Verwendung der modifizierten Norton-Skala nach Bienstein für ältere Menschen nicht empfohlen, da zu große Patientenzahlen allein durch das Kriterium Alter und Multimorbidität als dekubitusgefährdet gelten.

In Abhängigkeit von der Patientengruppe einer Pflegeeinrichtung könnten verschiedene Risikoskalen zum Einsatz kommen (◘ Tab. 2.4). Die (modifizierte) Norton-Skala wird in dieser Tabelle bewusst nicht berücksichtigt, da der MDS sie aus methodisch-wissenschaftlicher Perspektive nicht zur Anwendung empfiehlt. Einer der Kritikpunkte ist das häufige Auftreten von falsch-negativen Ergebnissen bei der Norton-Skala und falsch-positiven Ergebnissen bei der modifizierten Norton-Skala.

Die Auswahl der geeigneten Skala bleibt zunächst der Einrichtung überlassen, sofern begründet wird, warum eine bestimmte Skala gewählt wurde. Zu bedenken ist in diesem Zusammenhang, dass Skalen nur für Pflegefachkräfte empfohlen werden, die noch keine ausreichende Erfahrung besitzen.

Krankenhaus
Im Klinikbereich können je nach Fachrichtung (Intensivstation, Geriatrie) verschiedene Risikoskalen zum Einsatz kommen.

◻ Tab. 2.4 Risikoskala in Abhängigkeit vom Pflegesektor

Sektor	Risikoskala
Pflegeheim	Braden-Skala, Medley-Skala
Krankenhaus, Normalstation	Braden-Skala, Medley-Skala, Waterlow-Skala
Krankenhaus, Wachstation	Waterlow-Skala
Ambulante Pflege	Braden-Skala, Medley-Skala
Tagespflege, Nachtpflege	Braden-Skala, Medley-Skala
Rehabilitationseinrichtung	Braden-Skala, Medley-Skala
Hospiz	Medley-Skala

2.9.2 Ursprüngliches Standardkriterium 4

S4 Die Pflegefachkraft kennt neben Bewegungsförderung und Druckreduktion weitere geeignete Interventionen zur Dekubitusprophylaxe, die sich aus der Risikoeinschätzung ergeben. **P4** Die Pflegefachkraft leitet auf Grundlage der Risikoeinschätzung für alle identifizierten Risikofaktoren weitere Interventionen ein, die beispielsweise die Erhaltung und Förderung der Gewebetoleranz betreffen. **E4** Die durchgeführten Interventionen zu den Risikofaktoren sind dokumentiert.

2.9.3 Implementierung

Betrachtet man die einzelnen Risikobereiche der oben erwähnten Risikoskalen können verschiedene Faktoren benannt werden, die das Dekubitusrisiko beeinflussen und entsprechend in der Pflegeplanung berücksichtigt werden sollten. Dabei ist zu beachten, dass diese Risiken sich unter Umständen gegenseitig beeinflussen und für den momentanen Gesundheitszustand eine unterschiedliche Wertigkeit besitzen.

❯ Es ist also notwendig, den Risikobereich bzw. die Risikobereiche zu identifizieren, die aktuell den größten Einfluss ausmachen, und diese gezielt anzugehen.

Bei der Identifizierung der verschiedenen Risikobereiche ist es sinnvoll, anhand einer Prioritätenliste den Bereich mit dem größten Gefährdungspotenzial als erstes zu bearbeiten. Möglicherweise spielen jedoch mehrere Faktoren zusammen.

Risikobereiche:
− Sensorisches Empfindungsvermögen
− Feuchtigkeit der Haut
− Aktivität
− Ernährung, Appetit
− Reibung und Scherkräfte
− Bewusstsein
− Urin- und Stuhlinkontinenz
− Körperbau
− Hauttyp
− Spezielle Erkrankungen
− Chirurgische Eingriffe
− Medikation

Ein Teil dieser Risikofaktoren kann in der Pflegeplanung berücksichtigt und durch gezielte Maßnahmen beeinflusst werden. Andere Risikobereiche sind nicht beeinflussbar, etwa die Notwendigkeit eines chirurgischen Eingriffs, einer Medikation oder

2

vorbestehende Erkrankungen. Der Körperbau und der Hauttyp sind nur bedingt und nicht zeitnah zu beeinflussen.

> **Praxistipp**
>
> Die Expertenarbeitsgruppe empfiehlt bei Bedarf die Kooperation mit Fachexperten, etwa Ernährungsberatern oder Wundmanagern.

2.9.4 Pflegemaßnahmen

In der folgenden Beispielpflegeplanung (◻ Tab. 2.5) finden sich verschiedene Bereiche des Risikoassessment.

Bei der Medikation werden in der Medley-Skala Steroide und Zytostatika benannt. Darüber hinaus können noch andere Substanzen einen Einfluss auf die periphere Durchblutung und die Mobilität ausüben, etwa Herz-Kreislaufmedikamente, Analgetika und Psychopharmaka.

> ❯ Eine Forschungsstudie des BMFSFJ und der Robert-Bosch-Stiftung beschäftigte sich mit Ursachenzusammenhängen der Dekubitusentstehung und belegte die Auswirkungen von zentralnervös-dämpfenden Substanzen auf das Dekubitusrisiko, gerade bei älteren Menschen.

Eine sedierende Medikation von jüngeren Menschen in Kombination mit einer Fixierung muss im akut-psychiatrischen Bereich ebenfalls als erhöhtes Dekubitusrisiko wahrgenommen werden.

2.9.4.1 Altenpflege

Das Dekubitusrisiko durch eine Medikation mit Psychopharmaka in der Altenpflege und Geriatrie ist in vielen Fällen durch andere Maßnahmen vermeidbar oder könnte zumindest durch eine Dosisreduktion

reduziert werden. Detaillierte Kenntnisse über die Nebenwirkungen der verabreichten Medikamente erleichtern die Beurteilung der Pflegesituation, dabei sollte jede Pflegefachkraft immer wieder berücksichtigen, dass insbesondere klassische Neuroleptika Auswirkungen auf die Mobilität, das Schmerzempfinden, die Aktivität und den Appetit haben.

2.9.4.2 Hautpflege

Die Haut als Barriere zwischen Körper und Umwelt, ist mit ungefähr zwei Quadratmetern Größe ein wichtiges Organ und dient auch der Reizaufnahme von Sinneswahrnehmungen. Eine entscheidende Rolle spielt dabei die Epidermis, die zum Schutz der darunterliegenden Schichten einen Hydrolipidfilm bildet und aus Talg, Schweiß und CO_2 den Säureschutzmantel produziert.

Allgemeine und spezielle Pflegeziele bei der Hautpflege im Rahmen der Dekubitusprophylaxe sollten differenziert beschrieben werden, wobei die speziellen Ziele des Betroffenen von den allgemein wünschenswerten Zielen unterschieden werden.

Eine Unterteilung in Nah- und Fernziele ist meistens schwierig, lediglich bei vorbestehender Hautschädigung ist das Nahziel zunächst die Abheilung des Hautdefekts. Das Fernziel ändert sich wenig, da als übergeordnetes Ziel immer das Wohlbefinden des Patienten und die unversehrte, intakte Haut zu betrachten ist.

> **Praxistipp**
>
> Die Vorgaben und Anforderungen der Expertenstandards zur Kontinenzförderung sind ebenfalls immer zu beachten, etwa das Erreichen eines verbesserten Kontinenzprofils oder die Prophylaxe von Harnwegsinfekten bzw. Dehydration (▶ Kap. 6) außerdem gelten auch die Vorgaben des Expertenstandards Erhaltung und Förderung der Hautintegrität in der Pflege (▶ Kap. 11).

◘ Tab. 2.5 Pflegemaßnahmen

Problem	Ressource	Ziele	Maßnahmen
Vermindertes Schmerzempfinden	Patient meldet sich bei starken Schmerzen	Verhinderung von Gewebeschädigung durch erhöhten Auflagedruck	Regelmäßige Bewegungen, Mikrobewegungen und Lagerungen, regelmäßige Kontrolle der gefährdeten Bezirke mittels Finger-Test, Lagerungsintervall zunächst zweistündlich, bzw. je nach Ergebnis des Finger-Tests (Bewegungsprotokoll Anhang. 5)
Ständig feuchte Haut in der Leistenregion	Patient meldet sich gelegentlich bei Nässegefühl	Gewährleistung von trockenen Hautfalten	Einlegen von Kompressen bei starkem Schwitzen oder Nässegefühl, individuelle Versorgung mit Inkontinenzmaterial
Eingeschränkte Aktivität durch schlechten Allgemeinzustand	Patient ist bemüht, sich so oft wie möglich selbstständig zu bewegen	Patient möchte in drei Wochen wieder alleine laufen können und sobald als möglich den Haushalt wieder alleine führen Schrittweise Aktivierung in Abhängigkeit vom Allgemeinzustand, wochenweise Festlegung von neuen Zielen in Absprache mit dem Patienten	Steigerung der körperlichen Aktivität unter Berücksichtigung der individuellen Ziele des Patienten
Gewichtsverlust von 15 % in den letzten 6 Wochen	Kann selbstständig essen	Patient möchte gerne ein bisschen zunehmen, empfindet den Gewichtsverlust jedoch nicht so massiv Nahziel: Gewichtszunahme von 1 kg in 2 Wochen Fernziel: Zielgewicht 52 kg; Ziel-BMI 21, soll in max. 3 Monaten erreicht sein	Kalorienzufuhr nach errechnetem Bedarf, 3 angereicherte Hauptmahlzeiten und 3 Zwischenmahlzeiten anbieten, Einsatz von Kalorienpulver nach ärztlicher Verordnung, wöchentliche Kontrolle von Gewicht und BMI, Mahlzeiten in gemütlicher Atmosphäre und zu individuellen Zeiten anbieten: Patient möchte um 9.00 Uhr frühstücken, Mittagessen um 12.00 Uhr, Abendessen nicht vor 19.00 Uhr (Ernährungsplan Kap. 8), Ernährungsprotokoll für 4 Wochen

(Fortsetzung)

2

◻ Tab. 2.5 (Fortsetzung)

Problem	Ressource	Ziele	Maßnahmen
Eingeschränkte Flüssigkeitsaufnahme	Patient kann das Glas alleine zum Mund führen	Patient möchte nicht ständig an das Trinken erinnert werden, kann jedoch die Notwendigkeit einer ausreichenden Flüssigkeitszufuhr nachvollziehen Nah- und Fernziel: Errechnete Trinkmenge von 1400 ml/d soll erreicht werden	Angebot von Getränken nach Plan, Getränk wird bereitgestellt, Angehörige bringen regelmäßig Säfte, Einfuhrprotokoll für 2 Wochen (▶ Kap. 8)
Appetitlosigkeit	Isst immer eine halbe Portion	Patient möchte wieder normal essen können Appetitanregung	Angenehme Atmosphäre beim Essen, Erhebung von biografischen Aspekten bezüglich der Ernährung, Rückfrage über den Zeitpunkt des Essens bei jeder Mahlzeit, ggf. Wunschkost
Bewusstseinseinschränkung, Patient ist über längere Phasen schläfrig und schwer erweckbar	Ist kooperativ	Patient möchte seine Aktivität steigern, befürchtet jedoch Überforderung Nah- und Fernziel: Steigerung der Alltagsaktivitäten in angepassten Schritten	Vereinbarung von festen Wach- und Ruhephasen, Patient wird geweckt und bekommt Beschäftigungsangebote
Intermittierende Harninkontinenz	Meldet sich überwiegend bei Harndrang	Möchte bei Harndrang schnell auf die Toilette begleitet werden Nahziel: Abhängig kompensierte Kontinenz Fernziel: Abhängig erreichte Kontinenz	Führen eines Miktionsprotokolls für 2 Wochen, sofortige Toilettengänge, wenn Patient sich meldet, regelmäßiges Angebot von begleiteten Toilettengängen
Trockene, schuppige Altershaut	Kann bei der Körperpflege Wünsche äußern	Patient möchte Hautpflege mit seinen gewohnten Pflegemitteln Nah- und Fernziel: Intakte, regelmäßig gepflegte Haut, Vermeidung von Austrocknung	Hautpflege nach Standard, Auswahl der Pflegemittel nach Hauttyp, Beobachtung der Haut zweimal täglich bei der Körperpflege und entsprechende Dokumentation

2.9.4.3 Allgemeine Maßnahmen

Bei nicht geschädigter Haut erfolgt eine intensive, an den Bedürfnissen der Haut orientierte Pflege. Ein Teil der Betroffenen leidet unter trockener Altershaut, die besonders vorsichtig gereinigt und gepflegt werden muss. Der Hautturgor ist meist ab dem 6. Lebensjahrzehnt durch eine verminderte Wasserbindungskapazität herabgesetzt, die Haut ist rau, schuppig und neigt zu Juckreiz.

❯ Die Beobachtung des Hautzustands erfolgt in regelmäßigen Abständen durch eine Pflegefachkraft und wird entsprechend dokumentiert.

Hautreinigung und Hautpflege:
- Klares Wasser
- Keine alkalihaltigen Seifen oder tensidintensiven Syndets
- Verzicht auf routinemäßige tägliche Reinigung
- Bei starker Verunreinigung Waschlotion mit leicht saurem pH (< 5,5)
- Sparsame Dosierung von Reinigungsmitteln
- Gründliches Abspülen der Waschsubstanz
- Waschlappen nicht mehrfach verwenden, weiche Einmalwaschlappen
- Gut trocknen aber nicht rubbeln
- Duschen statt Baden
- Wassertemperatur möglichst niedrig wählen
- Hauttypgerechte Verwendung von Pflegemitteln
- Bei trockener Haut lipophile Produkte
- Trockene Hautfalten durch Einlage von Kompressen oder Saugkompressen bzw. Barrieremittel

❯ Salben, Pasten, Puder, Öle, gerbende oder desinfizierende Lösungen, durchblutungsfördernde Maßnahmen und Massagen sind kontraindiziert. Eine ausführliche Auflistung und Begründung der

Ineffektivität verschiedener Substanzen beinhaltet die Grundsatzstellungnahme „Dekubitus" des MDS.

Unklarheit herrscht immer wieder im Zusammenhang mit Öl-in-Wasser-(Ö/W-) und Wasser-in-Öl-(W/Ö-) Produkten, zumal dies auf der Verpackung nur selten deklariert wird. Grundsätzlich gilt, dass hydrophile Ö/W-Emulsionen von leichterer Konsistenz sind, schnell einziehen, keinen Fettfilm hinterlassen und gut mit Wasser entfernt werden können. Sie sind deshalb für normale und fettige Haut geeignet.

Lipophile W/Ö-Emulsionen sind für trockene bis sehr trockene Haut geeignet, da sie einen leichten Fettfilm auf der Haut hinterlassen, der Wasser von der Haut abperlen lässt.

2.9.4.4 Inkontinenz

Dieses Pflegeproblem wird im Zusammenhang mit dem entsprechenden Expertenstandard „Förderung der Harnkontinenz in der Pflege" (▶ Kap. 6) erläutert. Im Zusammenhang mit dem Thema Dekubitus werden nur einige sehr wichtige Punkte angeführt.

❯ Unerlässlich ist zur Vermeidung eines Dekubitus der regelmäßige Wechsel des Inkontinenzmaterials und eine gute Hautpflege. Dabei muss immer darauf geachtet werden, dass die Haut möglichst trocken bleibt. Ein transurethraler Dauerkatheter ist keine Maßnahme zur Dekubitusprophylaxe!

Literatur

Deutsches Netzwerk für Qualitätsentwicklung in der Pflege (Hrsg) 2. Aktualisierung. (2017) Expertenstandard Dekubitusprophylaxe in der Pflege, Schriftenreihe des Deutschen Netzwerks für Qualitätsentwicklung in der Pflege (DNQP), Osnabrück

Deutsches Netzwerk für Qualitätsentwicklung in der Pflege (Hrsg) 2. Aufl. (2004) Expertenstandard

2

Dekubitusprophylaxe in der Pflege, Entwicklung – Konsentierung – Implementierung, Schriftenreihe des Deutschen Netzwerks für Qualitätsentwicklung in der Pflege (DNQP), Osnabrück

Höfert R (2011) Von Fall zu Fall – Pflege im Recht, 3. Aufl. Springer Verlag, Heidelberg

Heilberufe (2008) Heilberufe spezial Expertenstandards, Urban & Vogel, München

Medizinischer Dienst der Spitzenverbände der Krankenkassen e. V. MDS (Hrsg) (2001) Grundsatzstellungnahme Dekubitus, MDS, Essen

National Pressure Ulcer Advisory Panel, European Pressure Ulcer Advisory Panel and Pan Pacific Pressure Injury Alliance. Prevention and Treatment of Pressure Ulcers: Quick Reference Guide. Emily Haesler (Hrsg.). Cambridge Media: Osborne Park, Australia; 2014

► www.dnqp.de, ► https://www.dnqp.de/expertenstandards-und-auditinstrumente/#c18067. Zugegriffen: 17. Sept. 2023

► www.epuap.org. Zugegriffen: 17. Sept. 2023

► https://md-bund.de/fileadmin/dokumente/Publikationen/SPV/Grundsatzstellungnahmen/21_P32_Dekubitus_2001.pdf. Zugegriffen: 17. Sept. 2023

Expertenstandard Entlassungsmanagement in der Pflege

Inhaltsverzeichnis

Ergänzende Information Die elektronische Version dieses Kapitels enthält Zusatzmaterial, auf das über folgenden Link zugegriffen werden kann ▶ https://doi.org/10.1007/978-3-662-68474-0_3.

© Der/die Autor(en), exklusiv lizenziert an Springer-Verlag GmbH, DE, ein Teil von Springer Nature 2024
S. Schmidt, *Expertenstandards in der Pflege – eine Gebrauchsanleitung*,
https://doi.org/10.1007/978-3-662-68474-0_3

3

Der Expertenstandard Entlassungsmanagement in der Pflege des Deutschen Netzwerk für Qualitätsentwicklung in der Pflege DNQP wurde im Jahre 2004 veröffentlicht. Eine Aktualisierung erfolgte turnusgemäß 2009 und 2019, wobei die Fachöffentlichkeit und eine aktualisierte Literaturstudie einbezogen wurden. In diesem Kapitel wird zunächst der Inhalt der 2. Aktualisierung des Expertenstandards 2019 unter Berücksichtigung der einzelnen Standardkriterien dargestellt. Relevante Informationen aus der 1. Aktualisierung werden aufgegriffen. Nach eingehender Literaturrecherche hat sich die Expertenarbeitsgruppe dafür entschieden, die Gültigkeit des Expertenstandards auf die Entlassung aus stationären Einrichtungen einzugrenzen. In der Aktualisierung wird jedoch darauf hingewiesen, dass auch ambulant behandelte Patienten und gegebenenfalls auch Patienten aus Medizinischen Versorgungszentren und integrierten Versorgungseinrichtungen zu berücksichtigen sind. Eine Risikoidentifikation, Information und Schulung schon vor der Aufnahme kann ebenfalls erforderlich sein.

Aus den Erfahrungen der Vergangenheit und der Entwicklung der Thematik mit mangelnder Forschungstradition in Deutschland entwickelten sich nach und nach Modellprojekte, die sich mit der Versorgungskontinuität beschäftigten. Anschließend folgen Hinweise für die Implementierung in den Pflegeprozess, etwa Informationen zur Erhebung des Pflegebedarfs, zur Auswahl von Hilfsmitteln und eine Beschreibung der Kompetenzen für die Beratung und Anleitung von Angehörigen.

Eine Implementierung in den einrichtungsinternen Pflegestandard mit entsprechenden Verfahrensregelungen ist bei diesem Expertenstandard besonders wichtig, da die Standardkriterien entsprechende Vorgaben durch die Einrichtung fordern. Im Anschluss werden erforderliche Formulare, etwa ein Pflegebedarfsformular beziehungsweise der Überleitungsbogen erläutert, um die Implementierung des Expertenstandards in die Pflegedokumentation zu erleichtern. In diesem Abschnitt werden außerdem organisatorische Besonderheiten, beispielsweise die Verantwortung für die Umsetzung oder die Kontrolle der Durchführung erwähnt.

3.1 Besonderheiten bei der Entlassung

In der Vergangenheit war das Entlassungsmanagement und somit die Gewährleistung der Versorgungskontinuität eine klassische Aufgabe der Sozialarbeit. In den 80er- und 90er-Jahren des vergangenen Jahrhunderts kamen aus der Pflege Bestrebungen, die Lücke zwischen stationärer und ambulanter Versorgung zu schließen, das Thema Pflegeüberleitung wurde in verschiedenen Modellversuchen untersucht.

Benannt wird im ursprünglichen Expertenstandard unter anderem das Modell von Böhm in Wien (1985), am Humboldt Krankenhaus in Berlin (Liedke et al. 1990) oder an Gemeinschaftskrankenhaus Witten-Herdecke (Joosten 1995). In Baden-Württemberg entstanden die „Brückenschwestern". Das Agnes-Karll-Institut für Pflegeforschung in Frankfurt entwickelte die „Kooperative Qualitätssicherung" und das Institut für Pflegewissenschaft Bielefeld führte das „Inter KiK"-Projekt durch. Durch diese und andere Projekte stieß das Thema letztlich auch in der Gesundheitspolitik auf Resonanz, sodass mit der Gesundheitsreform 2000 ein entsprechender Paragraph verabschiedet wurde (§ 140 a-h SGB V)

» § 140 a Integrierte Versorgung. (1) Abweichend von den übrigen Regelungen dieses Kapitels können die Krankenkassen Verträge über eine verschiedene Leistungssektoren übergreifende Versorgung der Versicherten oder eine interdisziplinär-fachübergreifende Versorgung mit den in § 140 b Abs. 1 genannten Vertragspartnern abschließen. Soweit die Versorgung der Versicherten nach diesen Verträgen durchgeführt wird, ist der Sicherstellungsauftrag nach § 75 Abs. 1 eingeschränkt. Das Versorgungsangebot und die Voraussetzungen seiner Inanspruchnahme ergeben sich aus dem Vertrag zur integrierten Versorgung. (SGB V in der Fassung vom 21.7.2004)

Ursache der Verabschiedung dieses Paragraphen war der sogenannte „Drehtür-Effekt", bei dem der Patient kurz nach der Entlassung wieder stationär aufgenommen wird, und der erhebliche Kosten im Gesundheitswesen verursacht. Begünstigt werden diese Schnittstellenprobleme durch Versorgungsbrüche, die durch eine mangelnde oder fehlerhafte Informationsweitergabe entstehen.

Die Expertenarbeitsgruppe hatte unter Berücksichtigung dieser Voraussetzungen festgelegt, dass der Expertenstandard Entlassungsmanagement in der Pflege deshalb für spezielle Patientengruppen gelten soll.

Gültigkeit für spezielle Patienten:
- Patienten mit verkürzten Liegezeiten, z. B. nach minimal invasiven Eingriffen
- Multimorbide und pflegebedürftige ältere Menschen, die auch nach der Entlassung weiterer medizinisch-pflegerischer Dauerbetreuung bedürfen, z. B. Menschen mit Mobilitätseinschränkungen, kognitiven oder sensorischen Defiziten, Polypharmazie, prekäre Lebens- und Versorgungssituation, stark eingeschränkte Lebenserwartung, voraussichtlich Umzug in ein Heim notwendig
- Patienten, die aufgrund eines mangelhaften Entlassungsmanagement Rehabilitations- und gesundheitsfördernde Potenziale verlieren

❯ Diese Patientengruppen, die zahlenmäßig nicht erfassbar sind, leiden nach Meinung der Experten langfristig unter einer Einschränkung der Lebensqualität, eventuell einer nicht ausreichend koordinierten Schmerzbehandlung und einem oft viel zu früh entstehenden professionellen Pflege- und Hilfebedarf.

Unter Berücksichtigung nationaler und internationaler Erkenntnisse der Forschung sollte Entlassungsmanagement deshalb zu einer Sicherung der Versorgungskontinuität und zur Förderung von abgestimmten Handlungsschemata führen, die die Gesamtsituation des Patienten im Blick behalten.

❶ Im Oktober 2018 ist auch der Rahmenvertrag über ein Entlassmanagement beim Übergang in die Versorgung nach Krankenhausbehandlung nach § 39 Abs. 1a S. 9 SGB V (Rahmenvertrag Entlassmanagement) des GKV-Spitzenverbands Bund der Krankenkassen, der Kassenärztlichen Bundesvereinigung und der Deutschen Krankenhausgesellschaft in Kraft getreten.

In diesem wird das Entlassungsmanagement als ärztliche Aufgabe betrachtet, die Deutsche Vereinigung für Soziale Arbeit wird ein multiprofessioneller Standard als sinnvoll erachtet. In der Praxis ist dies häufig auch der Fall.

Bestandteil des Entlassmanagements ist nach Prüfung des Erfordernisses auch die Verordnung von Arznei-, Verband-, Heil- und Hilfsmitteln, von häuslicher Krankenpflege oder Soziotherapie durch Krankenhausärzte mit abgeschlossener Facharztweiterbildung, um die nahtlose Versorgung für einen Zeitraum von bis zu sieben Tagen sicherzustellen. Für diese Zeitspanne kann auch die Arbeitsunfähigkeit festgestellt werden. Bei Verordnungen und der Feststellung der Arbeitsunfähigkeit im Rahmen

3

des Entlassmanagements gelten der gesetzlichen Regelung zufolge, die Bestimmungen über die vertragsärztliche Versorgung.

Für die übernehmende Einrichtung entsteht daraus die Verpflichtung, die empfangenen Informationen zu berücksichtigen und dadurch ihren Beitrag zur Versorgungskontinuität zu leisten. Das bedeutet, dass auch ambulante Pflegedienste, Altenpflegeheime, Kurzzeitpflegeeinrichtungen und andere Einrichtungen, in denen Pflegeleistungen erbracht werden, bei Bedarf für eine ausreichende Überleitung Sorge tragen müssen.

> Grundsätzlich müssen alle Einrichtungen im Pflegesektor bzw. im Gesundheitswesen im Sinne der Patienten und Bewohner an einer reibungslosen und korrekten Informationsweitergabe interessiert sein und sich deshalb an den Vorgaben des Expertenstandards Entlassungsmanagement orientieren.

3.2 Standardkriterium 1

S1a Die Einrichtung verfügt über eine schriftliche Verfahrensregelung für ein multiprofessionelles Entlassungsmanagement, mit dem die erforderlichen Abläufe und fachlichen Rahmenbedingungen gewährleistet sind. **S1b** Die Pflegefachkraft beherrscht die Auswahl und Anwendung von Kriterien zur systematischen Einschätzung der Risiken und des erwartbaren Versorgungs- und Unterstützungsbedarfs nach der Entlassung. **P1a** Die Pflegefachkraft führt mit allen Patienten und deren Angehörigen innerhalb von 24 h nach Aufnahme der pflegerischen Versorgung eine erste kriteriengeleitete Einschätzung der erwartbaren poststationären Versorgungsrisiken und des Unterstützungsbedarfs durch. Diese Einschätzung wird bei Veränderungen des Krankheits- und Versorgungsverlaufs geprüft und gegebenenfalls aktualisiert. **P1b**

Die Pflegefachkraft führt bei identifiziertem poststationärem Versorgungrisiko bzw. Unterstützungsbedarf eine differenzierte Einschätzung mit Patient und Angehörigen mittels geeigneter Kriterien durch bzw. veranlasst diese. **E1** Eine aktuelle, systematische Einschätzung der erwartbaren poststationären Versorgungsrisiken sowie des Unterstützungs- und Versorgungsbedarfs liegt vor.

3.2.1 Implementierung

Bei der Umsetzung dieses Standardkriteriums sind zunächst die organisatorischen Abläufe in der Pflegeeinrichtung gefordert. Ein strukturiertes Entlassungsmanagement ist nur dann möglich, wenn eine schriftliche Verfahrensregelung vorliegt. Dabei beschreibt die Expertenarbeitsgruppe auch, welche Inhalte diese Verfahrensregelung unter anderem umfassen sollte.

3.2.2 Ablauf des Verfahrens

Erster Schritt der Umsetzung ist die Erarbeitung einer internen Verfahrensregelung zum Entlassungsmanagement.

Inhalte der Verfahrensregelung:
1. Ein Organigramm, mit dem die Autorisierung der Pflegefachkraft zur Koordination sowie die Kooperationen und Zuständigkeiten der einzelnen Berufsgruppen geklärt wird
2. Benennung der Verantwortlichen
3. Aussagen zur Qualifikation der beauftragten Pflegefachkräfte
4. Ein Ablaufplan für das Entlassungsmanagement (◘ Abb. 3.1)
5. Die Auswahl von Einschätzungskriterien, Assessment- und Evaluationsinstrumenten
6. Die Vorgehensweise bei der Einschätzung bzw. Identifizierung von Patienten mit Risiko

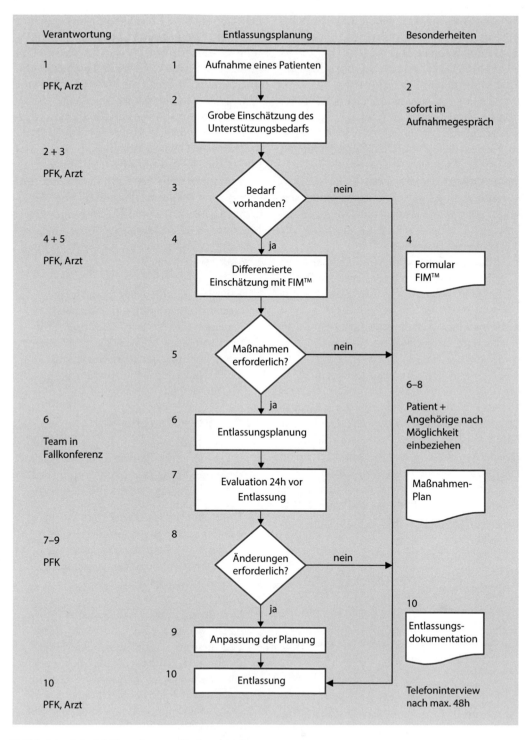

□ Abb. 3.1   Beispiel-Flow-chart zur Entlassungsplanung

3

7. Eine Aussage zur generellen Einbeziehung von Angehörigen unter Wahrung der Patientenautonomie
8. Vorgaben zur Dokumentation des Entlassungsmanagements
9. Umgang mit prästationären Schulungen im Rahmen elektiver Klinikaufenthalte
10. Verfügbarkeit von Informationsmaterial
11. Ausgestaltung von Übergabegesprächen

Nach Ansicht der Experten sollte die Verfahrensregelung an die Pflegeprozessmethode gekoppelt werden. Dabei sind verschiedene Formen der Organisation möglich.
Organisationsformen:
1. Indirektes Entlassungsmanagement mithilfe einer zentral angesiedelten Pflegefachkraft, ggf. auch mit Zusatzausbildung
2. Direktes Entlassungsmanagement durch Pflegekräfte der Station

Die Auswahl der Organisationsform bleibt der Pflegeeinrichtung überlassen. In der Aktualisierung wird außerdem auf Transitional Care Modelle verwiesen. Diese beinhalten die Leitung des Prozesses durch spezifisch qualifizierte Pflegefachkräfte, eine frühe, umfassende Einschätzung und Planung unter Einbeziehung des Patienten bei der Entscheidungsfindung und den zentralen Stellenwert von Kommunikation und Information.

❯ Die aktualisierte Literaturstudie zeigte, dass die Effektivität durch spezialisierte, akademisch qualifizierte Pflegefachkräfte besser nachgewiesen ist, die Evidenz der Wirksamkeit durch Pflegefachkräfte der Stationen lag nicht vor. Deshalb werden spezialisierte Stellen vor allem in großen Kliniken empfohlen.

Die zweite Anforderung bezieht sich auf das Wissen der Pflegefachkräfte über geeignete Erfassungs- und Einschätzungsinstrumente. Aufgrund mangelnder praktischer Erfahrung erwarten die Experten in diesem Zusammenhang die Notwendigkeit eines entsprechenden Kompetenzzuwachses bei den Pflegefachkräften, wobei geeignete Schulungs- und Fortbildungsmaßnahmen erforderlich erscheinen.

Prinzipiell wird jedoch die Rolle der Pflege als Koordinationsstelle im Entlassungsmanagement betrachtet, da sie aufgrund ihrer Nähe zu Patienten und Angehörigen und zu anderen Berufsgruppen, wie Medizin, Sozialarbeit, Physiotherapie, Ergotherapie und Psychologie, eine geeignete Kontaktstelle darstellt.

❯ Bei allen Schritten des Entlassungsmanagements sind immer die Vorgaben des Datenschutzes zu berücksichtigen. Unter Umständen können Kliniken schon in ihrem Versorgungsvertrag explizit auf die Datenweitergabe im Entlassungsprozess hinweisen.

3.2.2.1 Begriffsdefinition

An dieser Stelle wird im Expertenstandard eine exakte Begriffsdefinition angegeben, die genauer zwischen Versorgungsbedarf und Unterstützungsbedarf differenziert.

❯ Unter **Versorgungsbedarf** versteht man die notwendige professionelle Unterstützung zur Wiederherstellung oder Kompensation krankheitsbedingter und anderer Beeinträchtigungen.

❯ Der Begriff **Unterstützungsbedarf** beinhaltet darüber hinaus die individuelle Patientenperspektive, indem die individuelle Lebenssituation, die individuellen Ressourcen sowie das soziale Umfeld einbezogen werden, um krankheitsbedingte Selbstpflege- und Versorgungsdefizite ausgleichen zu können.

3.2.3 Einschätzung des Unterstützungsbedarfs

Das erste Prozesskriterium unterscheidet nun zwischen einer initialen Einschätzung des poststationären Pflegebedarfs und einem differenzierten Assessment, sobald die Einschätzung einen erwartbaren poststationären Unterstützungsbedarf ergeben hat.

Für das initiale Assessment (Anhang 1) wird der Rahmen des Aufnahmegesprächs durch die Pflegekräfte der Stationen vorgeschlagen. Verschiedene Anhaltspunkte für die grobe Einschätzung einer möglichen nachstationären Funktionseinschränkung ergeben sich größtenteils aus der Informationssammlung und Pflegeanamnese.

Hinweise auf einen poststationären Unterstützungsbedarf können durch verschiedene Fragestellungen gewonnen werden.

Fragestellungen als Hinweise:
- Häufige Krankenhausaufenthalte
- Pflegebedürftigkeit im Vorfeld
- Kognitive Einbußen, psychische Störungen, Verhaltensauffälligkeiten
- Erhebliche Mobilitätseinbußen
- Hohes Alter und/oder prästationär geschwächte Konstitution
- Geringes Geburtsalter mit Risiken und Problemen z. B. Frühgeborene
- Voraussichtlich andauernde pflege- und therapiebedingte Anforderungen auch seitens der Angehörigen
- Schwerwiegende Krankheiten
- Fehlende informelle Hilfen
- Prekäre Lebens- und Versorgungsumgebung
- Stark begrenzte Lebenserwartung
- Möglicherweise Umzug in ein Heim erforderlich
- Bestehende und sich verändernde Hilfsmittelunterstützung

Wenn schon direkt bei der Aufnahme ein offensichtlicher Unterstützungsbedarf erkennbar ist, kann auf diese grobe Einschätzung zugunsten eines ausführlichen Assessments verzichtet werden.

3.2.4 Assessmentinstrumente

Sofern bei der groben Einschätzung ein poststationärer Versorgungsbedarf oder ein entsprechendes Risiko festgestellt wurde, sollte die Einrichtung ein Assessmentinstrument festlegen, mit dem eine genauere Einschätzung erfolgen kann.

Im Expertenstandard wird die spezialisierte Pflegefachkraft als ausführende Person konkret benannt.

> **Praxistipp**
>
> In jeder Einheit der Klinik muss eine Pflegefachkraft mit entsprechenden Kenntnissen beschäftigt sein. Alternativ haben alle Pflegefachkräfte eine entsprechende Schulung durchlaufen und die zuständige Bezugspflegekraft führt dann das Assessment für ihre Patienten durch.

Im Standardkriterium 1 wurden ursprünglich verschiedene Instrumente für ein differenziertes Assessment benannt.

Beispiele für Assessmentinstrumente:
- Barthel-Index (Anhang 6)
- FIM^{TM} (Functional Independence Measure), der Funktionale Selbstständigkeitsindex (Anhang 7) mit oder ohne FAM (Functional Assessment Measure)
- NNAI Nursing Needs Assessment Instrument
- RAP Reha Aktivitäten Profil

Der Barthel-Index und der FIM^{TM} sind die in Deutschland am häufigsten verwendeten Assessmentinstrumente. Der FAM ist eine Erweiterung des FIM^{TM}, bei dem zusätzlich Kriterien aufgenommen wurden, die die kognitiven Bereiche überprüfen. Im Anhang werden beide Instrumente vorgestellt, wobei die FAM-Zusatzkriterien in der Tabelle kursiv hervorgehoben sind (Anhang 7).

Das NNAI wird in Deutschland bisher wenig genutzt. Es handelt sich um ein englischsprachiges Erhebungsinstrument, das

3

von Diane Holland erstellt wurde und 1998 von Maike Higgen übersetzt wurde.

Das RAP stammt aus den Niederlanden und wurde 1991 an der Abteilung Rehabilitation des Academisch Ziekenhuis der Vrije Universiteit te Amsterdam entwickelt. Es ermöglicht eine systematische Erfassung und Bestandsaufnahme von Fähigkeitsstörungen und sozialen Beeinträchtigungen in den Bereichen Kommunikation, Mobilität, Selbstversorgung, alltägliche Beschäftigung und Beziehungen. Im Vordergrund steht dabei eine Einschätzung durch multiprofessionelle Teams und das formulierte Ziel, ein möglichst umfassendes Bild der Fähigkeitsstörungen und Beeinträchtigungen der Funktionsfähigkeit im täglichen Leben sowie des jeweiligen Problemerlebens zu erhalten.

Im Rahmen der Aktualisierung wird kein spezifisches Assessment mehr empfohlen, die inhaltlichen Kriterien der oben benannten Instrumente sollen jedoch berücksichtigt werden. Ausreichende empirische Daten fehlten auch noch für das ePA©, das „Ergebnisorientierte Pflegeassessment" und das CMS „Case Management Score", das von Hunstein et al. 2005 entwickelt wurde. Dieses Instrument wird inzwischen auch als SPI „Selbst-Pflege-Index" bezeichnet. Auf eine ausführliche Darstellung der vielen verschiedenen Instrumente wird aus Gründen der Übersichtlichkeit verzichtet.

Im Jahr 2014 wurde die erste Version des ePA-LTC© (LongTermCare) veröffentlicht, das in einem Kooperationsprojekt der ePA-CC GmbH und der Stiftung Amalie Widmer in Horgen, Schweiz, entwickelt und anschließend mit dem LEP-Interventionskatalog verknüpft wurde. Mit insgesamt 13 neuen Items werden mit ePA-LTC© die besonderen Belange der Langzeitversorgung berücksichtigt.

Items der ePA-LTC©:
- Fähigkeit zur alltäglichen Lebensführung
- Fähigkeit zur Haushaltsführung
- Merk-/Erinnerungsfähigkeit

- Beziehungsfähigkeit
- Entscheidungsfähigkeit
- Beschäftigung
- Lebenssinn
- Abklärungserfordernis Depression
- Fähigkeit, situationsangemessen zu entscheiden

Wichtige Aspekte sollten unabhängig vom Instrument erfasst werden.

Erforderliche Aspekte:
- Allgemeine Informationen
- Gesundheitliche Situation
- Kognitive Fähigkeiten, Verhalten, emotionaler Status
- Selbstständigkeit im Bereich der Lebensaktivitäten
- Wohnsituation
- Hilfsmittel
- Voraussichtlicher Versorgungsbedarf
- Aktuelle Versorgungssituation und Besonderheiten
- Finanzielle Situation
- Unterstützungsbedarf der Angehörigen
- Bedarf an Information, Beratung, Anleitung, Schulung
- Informationen zu Therapie- und Medikamentenverordnungen sowie Beurteilung der Compliance

Bei allen Instrumenten sollten mögliche Urheberrechte oder Lizenzen berücksichtigt werden.

> **Praxistipp**
>
> Das Krankenhaus muss in seiner Verfahrensregelung festlegen, welches Instrument in welchem Bereich verwendet werden soll. Die Expertenarbeitsgruppe empfiehlt kein bestimmtes Instrument, schlägt jedoch vor, die zentralen Dimensionen des Trajekt-Modells von Corbin und Strauss zur Orientierung heranzuziehen.

Beim Trajekt-Modell handelt es sich um ein Pflegemodell, das in besonderem Maße die

Situation chronisch kranker Menschen berücksichtigt. Es wurde in den USA von der Pflegewissenschaftlerin Juliet Corbin und dem Soziologen Anselm Strauss entwickelt. Verschiedene Phasen des Krankheitsverlaufs erfordern unterschiedliche Bewältigungsstrategien und somit eine phasengerechte Begleitung durch die Pflegekraft.

Zentrale Dimensionen des Trajekt-Modells:
- Die erforderlichen krankheits- und pflegebezogenen Bewältigungsarbeiten
- Die alltagsbezogenen Bewältigungsarbeiten
- Die biografischen Rekonstruktions- und psychosozialen Bewältigungsarbeiten der Patienten und Angehörigen

Ein konkreter Zeitpunkt für die differenzierte Einschätzung wird in diesem Standardkriterium zwar nicht festgelegt, unter Berücksichtigung der Liegezeiten im Krankenhaus ist jedoch ein möglichst frühzeitiges Assessment notwendig, um entsprechende Maßnahmen einleiten zu können und Kontakt zur nachversorgenden Einrichtung aufzunehmen.

> Alle Maßnahmen der Einschätzung müssen nachvollziehbar dokumentiert sein. Erkennbar zu unterscheiden ist bei der Dokumentation die Einschätzung des Versorgungsbedarfs durch die Pflegefachkraft und die Einschätzung durch den Patienten und seine Angehörigen.

Eine eindeutige Verfahrensregel und die dazugehörigen Formulare sind Grundvoraussetzung für einen gut funktionierenden Entlassungsprozess.

3.3 Standardkriterium 2

S2 Die Pflegefachkraft verfügt über Planungs- und Steuerungskompetenzen zur Durchführung einer individuellen Entlassungsplanung inklusive der Begleitung und Gestaltung von Übergängen. **P2** Die Pflegefachkraft entwickelt in Abstimmung mit Patient und Angehörigen sowie den beteiligten Berufsgruppen unmittelbar im Anschluss an die differenzierte Einschätzung eine individuelle Entlassungsplanung. Bei Bedarf wird weitere Fachexpertise hinzugezogen. **E2** Eine individuelle Entlassungsplanung liegt vor, aus der die Handlungserfordernisse zur Sicherstellung einer bedarfsgerechten poststationären Versorgung hervorgehen.

3.3.1 Implementierung

In diesem Standardkriterium werden zunächst genaue Kenntnisse der regionalen Versorgungsangebote durch die Pflegefachkraft, die für das Entlassungsmanagement zuständig ist, erwartet. Der Kontakt zu weiteren Ansprechpartnern soll durch die Pflegefachkraft vermittelt werden.

Insbesondere eine frühzeitige Begutachtung durch den Medizinischen Dienst der Krankenversicherung in der Einrichtung sowie die Möglichkeit der Pflegeberatung nach § 7a SGB XI durch speziell geschulte Pflegeberater kann im Rahmen des Entlassungsmanagements veranlasst werden.

Eine umfassende Weitergabe von Informationsmaterial und Adressen von ambulanten und stationären Angeboten muss unter Beachtung der individuellen Erfordernisse des Patienten zur Verfügung gestellt werden.

Regionale Angebote:
- Ärztliche und fachärztliche Versorgung
- Ambulante Pflege
- Stationäre Pflege und Kurzzeitpflege
- Pflegestützpunkte
- Selbsthilfeorganisationen
- Pflegekassen

Die Finanzierungsmöglichkeiten und eine entsprechende Unterstützung bei der Beantragung kann durch die Sozialarbeit unterstützt werden.

3

> **Praxistipp**
>
> Bei all diesen Aufgaben übernimmt die (spezialisierte) Pflegefachkraft eine vermittelnde Funktion.

3.3.2 Entlassungsplanung

Das wichtigste Element des Expertenstandards Entlassungsmanagement ist die individuelle Planung der Entlassung, die von der Pflegefachkraft initiiert und von allen an der Versorgung Beteiligten durchgeführt wird. Besonders geeignet für diese Planung sind Teambesprechungen oder Fallkonferenzen, an denen alle an der Versorgung beteiligten Berufsgruppen teilnehmen. In vielen Klinikbereichen finden solche Besprechungen mindestens einmal in der Woche statt.

Aufgaben im Rahmen der Entlassungsplanung:

- Terminplanung mit allen beteiligten Personen
- Erstellung eines Aktionsplans, in dem die Aufgaben verteilt werden
- Feststellung der erforderlichen Maßnahmen
- Kontaktaufnahme zur nachsorgenden Einrichtung
- Vereinbarung einer gemeinsamen Pflegeübergabe

> **Praxistipp**
>
> Zu diesem Zeitpunkt ist es sinnvoll, bereits den zuständigen MDK einzuschalten, falls eine Begutachtung zur Feststellung der Pflegebedürftigkeit notwendig ist.

Die Planung einer gemeinsamen Pflegeübergabe mit der nachbetreuenden Einrichtung stellt in der Praxis ein erhebliches Problem dar. Bisher fanden Kontakte zwischen Klinik, Pflegeheim oder ambulantem Pflegedienst nur in Ausnahmefällen statt, wobei der Grund für dieses Problem fast ausschließlich in der Terminierung und im Zeitmangel zu suchen ist.

> **Pflegeheim + Ambulante Pflege**
>
> Der Zeitaufwand, einen Patienten im Krankenhaus zu besuchen, um dort bereits eine Pflegeübergabe zu erhalten, ist mit Sicherheit enorm, vor allem dann, wenn die Anfahrtszeit berücksichtigt wird. Für die Versorgungskontinuität und dadurch die Vermeidung von unnötigen Pflegeproblemen und Komplikationen ist dieser Zeitaufwand jedoch gerechtfertigt. Allerdings entsteht durch dieses Vorgehen in jedem Fall für die nachbetreuende Einrichtung ein Finanzierungsproblem bezüglich dieser Maßnahme.

Zu bedenken ist, dass die aufgewendete Zeit zumindest teilweise bei der Erhebung der Informationssammlung und Pflegeanamnese im Erstgespräch wieder eingespart werden kann. In jedem Fall ist die Möglichkeit des Kennenlernens durch die „stationäre" Pflegeübergabe von Vorteil für Patient und Angehörige und erleichtert das Zustandekommen einer vertrauensvollen Beziehung. Diese Kooperation zwischen Krankenhaus und übernehmender Pflegeeinrichtung ist als Marketingeffekt mit Sicherheit ebenfalls bedeutend.

Das Ergebnis der Entlassungsplanung in Kooperation mit dem Patienten und seinen Angehörigen wird schriftlich festgehalten und dadurch transparent für alle Beteiligten. Dadurch können Angehörige besser planen, welche Vorbereitungsmaßnahmen erforderlich sind, etwa die Beschaffung von Hilfsmitteln und welche Veränderungsmaßnahmen eingeleitet werden müssen. Dazu gehören häufig Maßnahmen zur Wohnraumanpassung, die unter Umständen mit einem Berater der Kranken- und der Pflegekasse abgesprochen werden müssen.

Mögliche Inhalte der Entlassungsplanung:
- Poststationärer Unterstützungsbedarf
- Absprachen mit Angehörigen
- Wohnraumanpassung
- Unterstützende Hilfen, z. B. Nachbarschaftshilfe, Freunde und Bekannte
- Unterstützende Dienstleistungen, z. B. Essen auf Rädern
- Medikamentenversorgung
- Hilfsmittelversorgung
- Behandlungspflege
- Risikomanagement
- Schmerzmanagement
- Notfallmanagement
- Finanzielle Situation
- Psychosoziale Situation von Patient und Angehörigen
- Transport
- Terminierung
- Ansprechpartner und Kontakt zur nachsorgenden Pflegeeinrichtung

> Für Angehörige ist deshalb eine exakte und verlässliche Zeitplanung vonnöten, da sie zusätzlich zu diesen organisatorischen Aufgaben auch die Auswirkungen von Krankheit und Verlust der Unabhängigkeit eines ihnen nahestehenden Menschen bewältigen müssen.

3.4 Standardkriterium 3

S3a Die Pflegefachkraft verfügt über die Kompetenz, Patient und Angehörige sowohl über poststationäre Versorgungsmöglichkeiten und -risiken als auch über erwartbare Erfordernisse zu informieren, zu beraten und entsprechende Schulungen anzubieten bzw. zu veranlassen sowie die Koordination der weiteren daran beteiligten Berufsgruppen vorzunehmen. **3b** Die Einrichtung stellt sicher, dass zielgruppenspezifische Informations- und Anschauungsmaterialien

und geeignete Räumlichkeiten zur Verfügung stehen. **P3a** Die Pflegefachkraft gewährleistet für Patient und Angehörige eine bedarfsgerechte Information, Beratung und Schulung, um deren Kompetenzen zur Bewältigung der poststationären Pflege- und Versorgungserfordernisse zu erhöhen. **P3b** Die Pflegefachkraft evaluiert regelmäßig Wissen und Fähigkeiten von Patient und Angehörigen zur Bewältigung der poststationären Pflege- und Versorgungserfordernisse. **E3a** Patient und Angehörigen sind bedarfsgerechte Information, Beratung und Schulung angeboten worden, um über Versorgungsmöglichkeiten entscheiden und veränderte Versorgungs- und Pflegeerfordernisse bewältigen zu können. **E3b** Informationen zu Wissen und Fähigkeiten von Patient und Angehörigen zur Bewältigung der poststationären Pflege- und Versorgungserfordernisse liegen vor.

3.4.1 Implementierung

In diesem Standardkriterium wird noch einmal auf die Bedeutung der Pflegeberatung (▶ Kap. 1.4) eingegangen.

Die Expertenarbeitsgruppe erörtert an dieser Stelle noch einmal die einzelnen Begriffe. Dabei bedeutet „gewährleisten", dass die Pflegefachkraft entweder selbst beratend tätig wird und Patienten und Angehörige schult, oder dass andere Personen innerhalb oder außerhalb der Klinik diese Aufgabe übernehmen.

Es kann zunehmend zur Aufgabe der Entlassungsfachkraft gehören, bei Patienten, die zu geplanten Aufenthalten in die Klinik kommen, im Vorfeld ihres Aufenthaltes präventiv entsprechende Risikoeinschätzungen durchzuführen und den Klinikaufenthalt sowie die Entlassung vorbereitende Beratungen, Informationen oder Schulungen anzubieten oder zu vermitteln.

In diesem Fall muss die Pflegefachkraft ebenfalls sicherstellen, dass es sich dabei

3

um eine „bedarfsgerechte" Beratung handelt. Dies bedeutet wiederum, dass sowohl der Patient als auch seine Angehörigen ausreichend über die individuelle Entlassungsplanung und über die Veränderungen der Lebenssituation in der Zukunft informiert werden.

> ▶ Dabei geht es nicht nur um Wissen und technische Fähigkeiten, sondern auch darum, die Veränderungen durch die Pflegebedürftigkeit in den eigenen Alltag integrieren zu können und die daraus resultierenden Belastungen sowohl körperlich als auch psychisch zu verkraften.

Bei optimalem Ablauf der individuellen Entlassungsplanung können Patient und Angehörige das erlernte Wissen, den Umgang mit neuen Pflegetechniken und Hilfsmitteln und die möglichen Bewältigungsstrategien direkt nach der Entlassung einsetzen.

3.5 Standardkriterium 4

S4 Die Pflegefachkraft ist zur Koordination des Entlassungsprozesses befähigt und autorisiert. **P4a** Die Pflegefachkraft stimmt in Kooperation mit Patient und Angehörigen sowie den intern und extern beteiligten Berufsgruppen und Einrichtungen frühzeitig den voraussichtlichen Entlassungstermin sowie die erforderlichen Maßnahmen ab. **P4b** Die Pflegefachkraft bietet den Mitarbeitern der weiterversorgenden Einrichtung und den pflegenden Angehörigen eine Pflegeübergabe unter Einbeziehung des Patienten an. **E4** Mit Patient und Angehörigen sowie den weiterversorgenden Berufsgruppen und Einrichtungen ist der Entlassungstermin abgestimmt. Es sind Maßnahmen eingeleitet, um dem erwartbaren Unterstützungs- und Versorgungsbedarfs zu begegnen.

3.5.1 Implementierung

Zunächst werden in diesem Standardkriterium noch einmal die Verantwortlichkeit und Autorisierung der Pflegefachkraft für die Überleitung betont, wobei noch einmal unterschieden wird zwischen der direkten und einer indirekten Organisationsform (▶ Abschn. 3.2.2).

Die Aufgaben der autorisierten Pflegefachkraft werden zusammengefasst als Kooperation mit dem Patienten, seinen Angehörigen und der weiterbetreuenden Pflegeeinrichtung, wobei insbesondere die Informationsweitergabe über den zu erwartenden Unterstützungsbedarf und den Entlassungstermin als wichtig erachtet wird.

> ▶ Eine frühzeitige Vorbereitung, Planung und Abstimmung mit allen Beteiligten dient der Vermeidung von Versorgungsdefiziten und von Wiedereinweisungen des Patienten.

Die Umsetzung dieses Standardkriteriums konzentriert sich auf die konkrete Terminierung der Entlassung, da die anderen Anforderungen schon im 3. Standardkriterium bearbeitet wurden. Dabei sollen eindeutige Absprachen mit der nachversorgenden Einrichtung getroffen und eingehalten werden.

3.5.2 Terminierung der Entlassung

Praxistipp

Unter Berücksichtigung des Vorbereitungsbedarfs sollte der Wochentag der Entlassung mit der nachbetreuenden Einrichtung im Vorfeld explizit besprochen werden.

Sowohl im ambulanten Bereich als auch im Pflegeheim ist es beispielsweise am Freitagnachmittag schwierig, die erforderlichen

Hilfsmittel und Medikamente zu besorgen, da zuvor ein Hausarztbesuch zur Ausstellung von Rezepten oder Verordnungen erforderlich ist.

Im Klinikalltag sind zwei Problemfelder im Zusammenhang mit der Terminierung des Entlassungstermins immer wieder erkennbar. Zum einen kann der geplante Entlassungstermin unter Umständen bei „Bettendruck" kurzfristig vorverlegt werden, sodass Patienten im „Hauruck-Verfahren" entlassen werden. Auf dieses Prozedere hat die Pflegefachkraft generell wenig Einfluss (◘ Abb. 3.2). Eine konkrete Terminabsprache hat dann zwar stattgefunden, wurde aber nicht eingehalten.

Zum anderem ist die Einhaltung der Terminierung auch von der Pünktlichkeit des Transports abhängig. So kommt es in der Praxis vor, dass Patienten erst am späten Abend oder gar nachts in der nachversorgenden Einrichtung ankommen, obwohl der Transport für den Vormittag bestellt war.

Derartige Probleme führen dazu, dass Patient, Angehörige und nachbetreuende Einrichtung trotz optimaler Entlassungsplanung über die Terminierung verärgert sind. Gerade im Pflegeheim legt man normalerweise großen Wert auf die Möglichkeit, den

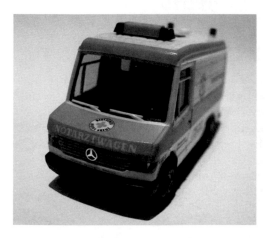

◘ **Abb. 3.2** Krankentransport. (© Florian Gleisenberg/PIXELIO)

neuen Bewohner adäquat zu begrüßen, um ihm die Eingewöhnung zu erleichtern.

> **Praxistipp**
>
> Gewöhnlich treten diese Transportprobleme seltener auf, wenn statt eines Krankentransports ein Behindertentaxi beauftragt wird.

Dennoch sind viele Pflegefachkräfte im stationären Klinikbereich von den Rahmenbedingungen der Entlassung enttäuscht und bedauern die Schwierigkeiten bei der Umsetzung. Aus Sicht der Experten ist es jedoch nicht möglich, gesundheitspolitische Probleme durch die Implementierung eines Expertenstandards zu „reparieren". Auslöser für die Schwierigkeiten bei der Umsetzung sind oftmals Finanzierungsfragen.

3.6 Standardkriterium 5

S5 Die Pflegefachkraft verfügt über die Kompetenz zu beurteilen, ob die Entlassungsplanung dem individuellen Bedarf und den Fähigkeiten des Patienten und dessen Angehörigen entspricht. **P5** Die Pflegefachkraft führt mit Patient und Angehörigen in regelmäßigen Abständen aber spätestens 24 h vor dem geplanten Entlassungstermin eine Überprüfung durch, ob die Entlassungsplanung bedarfsgerecht ist. Bei Bedarf werden Modifikationen eingeleitet. **E5a** Die Entlassung des Patienten ist bedarfsgerecht vorbereitet. **E5b** Bereitschaft und Fähigkeit des Patienten zur Entlassung sind erhoben.

3.6.1 Implementierung

Die Expertenarbeitsgruppe betont die Notwendigkeit der fachlichen Kompetenz der Pflegefachkraft, um eine geeignete Bewertung der Entlassungsplanung vorzunehmen, da diese in der Praxis häufig vernachlässigt wird.

❯ Die Bewertung der Entlassungsplanung sollte unbedingt mit dem Patienten und nach Möglichkeit mit seinen Angehörigen gemeinsam erfolgen. Entscheidend ist außerdem, dass diese Überprüfung rechtzeitig vor der Entlassung stattfindet, um notwendige Veränderungen in die Wege leiten zu können.

Die Arbeitsgruppe spricht sich für einen Zeitpunkt aus, der maximal 24 h vor der geplanten Aufnahme liegt. Dieser Zeitrahmen wurde gewählt, damit auch auf kurzfristige Ereignisse reagiert werden kann, etwa eine plötzliche Verschlechterung des Gesundheitszustandes des Patienten, auf den Ausfall eines pflegenden Angehörigen oder auf Verzögerungen bei der Beschaffung wichtiger Hilfsmittel.

3.6.2 Evaluation

Die Zusammenführung der Patientenperspektive und der professionellen Sichtweise aller beteiligten Berufsgruppen führt zu einer bedarfsgerechten Entlassung. Dabei ist zu bedenken, dass diese beiden Sichtweisen sich sehr stark voneinander unterscheiden können und deshalb unter Berücksichtigung der Selbstmanagementkompetenz des Patienten in einem Aushandlungsprozess angenähert werden müssen.

Die Sichtweise der Laienpflege von Patienten und Angehörigen besteht größtenteils aus Erfahrungswissen, dass vor allem bei chronisch Kranken im Lauf der Jahre angesammelt wurde. Aus diesem Grund sind der Patient und seine Angehörigen als medizinische Laien dennoch in der Lage, die Qualität des Entlassungsmanagements aus ihrer Perspektive zu bewerten.

❯ Das Ergebnis der Evaluation der geplanten Entlassung in Kooperation mit den beteiligten Personen sollte dokumentiert werden. Je nach Verfahrensregelung der Einrichtung kann ein Formular verwendet werden oder eine Gesprächsnotiz im Pflegebericht bzw. im Beratungsformular erfolgen.

3.7 Standardkriterium 6

S6a Die Pflegefachkraft ist befähigt und autorisiert, eine Evaluation des Entlassungsprozesses durchzuführen. **S6b** Die Einrichtung stellt Ressourcen zur Erhebung von Daten zum internen Entlassungsmanagement zur Verfügung. **P6** Die Pflegefachkraft nimmt innerhalb von 48–72 h nach der Entlassung Kontakt mit Patient und Angehörigen oder der weiterversorgenden Einrichtung auf und vergewissert sich, ob die Entlassungsplanung angemessen war und umgesetzt werden konnte. **E6a** Patient und Angehörigen haben die geplanten Versorgungsleistungen und eine bedarfsgerechte Unterstützung zur Bewältigung der Entlassungssituation erhalten. **E6b** In der Klinik liegen Zahlen und Auswertungsergebnisse zum Entlassungsmanagement vor.

3.7.1 Implementierung

Eine endgültige Überprüfung der Entlassungsplanung ist erst nach der Entlassung tatsächlich möglich, sodass dieses Standardkriterium sich noch einmal mit der Evaluation beschäftigt. Allerdings wird an dieser Stelle gefordert, dass nach der Entlassung noch einmal eine Kontaktaufnahme mit dem Patienten, seinen Angehörigen oder der weiter betreuenden Einrichtung stattfindet.

Im Expertenstandard ist hierfür ein Telefonat vorgesehen, das innerhalb von 48–72 h nach der Entlassung stattfinden muss. Im praktischen Alltag hat sich dieses Vorgehen noch kaum durchgesetzt.

Denkbar wäre auch ein Besuch vor Ort, was im praktischen Alltag jedoch noch schwieriger durchzuführen ist, bzw. eine schriftliche Rückmeldung. Die jeweilige Maßnahme muss in der Verfahrensregelung beinhaltet sein. Fest steht jedoch die rechtliche Verpflichtung der stationären Einrichtung, einen nahtlosen Übergang von der Klinikbehandlung in die poststationäre Versorgung zu bewerkstelligen.

> **Praxistipp**
>
> Für die Evaluation der Entlassungsplanung wird an dieser Stelle der Telefonkontakt empfohlen.

3.7.2 Telefoninterview

Erleichtert wird die Kontaktaufnahme, wenn der Patient schon vor der Entlassung darüber informiert wird und ein Telefontermin vereinbart wird. Außerdem sollte das Telefongespräch strukturiert werden, um wichtige Informationen zu gewinnen.

Ein Beispiel für einen Leitfaden für das Telefoninterview befindet sich im Anhang (Anhang 8). Eine statistische Auswertung der Befragungen ein- bis zweimal pro Jahr zeigt wiederkehrende Probleme und Schwachstellen im Entlassungsmanagement auf und trägt dazu bei, diese soweit als möglich zu verhindern.

> **Praxistipp**
>
> Abhängig von der Organisationsform der Entlassung ist die zentrale Stelle des Entlassungsmanagements oder bei einer dezentralen Organisation die Leitungsebene

für die Auswertung verantwortlich. Beauftragt werden kann auch eine Stelle im Controlling, in der Verwaltung oder im IT-Bereich.

Sofern Defizite in der Versorgung festgestellt werden, ist es wichtig, die weiterversorgende Institution, etwa den ambulanten Pflegedienst oder den Hausarzt, zu verständigen oder im Notfall zu intervenieren, beispielsweise den Rettungsdienst zu informieren. Außerdem sollten die Ursachen für die Defizite nach Möglichkeit erforscht werden.

3.8 Dokumentation

Die Umsetzung des Expertenstandards Entlassungsmanagement in der Pflege wird vereinfacht, wenn die entsprechenden Formulare und Dokumente vorhanden sind. An dieser Stelle wird bewusst der Begriff Dokumentation verwendet, nicht wie in den anderen Kapiteln der Begriff Pflegedokumentation, da die Eintragungen von allen beteiligten Berufsgruppen vorgenommen werden. Sinnvoller ist deshalb die Erstellung eines Entlassungsordners oder einer entsprechenden Datei im PC.

> ❯ Alle Berufsgruppen, die an der Entlassungsplanung beteiligt sind, müssen Zugriff auf diesen Ordner haben.

Beispielhaft werden an dieser Stelle einige Formulare benannt, die für das Entlassungsmanagement erforderlich sind und somit auch bei der Erarbeitung einer Verfahrensregelung hilfreich sind. Zum Teil finden sich die Inhalte auch im Anhang dieses Buches.

Formulare:
– Verfahrensregelung
– Pflegeanamnese und Informationssammlung

3

- Grobe Ersteinschätzung
- Differenziertes Risikoassessment
- Entlassungsplanung
- Schulungs- und Informationsmaterial für Betroffene und Angehörige
- Adresslisten von regionalen Anbietern sortiert nach Fachbereich
- Telefoninterview
- Statistik der Telefoninterviews

3.9 Auswirkungen des Expertenstandards

Die Veränderungen, die durch den Expertenstandard Entlassungsmanagement in der Pflege möglich wären, sind noch nicht durchgängig zu beobachten. In der Praxis stellt man immer noch fest, dass Patienten bei Bettendruck überstürzt und unvorbereitet in die weitere Versorgung entlassen werden. Die bisherige Implementierung zeigte aber, dass der Expertenstandard Entlassungsmanagement praxistauglich ist.

Der Expertenstandard ist außerdem nicht dazu geeignet, existierende gesundheitspolitische Probleme zu lösen, sondern dient lediglich einer Optimierung der Abläufe in der jeweiligen stationären Einrichtung.

Insgesamt wird die Umsetzung des Expertenstandards im Klinikbereich immer noch wenig kontrolliert. Eine zügigere und praktischere Implementierung in den Alltag kann möglicherweise nur durch regelmäßige Überprüfung mit entsprechenden Konsequenzen erreicht werden.

Literatur

Deutsches Netzwerk für Qualitätsentwicklung in der Pflege (Hrsg) (2019) Expertenstandard Entlassungsmanagement in der Pflege, 2. Aktualisierung (2019) Schriftenreihe des Deutschen Netzwerks für Qualitätsentwicklung in der Pflege (DNQP), Osnabrück

Deutsches Netzwerk für Qualitätsentwicklung in der Pflege (Hrsg) 1. Aktualisierung (2009) Expertenstandard Entlassungsmanagement in der Pflege, Schriftenreihe des Deutschen Netzwerks für Qualitätsentwicklung in der Pflege (DNQP), Osnabrück

▶ www.dnqp.de, ▶ https://www.dnqp.de/expertenstandards-und-auditinstrumente/#c3394756. Zugegriffen: 17. Sept. 2023

Expertenstandard Schmerzmanagement in der Pflege

Inhaltsverzeichnis

Ergänzende Information Die elektronische Version dieses Kapitels enthält Zusatzmaterial, auf das über folgenden Link zugegriffen werden kann ► https://doi.org/10.1007/978-3-662-68474-0_4.

© Der/die Autor(en), exklusiv lizenziert an Springer-Verlag GmbH, DE, ein Teil von Springer Nature 2024
S. Schmidt, *Expertenstandards in der Pflege – eine Gebrauchsanleitung*,
https://doi.org/10.1007/978-3-662-68474-0_4

4

In diesem Kapitel werden die Inhalte der Standardkriterien des im Jahre 2020 aktualisierten Expertenstandards Schmerzmanagement in der Pflege des Deutschen Netzwerks für Qualitätsentwicklung in der Pflege DNQP mit entsprechender Erläuterung dargestellt. In dieser Aktualisierung konnten die Expertenstandards zum akuten und zum chronischen Schmerz zusammengefasst werden. Außerdem erfolgen Hinweise für die Implementierung in den Pflegeprozess und die Implementierung in den einrichtungsinternen Pflegestandard. Dabei werden verschiedene Informationen berücksichtigt, etwa das WHO-Stufenschema, aber auch Aussagen über die Wirkungen und Nebenwirkungen von Analgetika sowie weitere Maßnahmen zur Schmerzreduzierung. Die erforderlichen Formulare, z. B. Schmerzskalen oder Verlaufsformulare, werden im Abschnitt Pflegedokumentation aufgeführt. Organisatorische Besonderheiten in Zusammenhang mit dem Schmerzmanagement sind beispielsweise die Implementierung von Schmerzteams, der Umgang mit Betäubungsmitteln, die Vorgaben zur Medikamentenverabreichung und die dazugehörige Dokumentation.

in einem Praxisprojekt in Einrichtungen verschiedener Pflegesektoren geprüft Aus diesem Grund wird nun in einem Standard der akute und der chronische Schmerz zusammen bearbeitet, sodass nun auch beide Definitionen zu berücksichtigen sind.

> In diesem Kapitel sollen alle Informationen zum Schmerzmanagement aus den Expertenstandards berücksichtigt werden, auch wenn durch die Berücksichtigung neuer Leitlinien auch zukünftig neue wissenschaftliche Erkenntnisse beachtet werden müssen.

Physiologisch betrachtet ist Schmerz immer ein wichtiges Warnsignal des Körpers, chronischer Schmerz muss jedoch differenziert betrachtet und entsprechende Maßnahmen in der Pflege ergriffen werden.

Die International Association for the Study of Pain IASP hat bereits 1986 Schmerz definiert als ein unangenehmes Sinnes- und Gefühlserlebnis, das mit aktueller oder potenzieller Gewebeschädigung verknüpft ist, oder mit Begriffen einer solchen Schädigung beschrieben wird.

4.1 Grundlagen des Schmerzmanagements

Bei der Aktualisierung des Expertenstandards 2020 wurden die beiden Expertenstandards „Schmerzmanagement in der Pflege bei akuten Schmerzen" (1. Aktualisierung 2011) und „Schmerzmanagement in der Pflege bei chronischen Schmerzen" (Entwicklung, Konsentierung & Implementierung 2015) vereinigt, wobei der Wunsch der gemeinsamen Betrachtung auch in der Fachöffentlichkeit geäußert wurde. Wie bei allen Aktualisierungen von Expertenstandards wurde die praktische Umsetzbarkeit der zusammengeführten Expertenstandards

4.1.1 Definition des akuten Schmerzes

Akuter Schmerz ist ein plötzlich auftretender und über einen begrenzten Zeitraum andauernder Schmerz, der durch eine tatsächliche oder drohende Gewebeschädigung verursacht wird. Er nimmt eine lebenserhaltende Warn- und Schutzfunktion ein, die sich auch durch physiologische Begleiterscheinungen zeigt. Dazu gehören u. a. der Anstieg des Blutdrucks, des Pulses und der Atemfrequenz.

Eine Akutschmerzsituation ist grundsätzlich immer eine instabile Schmerzsituation.

4.1.2 Definition des chronischen Schmerzes

> Von chronischem Schmerz spricht man, wenn dieser dauerhaft oder wiederkehrend für mindestens drei Monate vorhanden ist und die akute Warnfunktion der physiologischen Schmerzwahrnehmung fehlt.

Wichtig ist, dass dies nicht im Sinne eines exakten Zeitpunktes verstanden wird, sondern der Übergang von akutem zu chronischem Schmerz als fließend und am individuellen Schmerz- und Krankheitserleben ausgerichtet erkannt wird. Eine kontinuierliche Betrachtung der Kriterien Intensität der Pathologie und Dauer sowie das wechselseitige und dynamische Zusammenspiel physiologischer und psychologischer Faktoren werden als wichtige Besonderheit der Chronifizierung identifiziert.

Daraus ergibt sich das Ziel, die Chronifizierung akuter Schmerzen nach Möglichkeit zu verhindern, wobei in diesem Expertenstandard auch „zu erwartende Schmerzen" bedacht werden.

Die Zielgruppe des Expertenstandards wurde angepasst: Er gilt für Menschen mit akutem, also plötzlich auftretendem und zeitlich begrenztem Schmerz, der in einem direkten Zusammenhang mit einer Gewebe- oder Organschädigung steht, für Menschen mit chronischen Schmerzen und für Maßnahmen und Prozeduren, bei denen Schmerzen entstehen können, also zu erwarten sind, beispielsweise Operationen oder Verletzungen.

❯ Zu berücksichtigen ist insbesondere, dass akuter und chronischer Schmerz auch parallel auftreten können.

4.1.3 Schmerzarten

Im Expertenstandard werden unterschiedliche Arten von Schmerzen betrachtet:

- Akuter Schmerz
- Prozeduraler Schmerz, also Schmerz, der durch eine medizinisch-pflegerische Maßnahme verursacht wird, beispielsweise ein operativer Eingriff, Zahnextraktion, Punktion, Positionswechsel etc.
- Chronischer Schmerz
  - Primärer chronischer Schmerz
  - Sekundärer chronischer Schmerz: chronischer tumorbedingter Schmerz, chronischer neuropathischer Schmerz, chronischer sekundärer Kopfschmerz oder Gesichtsschmerz, chronischer sekundärer viszeraler Schmerz, chronischer sekundärer muskuloskelettaler Schmerz

❯ Im Gegensatz zum chronisch sekundären Schmerz kann dem chronisch primären Schmerz keine andere zugrunde liegende Schmerzstörung zugeordnet werden. Er führt jedoch zu Beeinträchtigungen von Lebensqualität und Funktionalität (❯ Abschn. 4.1.5).

Um alle Schmerzzustände gleichermaßen zu berücksichtigen, benötigen Einrichtungen einen klaren Ablauf, zum Beispiel in Form einer Verfahrensanweisung. Der Expertenstandard beinhaltet deshalb im Anhang ein sehr übersichtliches Ablaufschema, das auch auf der Homepage des DNQP abrufbar ist und die Implementierung in den einrichtungsinternen Standard bzw. in die alltägliche Praxis erleichtert.

Das Leitziel ist ein individuell angepasstes Schmerzmanagement, um eine akzeptable Schmerzsituation und dadurch den Erhalt bzw. die Verbesserung der Lebensqualität und Funktionsfähigkeit zu erreichen und einer Chronifizierung bestmöglich vorzubeugen.

Schätzungsweise 12 bis 15 Mio. Bundesbürger leiden unter chronischen Schmerzen, wobei die Versorgung und die Information der Patienten mangelhaft sind. Viele glauben, dass ihnen nicht geholfen werden kann.

Gerade weil Schmerzen die Lebensqualität des Betroffenen deutlich beeinträchtigen und im Gesundheitswesen durch schmerzbedingte Komplikationen, durch eine Verlängerung der Verweildauer im Krankenhaus sowie durch eine Chronifizierung von Schmerzen beträchtliche Kosten entstehen, ist ein frühzeitiges Schmerzmanagement von Vorteil, wobei das individuelle Leiden nicht gemessen oder in Zahlen ausgedrückt werden kann.

Dabei muss zunächst festgestellt werden, wann ein Patient überhaupt an Schmerzen leidet.

» Schmerz ist das, was der Betroffene über die Schmerzen mitteilt. Sie sind vorhanden, wenn der Patient mit Schmerzen sagt, dass er Schmerzen hat. (Margo McCaffery 1968)

Jegliches Auftreten von Schmerzäußerungen sollte ernst genommen werden, wobei dadurch noch keine Aussage zur Schmerzintensität und Schmerzqualität getroffen wird. Außerdem sind nicht alle Patienten oder Bewohner in der Lage, Schmerzen adäquat zum Ausdruck zu bringen. Besondere Aufmerksamkeit benötigen einige Patientengruppen.

Einschränkungen bei der Schmerzäußerung:
- Bewusstseinsstörung, Bewusstlosigkeit, Koma
- Beatmung

- Demenz
- Delir oder andere Bewusstseinsveränderungen
- Neugeborene, Säuglinge, Kleinkinder
- Geistige Retardierung
- Kommunikationsstörungen

Deshalb ist ein differenziertes Assessment erforderlich, das sich je nach Dauer und Ursache der Schmerzen unterscheidet.

In der Aktualisierung des Expertenstandards wird die Orientierung an der Zielgruppe auch dadurch erkennbar, dass spezifische Instrumente für Kinder, Neugeborene, Frühgeborene, Kinder mit Behinderung, bewusstseinsbeeinträchtigte Menschen und Wachkoma sowie Menschen mit dementiellen Erkrankungen benannt werden.

4.1.4 Pathophysiologie von Schmerzen

Zum besseren Verständnis der Maßnahmen zur Schmerzbekämpfung werden an dieser Stelle die Entstehungsmechanismen von Schmerzen kurz zusammengefasst.

Schmerz hat eine lebenserhaltende Alarm- und Schutzfunktion. Er entsteht entweder durch die Reizung von Schmerzrezeptoren, sogenannten Nozizeptoren an der Hautoberfläche, die auf Reize wie Druck, Zug, Kälte oder Hitze oder bei einer Schädigung des Gewebes durch körpereigene schmerzauslösende Substanzen reagieren, z. B. Serotonin oder Histamin. Gleichzeitig werden Kinine oder Prostaglandine ausgeschüttet, die zur Sensibilisierung der Nozizeptoren führen.

Dadurch wird ein elektrischer Impuls an das Zentrale Nervensystem über das Hinterhorn des Rückenmarks weitergeleitet. Der Schmerzimpuls wird in der Hirnrinde bewusst erfasst. Schmerzhemmsysteme haben die Aufgabe, die Handlungsfähigkeit in lebensbedrohlichen Situationen zu erhalten.

Schmerzhemmsysteme:

- Endorphinausschüttung
- Rückkopplung der aufsteigenden exzitatorischen Bahnen mit absteigenden hemmenden Bahnen
- „Gate-control-Theorie": Diese Theorie besagt, dass einfache Reize, wie Druck, Massage, Kälte oder Wärme, ähnlich einer Schranke, die Wahrnehmung von zu intensiven Schmerzreizen aus der Peripherie abschwächen können. Die Theorie ist allerdings umstritten.

Unter Kenntnis dieser pathophysiologischen Abläufe, kann der Schmerz durch Medikamente oder andere Maßnahmen vermindert oder bekämpft werden. Dabei kommen zentral und peripher wirksame Methoden in Betracht, die in den folgenden Abschnitten aufgegriffen werden.

4.1.5 Das bio-psycho-soziale Modell

Die Expertenarbeitsgruppe weist darauf hin, dass das bio-psycho-soziale Modell des Schmerzes in der aktualisierten Version des Standards unverändert eine wichtige Bedeutung hat. Die Effizienz aller Maßnahmen und Beobachtungen im Zusammenhang mit Krankheit, Schmerz und Chronifizierung beruht auf der multidimensionalen Betrachtungsweise des Schmerzes, die über eine rein medizinisch-biologische Sichtweise hinaus geht und alle biologischen, aber auch psychosoziale Faktoren des Krankheitsverlaufs betrachtet.

Schon in den 1950er-Jahren wurden psychosoziale Belastungen als Risikofaktoren der Krankheitsentstehung erkannt, später beschäftigte sich auch die Stressforschung mit diesen Faktoren. Der Psychiater George L. Engel entwickelte dann 1977 das bio-psycho-soziale Modell BPS, das im Schmerzmanagement noch heute betrachtet

wird und in der folgenden Abbildung dargestellt wird (◨ Abb. 4.1).

4.1.6 Total Pain Konzept

Cicely Saunders, eine Vorreiterin der Palliativmedizin und Hospizbewegung, berücksichtigt im Total-Pain-Konzept zusätzlich noch die spirituelle Dimension. Wichtige Elemente und Aufgaben der Pflegefachkraft sind folglich auch die Trauer- und Verlustarbeit, das Ermutigen, Schmerz zu kommunizieren, aber auch der Erhalt der Mobilität und die Aktivierung zur Förderung und Entwicklung von Durchhaltestrategien.

❯ Eigenverantwortung ist ein wichtiger Bewältigungsfaktor, je größer die Überzeugung, etwas tun zu können, desto besser gelingt die Bewältigung.

4.2 Standardkriterium 1

S1a Die Pflegefachkraft verfügt über die Kompetenz zur systematischen Schmerzeinschätzung, einschließlich der Differenzierung zwischen akutem und chronischem Schmerz.**S1b** Die Einrichtung stellt sicher, dass aktuelle, zielgruppenspezifische Einschätzungsinstrumente und Dokumentationsmaterialien zur Verfügung stehen und sorgt für die Verfügbarkeit von pflegerischen Schmerzexpertinnen/Schmerzexperten. **P1a** Die Pflegefachkraft erhebt zu Beginn des pflegerischen Auftrags mittels eines Screenings, ob Schmerzen oder schmerzbedingte Einschränkungen vorliegen oder Schmerzen zu erwarten sind. Die Einschätzung wird in versorgungsspezifisch individuell festzulegenden Zeitabständen wiederholt. **P1b** Die Pflegefachkraft führt bei festgestellten Schmerzen, zu erwartenden Schmerzen oder schmerzbedingten Problemen ein

4

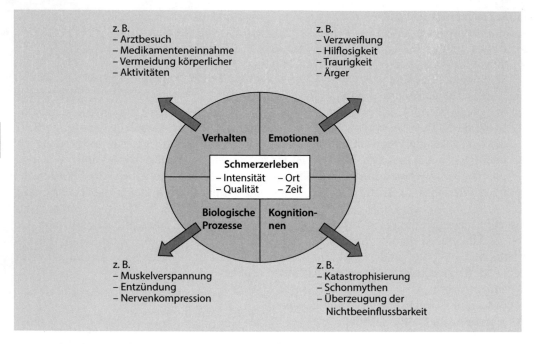

z. B.
– Arztbesuch
– Medikamenteneinnahme
– Vermeidung körperlicher
– Aktivitäten

z. B.
– Verzweiflung
– Hilflosigkeit
– Traurigkeit
– Ärger

Verhalten   **Emotionen**

Schmerzerleben
– Intensität   – Ort
– Qualität   – Zeit

Biologische Prozesse   **Kognitionnen**

z. B.
– Muskelverspannung
– Entzündung
– Nervenkompression

z. B.
– Katastrophisierung
– Schonmythen
– Überzeugung der
  Nichtbeeinflussbarkeit

◼ **Abb. 4.1**   Das bio-psycho-soziale Modell des Schmerzes (Herwig-Kröner 2010)

Assessment mittels geeigneter Instrumente durch, bei dem auch zu klären ist, ob es sich um akute und/oder chronische Schmerzen handelt. **P1c** Die Pflegefachkraft zieht in komplexen Versorgungssituationen eine pflegerische Schmerzexpertin/einen pflegerischen Schmerzexperten zum Assessment hinzu. **E1** Für alle Menschen mit zu erwartenden oder bestehenden akuten und/oder chronischen Schmerzen sowie schmerzbedingten Problemen liegen eine aktuelle, systematische und zielgruppenspezifische Einschätzung der Schmerzsituation und Verlaufskontrolle vor.

4.2.1 Implementierung

Grundvoraussetzung für ein effektives Schmerzmanagement ist die professionelle Einschätzung von Schmerzen oder zu erwartenden Schmerzen durch die Pflegefachkraft. Dabei müssen folgende Prinzipien berücksichtigt werden.

Prinzipien der Schmerzeinschätzung:
- Selbsteinschätzung hat Vorrang vor Fremdeinschätzung
- Kompetenz zur Auswahl und Anwendung des geeigneten Instruments
- Bei einem Patienten wird immer dasselbe Instrument verwendet

Aufgabe der Einrichtung ist in diesem Zusammenhang die Bereitstellung geeigneter Einschätzungsinstrumente, auch für vulnerable Patientengruppen, etwa Kinder oder Menschen mit kognitiven Defiziten.

Praxistipp

Ist eine Selbsteinschätzung nicht möglich, kann unter Umständen eine Fremdeinschätzung erfolgen, dazu gehört die Befragung von Bezugspersonen oder die Verhaltensbeobachtung durch die Pflegefachkraft.

4.2.2 Screening und Schmerzassessment

Für die initiale Einschätzung einer Schmerzsituation ist ausschlaggebend, ob ein unmittelbarer Handlungsbedarf vorliegt. Dies ist in allen Akutsituationen der Fall. Wenn kein sofortiger Handlungsbedarf vorliegt, beispielsweise auch bei zu erwartenden Schmerzen bei elektiven Eingriffen kann die Kurzform des Brief Pain Inventory BPI-SF (Anhang 10) verwendet werden.

Zunächst besteht die Möglichkeit einer initialen orientierenden Schmerzerhebung im Aufnahmegespräch. Die Expertenarbeitsgruppe empfiehlt hierfür beispielsweise die, von den amerikanischen Pflegewissenschaftlern Margo McCaffery und Chris Pasero (◙ Abb. 4.2) formulierten Fragen zur Schmerzanamnese oder eine einrichtungsinterne Checkliste. Die Fragen können in diesem Fall an die Besonderheiten der in der Pflegeeinrichtung betreuten Patienten oder Bewohner angepasst werden. Im Risikoassessment „Expertenstandards" werden die Fragen ebenfalls dargestellt (Anhang 1).

Praxistipp

Die Befragung des Betroffenen erfordert eine neutrale Einstellung zum Thema Schmerzen. Untersuchungen zeigten, dass medizinisches Personal oftmals eine negative Grundeinstellung bezüglich des Wahrheitsgehalts von Schmerzäußerungen durch Patienten hat.

Eine offene, annehmende Haltung gegenüber dem Betroffenen fokussiert McCaffery auf folgende Aussagen:
- „Ich pflege Sie."
- „Ich glaube Ihnen Ihre Schmerzen."

- „Ich respektiere Ihre Art, wie Sie auf Schmerzen reagieren."
- „Ich möchte ergründen, was Ihre Schmerzen lindert."
- „Ich möchte Ihnen weiter beistehen, auch wenn ich Ihnen bei der Schmerzkontrolle nicht behilflich sein kann."
- „Wenn Sie mit mir nicht zurechtkommen, werde ich jemanden anderen für Sie finden."

Sofern die Erstbefragung keine Schmerzen ergibt, muss in regelmäßigen Abständen eine Wiederholung stattfinden, um neu auftretende Beschwerden nicht zu übersehen (Anhang 1).

Der Schmerz selbst ist außerdem ein Risikofaktor für andere Probleme, beispielsweise für das Auftreten eines Delirs oder von Verwirrtheitszuständen. Zu bedenken ist, dass Betroffene oftmals nicht von selbst über Schmerzen sprechen, sodass Schmerz oder Risikofaktoren für die Schmerzentstehung gezielt erfragt werden müssen.

Wenn Anzeichen für das Vorliegen von Schmerzen vorhanden sind, muss eine differenzierte Schmerzeinschätzung, auch mithilfe einer geeigneten Skala vorgenommen werden (▶ Abschn. 4.2.3).

❯ Selbstverständlich ist auch die zeitnahe Dokumentation der Ergebnisse Bestandteil dieses Standardkriteriums. Aufgabe der Pflegeeinrichtung ist es wiederum, geeignete Materialien und Formulare bereitzuhalten und diese im Rahmen des Qualitätsmanagements regelmäßig zu aktualisieren (▶ Abschn. 4.7).

Einige Hersteller von Dokumentationssystemen bieten Formulare an, die sowohl für akute als auch für chronische Schmerzen verwendet werden können. Oft fehlt im Formular aber die Option sowohl „akut"

4

Fragen zur Schmerzsituation im Rahmen der pflegerischen Routineaufnahme:

Haben Sie zurzeit irgendwelche schmerzbedingten Probleme?

Ja ☐   Nein☐

Haben sich jetzt Schmerzen?

Ja ☐   Nein☐

Wenn eine der Antworten mit Ja beantwortet wurde:

Lokalisation der Schmerzen   _____ (evtl. Skizze)

Schmerzintensität (NRS 0–10) jetzt: _____

im Durchschnitt (meistens):   _____

Nehmen Sie Schmerzmedikamente ein und wenn ja, welche?

_____

Sind ihre Schmerzen ausreichend gelindert?

Ja ☐   Nein☐

Hinweis:

Wenn ein Schmerzproblem festgestellt wird, das nicht zufriedenstellend gelöst ist, kann eine umfassendere Schmerzeinschätzung angezeigt sein.

Sofern schmerzbedingte Probleme bejaht werden, können folgende Fragen ergänzt werden:

Fürchten Sie sich vor Schmerzen?

Ja ☐   Nein☐

Leiden Sie unter Nebenwirkungen der Schmerzmedikation?

Ja ☐   Nein☐

Falls Ja, welche?   _____

Kennen Sie sich im Umgang mit Medikamenten gut aus?

Ja ☐   Nein☐

Falls Nein, welche Informationen fehlen?   _____

_____

◼ **Abb. 4.2**   Fragen zur Schmerzeinschätzung nach McCaffery M. und Pasero C. (1999)

als auch „chronisch" auszuwählen. Bei einigen Softwareanbietern muss dann ein zweites separates Formular angelegt werden, was weder benutzerfreundlich noch sinnvoll ist. In derartigen Fällen empfiehlt sich, dies dem Anbieter rückzumelden.

Langzeitpflege

Auch in der Risikomatrix der Strukturierten Informationssammlung SIS® gibt es lediglich die Auswahl Schmerz, sodass bei vorliegenden Schmerzen eigentlich immer eine weitere Einschätzung erforderlich wäre. Eingeschränkt wird dies, wenn in den Themenfeldern der Informationssammlung nachvollziehbar dokumentiert wurde, dass es sich um eine stabile Schmerzsituation handelt.

Ein weiterer Aspekt des Standardkriteriums ist neben der Schmerzerhebung die Erfassung von schmerzbedingten Problemen. Dabei handelt es sich um Veränderungen, die durch den Schmerz verursacht werden oder gemeinsam mit Schmerzen auftreten.

Schmerzbedingte Probleme:
- Furcht vor Schmerzen
- Wissensdefizite im Umgang mit Analgetika
- Nebenwirkungen von Analgetika, z. B. erhöhter Sympathikotonus mit:
  - Anstieg der Pulsfrequenz
  - Blutdruckanstieg
  - Erhöhter Gefäßwiderstand
  - Dadurch verzögerte Wundheilung
  - Auftreten von Thrombosen und Embolien

Fragen nach schmerzbedingten Problemen können bei der Ersterhebung ergänzt werden, um auch für diesen Bereich eine vollständige Dokumentation vorweisen zu können (◨ Abb. 4.2).

4.2.3 Schmerzskalen

Zur Messung der Schmerzintensität stehen verschiedene Schmerzskalen zur Verfügung. Aufgabe der Pflegefachkraft ist es, das geeignete Instrument auszuwählen.

4.2.3.1 VAS

Die einfachste Schmerzskala ist die Visuelle Analogskala VAS. Dieses Instrument ist für den Patienten leicht verständlich, schwieriger ist es jedoch für die Pflegefachkraft, einen Wert auf der Skala zu definieren, um diesen für den Verlauf zu dokumentieren.

4.2.3.2 NRS

Einfacher ist die Bestimmung eines numerischen Schmerzwertes mit der Numerischen Rating Skala NRS. Hier ist jeder Schmerzintensität ein genauer Zahlenwert zugeordnet. Einige Hersteller bieten eine Kombination aus den beiden Schmerzskalen an. Auf der Vorderseite befindet sich die VAS, auf der der Patient die Schmerzintensität anzeigen kann, auf der Rückseite kann dann der Wert auf der NRS abgelesen werden. Die Expertenarbeitsgruppe orientiert sich bei der Einleitung von Maßnahmen in Standardkriterium 2 ebenfalls an der NRS.

❯ Bei der Schmerzerhebung ist zu beachten, dass der Zahlenwert 1 dem Nullpunkt der Skala entspricht und deshalb die Aussage „Keine Schmerzen" beinhaltet.

4.2.3.3 VRS

Die Verbale Rating Skala VRS verwendet begriffliche Darstellungen zur Beschreibung der Schmerzstärke.

Begriffe der VRS:
- Keine Schmerzen
- Leichte Schmerzen
- Mäßige Schmerzen
- Starke Schmerzen

- Sehr starke Schmerzen
- Unerträgliche Schmerzen

4.2.3.4 Gesichterskalen

Menschen mit kognitiven Problemen sind möglicherweise mit der Verwendung der VAS, der NRS und der VRS überfordert. Auch für Kinder ist deshalb die Schmerzskala nach Wong Baker (◘ Abb. 4.3) gut geeignet. Es stehen auch andere Skalen mit Gesichtern zur Verfügung, etwa die Faces Pain Scale Revised FPS-R.

4.2.3.5 Weitere Instrumente

Zur Schmerzmessung bei Demenz stehen außerdem verschiedene andere Instrumente zur Verfügung. Diese Assessmentinstrumente basieren auf Verhaltensbeobachtungen des Betroffenen und berücksichtigen Faktoren, wie Schmerzäußerungen, Mimik, Körperhaltung, Abwehrreaktionen, verbale Äußerungen, Appetit, Schlaf, Atmung und Reaktion auf Trösten. Die Skalen stammen aus dem englisch- und französischsprachigen Raum.

Schmerzintensität bei Demenz:
- ECPA Échelle comportementale de la douleur pour personnes âgées non communicantes – Skala zur Verhaltensbeobachtung bei Schmerzen für ältere, nicht kommunizierende Menschen (Anhang 9)
- BISAD Beobachtungsinstrument für das Schmerzassessment bei alten Menschen mit Demenz, eine deutsche Variante der ECPA
- PAINAD-Scale Pain Assessment IN Advanced Dementia
- BESD-Skala Beurteilung von Schmerzen bei Demenz, deutsche Übersetzung der PAINAD-Scale
- ZOPA Zurich Observation Pain Assessment, ein Instrument mit 13 Kriterien, bei dem kein Punktwert errechnet wird und das für den Einsatz im Krankenhaus erarbeitet wurde (Anhang 11)

❯ Das ZOPA beinhaltet 13 Items. Sobald eines der Verhaltensmerkmale festgestellt wird, kann das Vorhandensein von Schmerzen angenommen werden. Der Einsatz des ZOPA ist abhängig vom Grad der kognitiven Beeinträchtigung bzw. der Bewusstseinsstörung.

Für Kinder wurden eigene Instrumente entwickelt, beispielsweise die KUSS-Skala.

 0
 1
 2
 3
 4
 5
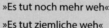

Erläutern Sie dem Kind, dass jedes Gesicht zu einer Person gehört, die froh ist keine Schmerzen zu haben oder die sehr traurig ist, weil sie mäßige bis starke Schmerzen hat. Benutzen Sie Begriffe für Schmerzen, die auch das Kind verwendet

Zeigen Sie auf das entsprechende Gesicht und sagen Sie:

»Ich bin sehr froh, weil ich keine Schmerzen habe«

»Es tut ein bisschen mehr weh«

»Es tut noch mehr weh«

»Es tut ziemliche weh«

»Es tut so weh, wie ich mir nur vorstellen kann«

Bitten Sie das Kind, das Gesicht auszuwählen, das seinem Empfinden am besten entspricht. Achten Sie genau auf die Art des Schmerzes und den Zeitpunkt des Schmerzes.

◘ Abb. 4.3   Schmerzskala nach Wong Baker

Alle Instrumente können im Anhang des aktualisierten Expertenstandards eingesehen werden. Der ursprüngliche Expertenstandard Akutschmerzmanagement beinhaltete im Anhang außerdem Anwendungshinweise für die Verwendung der Instrumente BESD, BISAD und ZOPA.

> Inzwischen werden auf der Homepage des DNQP keine Instrumente mehr zum Download angeboten, diese können jedoch mittlerweile über Fachgesellschaften und zum Teil auch über die Hersteller von Schmerzmedikamenten angefordert werden, oft auch in verschiedenen Sprachen.

Für spezifische vulnerable Gruppe von Menschen mit Schmerzen existieren eine Vielzahl von spezifischen Instrumenten zur Schmerzerfassung oder Interventionen beim Schmerzmanagement. Dazu gehören beispielsweise:

- Säuglinge, Kleinkinder, Kinder und Jugendliche
- Menschen mit geistiger Behinderung
- Menschen mit kognitiver Beeinträchtigung
- Ältere Menschen
- Menschen mit Substanzabhängigkeit
- Menschen mit chronischen Schmerzen nach einer Tumorerkrankung
- Überlebende von Missbrauch/Folter
- Menschen mit Schmerzen in der Intensivpflege

❯ Diese vulnerablen Gruppen benötigen eine spezielle pflegerische Expertise. Aus diesem Grund beinhaltet das Curriculum für die Weiterbildung „Spezielle Schmerzpflege" der Schmerzakademie der Deutschen Schmerzgesellschaft e. V. klare und umfassende Anforderungen

an die Kompetenzen die in der Weiterbildung zum Pflegerischen Schmerzmanagement.

Die Expertenarbeitsgruppe hatte bereits in der ursprünglichen Version des Expertenstandards eine Übersicht aufgeführt, die Verhaltensmerkmale von Menschen, die nicht kommunizieren können, beinhaltet. Das Vorhandensein dieser Verhaltensweisen, etwa bei Menschen mit kognitiven Defiziten, deutet auf Schmerzen hin und sollte deshalb als Schmerzindikator berücksichtigt werden. Eine Übersicht über diese Merkmale befindet sich im Anhang (Anhang 12).

In diesem Zusammenhang wird auf die Rolle der Angehörigen bei der Problematik hingewiesen. Gerade bei Kommunikationsproblemen zeigt sich, dass Angehörige zwar dazu neigen, Schmerzen eher überzubewerten, aber dennoch durch den täglichen Umgang mit dem Patienten genaue Kenntnisse über die Eigenarten des Betroffenen besitzen und deshalb Verhaltensänderungen gut erkennen können.

❯ Obwohl die Selbsteinschätzung der Fremdeinschätzung deutlich überlegen ist, kann bei kommunikationsunfähigen Menschen zusätzlich auf die Einschätzung der Bezugspersonen zurückgegriffen werden.

4.2.3.6 Weitere Faktoren des Assessments

Ergänzend zur Schmerzintensität müssen einige andere Faktoren erfragt und dokumentiert werden. Ein allgemeingültiger Kriterienkatalog hierfür existiert nicht, erforderlich ist jedoch für die Verlaufskontrolle das Erfragen folgender Fakten:

- Schmerzlokalisation
- Schmerzqualität, Dauer, zeitlicher Verlauf
- Verstärkende und lindernde Faktoren

4

> **Praxistipp**
>
> Ruhe und Belastung können zu Veränderungen der Schmerzintensität beitragen. Wenn mit zunehmender Belastung die Schmerzintensität steigt, führt dies möglicherweise zu einer Schonhaltung mit einem in der Folge erhöhten Risiko für Pneumonie, Dekubitus, Thrombose und Kontrakturen.

In diesem Fall entspricht die Schmerztherapie also auch der Prophylaxe von verschiedenen schmerzbedingten Problemen und Komplikationen.

4.2.3.7 Schmerzersteinschätzung

Um eine pflegerelevante Diagnose erstellen zu können und um daraus Maßnahmen für die Pflegeplanung abzuleiten, erfolgt eine erste Einschätzung der Schmerzsituation mithilfe verschiedener Methoden. Zur Auswahl des jeweils geeigneten Instruments durch die Pflegefachkraft kann die folgende Tabelle hilfreich sein (◘ Tab. 4.1).

Eine Einteilung der Schmerzintensität in leicht, mittelstark und stark ist im Alltag hilfreich, da sich auch das WHO-Stufenschema (► Abschn. 4.5.2) an dieser Einteilung orientiert.

4.2.4 Ablauf der Erfassung

Der entscheidende Prozess dieses Standardkriteriums ist die Einschätzung der Schmerzsituation. Dabei ist die Erhebung in der folgenden Reihenfolge sinnvoll (Schmerzanalyse).

> **Schmerzanalyse**
>
> 1. Erster Schritt: Sind Schmerzen vorhanden? z. B. initiale Einschätzung mit den Fragen zur Schmerzeinschätzung nach McCaffery und Pasero (Anhang 1). Wenn aktuell keine Schmerzen vorhanden sind, erfolgt eine Überprüfung in einem festgelegten Intervall.
> 2. Zweiter Schritt: Ist der Schmerz akut oder chronisch bzw. akut und chronisch?
> 3. Dritter Schritt: Ist die Schmerzsituation stabil oder instabil?
>
> **Bei akuten Schmerzen handelt es sich immer um eine instabile Schmerzsituation.**

Zur Bewertung der Stabilität der Schmerzsituation werden weitere Kriterien dargestellt.

4.2.5 Stabile Schmerzsituation

Unter einer stabilen Schmerzsituation versteht man eine bestehende medikamentöse oder nicht-medikamentöse Therapie auf Basis eines Behandlungsplans, der von dem Patienten/Bewohner akzeptiert wird und der aus professioneller Sicht angemessen ist. Der Betroffene ist zufrieden mit der Situation und kann am Alltagsleben teilhaben. Die bereits eingeleitete Schmerztherapie ist der Fachkraft bekannt und in der Pflegeprozessplanung berücksichtigt.

Kennzeichen der stabilen Schmerzsituation:

◘ Tab. 4.1 Schmerzersteinschätzung: Kriterien, Bedeutung, Erhebungsmethoden

Kriterium	Bedeutung	Methode
Schmerzlokalisation	Gibt Aufschluss über Schmerzentstehung, verbessert den Informationsaustausch zwischen Patienten und Therapeuten	Patient zeigt selbst auf schmerzende Körperregionen oder trägt Schmerz in eine Körperskizze ein
Schmerzintensität	Grundlage für Einleitung bzw. Anpassung pharmakologischer Schmerztherapie, gibt Aufschluss über Verlauf und Therapieerfolg	Patient schätzt Schmerzintensität (SI) anhand von standardisierten Schmerzskalen ein (NRS, VAS, VRS) – mögliche Parameter: SI in Ruhe und bei Bewegung SI jetzt SI stärkster Schmerz SI durchschnittlicher Schmerz SI geringster Schmerz
Schmerzqualität	Gibt Aufschluss über Schmerzentstehung, wichtige Grundlage für Auswahl der Schmerzmedikamente bzw. Co-Analgetika	Patient zuerst in eigenen Worten den Schmerz beschreiben lassen, hat er Schwierigkeiten bei der Beschreibung, können Wörter vorgegeben werden
Zeitliche Dimensionen (erstes Auftreten, zeitlicher Verlauf, Rhythmus)	Wichtige Merkmale von Schmerz, z. B. erstes Auftreten > 6 Monate ist ein Indikator für Chronifizierung, wichtig für Pflegeplan (Tagesablauf und Medikamenteneinnahme bzw. non-pharmakologische Interventionen planen)	„Wann sind diese Schmerzen das erste Mal aufgetreten?" „Sind die Schmerzen zu manchen Zeiten schlimmer oder besser im Verlauf des Tages oder der Nacht oder an bestimmten Tagen im Monat?"
Verstärkende und lindernde Faktoren	Wichtig für die Pflegeplanung, um Faktoren, die schmerzverstärkend sind, zu meiden und bewährte Maßnahmen fortzuführen sowie Lösungsstrategien zu entwickeln	Patient befragen, beobachten, ggf. Familie einbeziehen
Auswirkungen auf das Alltagsleben	Wichtig für Pflegeplanung und Evaluation der Schmerztherapie; gibt Aufschluss über Umgang mit Schmerzen	Patient befragen, beobachten, ggf. Familie einbeziehen (Brief Pain Inventory)

- Akzeptable Schmerzsituation ohne Überschreitung des individuellen Schmerzmaßes
- Akzeptable Funktionalität und Mobilität
- Bewältigungsstrategien für mögliche Krisen und Komplikationen sind bekannt
- Keine unerwünschten Nebenwirkungen der Therapie, keine Komplikationen der Erkrankung

⊗ Wenn eine stabile Schmerzsituation festgestellt wird, sollte nach Möglichkeit in Absprache mit dem Patienten das Wiederholungsintervall für die Evaluation festgelegt werden. Ist dies nicht möglich, orientiert sich der Zeitraum am individuellen Setting.

4.2.6 Differenziertes Schmerzassessment

Abhängig vom Leidensdruck bei vorhandenen Schmerzen oder drohender Instabilisierung muss eine differenzierte Beobachtung erfolgen. Im differenzierten Schmerzassessment werden weitere Faktoren berücksichtigt.

4

Differenziertes multidimensionales Schmerzassessment:

- Zeitliche Dimension, etwa Beginn, Dauer oder Episoden
- Stabilisierende und destabilisierende Faktoren
- Fragen zu Lebensqualität: Funktionsbeeinträchtigungen, Relevanz, Therapiezufriedenheit
- Erklärungsmodell des Betroffenen
- Ermittlung der Schmerzanamnese
- Begleitsymptome, etwa Parästhesien, Hyperalgesie, Schwitzen, Erbrechen, Schlafstörungen
- Individuell akzeptables Schmerzmaß
- Schmerzverursachende Erkrankungen
- Individuelle Bewältigungsstrategien, verstärkende und lindernde Faktoren

> Dabei ist zu beachten, dass die Selbstauskunft prinzipiell der Goldstandard ist, eine Fremdeinschätzung durch spezifische Instrumente ist nur bei Menschen durchzuführen, die nicht ausreichend kommunikationsfähig sind und erfolgt am besten durch Bezugsperson und Angehörige.

In einigen Fällen kann jedoch die Bezugsperson selbst als Schmerzauslöser infrage kommen. Eine Fremdeinschätzung erfolgt dann durch die Pflegefachkraft oder wird von ihr geprüft.

In diesem Kontext werden die Instrumente des Expertenstandards akute Schmerzen erwähnt, wobei dieser Expertenstandard noch weitere Instrumente beinhaltet, die für besondere Patientengruppen, beispielsweise Kinder und Jugendliche, entwickelt wurden.

Ziel des Assessments ist immer die höchstmögliche aktive Teilhabe und die minimalste Beeinträchtigung der Lebensqualität, sodass die Befragung des Patienten zu Funktionseinschränkungen und zur Akzeptanz der Situation eine zentrale Aufgabe darstellt.

Ausschlaggebend in diesem Zusammenhang ist aber auch die Reflexionsfähigkeit der Pflegefachkraft bezüglich der eigenen Kompetenz, die Kooperation mit pflegerischen Schmerzexperten, das vorhandene Dokumentationsmaterial sowie die Aktualität der Instrumente unter Berücksichtigung der Rahmenbedingungen der jeweiligen Pflegeeinrichtung und der Grunderkrankung des Patienten, da für einige Krankheitsbilder spezielle Instrumente zur Verfügung stehen.

4.2.7 Instabile Schmerzsituation

Ergibt das initiale Assessment Hinweise auf Einschränkungen der Lebensqualität oder Veränderungen der Schmerzsituation, muss die Stabilität überprüft werden.

Kennzeichen der instabilen Schmerzsituation:

- Schmerzsituation und -linderung entspricht dauerhaft einer nicht akzeptablen Situation
- Gesundheitsbezogene oder alltagsbezogene Krisen treten auf
- Versorgungsbrüche entstehen, die nicht durch Selbstmanagementkompetenz, familiale oder professionelle Unterstützung überbrückt werden können
- Komplikationen mit oder durch die Therapie bzw. Nebenwirkungen
- Einbuße an Lebensqualität, Funktionalität oder sozialer Teilhabe, die nicht mehr dem direkt geäußerten oder mutmaßlichen Willen des Patienten/Bewohners entspricht
- Regelmäßige kritische Reflexion der Situation vor allem im Prozess der langsamen Verschlechterung

Auch bei einer instabilen Schmerzsituation erfolgt ein differenziertes Assessment, bei dem psychosoziale Faktoren, etwa Hinweise auf Belastungssituationen, eine gesonderte Rolle spielen.

> ❯ Wenn eine instabile Schmerzsituation nicht kurzfristig in eine stabile Situation übergeleitet werden kann, sollte die Pflegefachkraft eine Pain Nurse hinzuziehen, den behandelnden Arzt informieren und die Koordination von Maßnahmen übernehmen.

Gegebenenfalls kann eine spezialisierte Schmerzambulanz oder Schmerzpraxis in die weitere Behandlung einbezogen werden.

4.2.8 Evaluation

Grundsätzlich werden Einschätzungen der momentanen Schmerzsituation und die Erhebung der Schmerzgeschichte vorgenommen. Zu beachten ist bei der Messung der Schmerzintensität in Ruhe und Belastung oder Bewegung mittels einer Skala auch der Verlauf. Wenn Zahlenwerte erhoben werden, können diese dann verglichen werden.

Die Evaluation beinhaltet zusätzlich zur Schmerzintensität auch die Auswirkungen des Schmerzes auf die Lebensqualität, die Abhängigkeit von kognitivem Status und Stimmungslage, die Schmerzqualität, die Lokalisation sowie die Effektivität einer Schmerzmedikation, auch in der Vorgeschichte. Auch freiverkäufliche Präparate, die der Betroffene zuhause eingenommen hat, sollten erfragt werden.

> ❯ Die Häufigkeit der Einschätzung sollte bei akuten Schmerzzuständen, etwa nach schmerzhaften Maßnahmen oder postoperativ in den ersten acht Stunden in einem zweistündlichen Abstand vorgenommen werden.

Anschließend sollte alle acht Stunden eine Evaluation durchgeführt werden bzw. in stationären Einrichtungen der Langzeitpflege jeweils einmal am Vormittag, einmal am Nachmittag und einmal am Abend. Im ambulanten Bereich orientiert sich die Erhebung an der Häufigkeit der Kontakte.

4.3 Standardkriterium 2

S2a Die Pflegefachkraft verfügt über die Kompetenz zur Planung und Koordinierung des pflegerischen Schmerzmanagements bei akuten und/oder chronischen Schmerzen. **S2b** Die Einrichtung verfügt über eine interprofessionell gültige Verfahrensregelung zum Schmerzmanagement und stellt sicher, dass medikamentöse und nicht-medikamentöse Maßnahmen im Rahmen eines interprofessionellen Behandlungsplans umgesetzt werden können. **P2** Die Pflegefachkraft beteiligt sich aktiv und gemeinsam mit den an der Versorgung beteiligten Berufsgruppen und dem Menschen mit Schmerzen und ggf. seinen Angehörigen unter Berücksichtigung seines individuellen Bedarfs und seiner Selbstmanagementkompetenzen an der Entwicklung oder Überprüfung eines individuellen Behandlungsplans, der medikamentöse und/oder nicht-medikamentöse Maßnahmen enthält. **E2** Ein individueller Behandlungsplan, der die Schmerzsituation, die individuellen Therapieziele und die Selbstmanagementkompetenzen des Menschen mit Schmerzen berücksichtigt sowie medikamentöse und/oder nicht-medikamentöse Maßnahmen enthält, liegt vor.

4.3.1 Implementierung

In diesem Standardkriterium werden sowohl die Einrichtung als auch die Pflegefachkraft aufgefordert, eine adäquate medikamentöse Schmerzbehandlung zu ermöglichen und durchzuführen. Ein Zielwert wird nicht mehr gefordert, vielmehr legt der Mensch mit Schmerz nach Möglichkeit selbst fest, bei welchem Wert die Schmerzen für ihn akzeptabel sind und welche Maßnahmen ergriffen werden sollen, wenn dieses Schmerzniveau überschritten wird.

Der Schmerz wird dennoch abhängig von der Belastbarkeit des Patienten oder Bewohners immer in Ruhe und nach

Möglichkeit auch bei körperlicher Belastung oder Bewegung gemessen. Dadurch kann festgestellt werden, ob Belastung oder Bewegung den Schmerz verstärkt und dadurch eine Schonhaltung begünstigt.

> Eine individuelle Interventionsgrenze kann in der Dokumentation hinterlegt werden.

Auch bei den verschiedenen Instrumenten der Fremdeinschätzung können individuelle Abweichungen auftreten und müssen dann entsprechend auf dem Formular ergänzt werden. Die erforderlichen Formulare werden im Zusammenhang mit der Pflegedokumentation (► Abschn. 4.7) aufgeführt.

Die Planung und Dokumentation aller Maßnahmen des Schmerzmanagements ist eine wichtige Aufgabe der Pflegefachkraft in Kooperation mit anderen Berufsgruppen.

Aufgaben und Maßnahmen:
- Koordination der Maßnahmen
- Medikamentöse Maßnahmen nach Behandlungsplan
- Nebenwirkungsmanagement
- Nicht-medikamentöse Maßnahmen
- Prävention und Vermeidung schmerzauslösenden Vorgehensweisen

» Deutsche Schmerzgesellschaft: Jeder Mensch hat einen Anspruch auf eine angemessene Schmerzbehandlung

Verschiedene Bereiche sollten unterschieden werden:

Multimodale Schmerztherapie
Erfolgt interdisziplinär, mindestens zwei Fachdisziplinen sind beteiligt, darunter immer Psychiatrie, Psychosomatik oder Psychologie. Umfasst medizinische Behandlung, Information und Schulung, konsequente Steigerung der körperlichen Aktivität, psychotherapeutische Behandlung und arbeitsorientierte Trainingsprogramme.

Palliative Versorgung
Zur Verbesserung der Lebensqualität von Patienten und ihrer Familie, durch Vorbeugen und Lindern von Leiden, durch frühzeitige Erkennung, sorgfältige Einschätzung und Behandlung von Schmerzen sowie anderen Problemen körperlicher, psychosozialer und spiritueller Art (WHO).

Therapeutischer Patientenkontakt
Methoden der Gesprächsführung stehen im Fokus, patientenzentrierte Kommunikation, Haltung des Behandlers ist ausschlaggebend, Zuversicht vermitteln, Transparenz, psychosoziale Aspekte erfragen, dem Patienten die Beschwerden nicht absprechen, Engagement und Verbindlichkeit zeigen.

Psychologische Maßnahmen
Bei Schwierigkeiten mit der Krankheitsbewältigung, Verstärkung der Beschwerden durch Alltagsstress oder zusätzlichen psychische Störungen.

Spezifische Interventionen
Beispielsweise Strahlentherapie Radioisotopenbehandlung oder Plexusblockaden.

In diesem Kontext erfolgt auch eine Auseinandersetzung mit der Verabreichung von Placebo unter Berücksichtigung der Stellungnahme der Bundesärztekammer aus dem Jahr 2010. Unter sehr streng definierten Voraussetzungen wäre eine Gabe von Placebo möglich.

Placebo (BÄK 2010):
- Es ist keine geprüfte wirksame (Pharmako-)Therapie vorhanden
- Es handelt sich um relativ geringe Beschwerden und es liegt der ausdrückliche Wunsch des Patienten nach einer Behandlung vor
- Es besteht Aussicht auf Erfolg einer Placebobehandlung bei dieser Erkrankung

Eine Therapie erfolgt nur unter Beachtung der Regeln der Heilkunst, die den Arzt dazu verpflichten, eine wirksame Therapie anzuwenden und eine solche, die dem Patienten nicht zum Schaden gereicht. Unterbleibt dies oder wird eine chronische Erkrankung nicht verbessert, erfüllt das Weiterführen dieser Vorgehensweise den Tatbestand der Körperverletzung.

Die Pflegefachkraft kann bei Bedenken die Gabe verweigern oder ihre Bedenken gegenüber dem verschreibenden Arzt deutlich zum Ausdruck bringen.

> Im Kontext der medikamentösen Behandlung werden im Expertenstandard auch die Themen Medikamentengewöhnung, -missbrauch, Abhängigkeit und Sucht thematisiert, wobei die Aufgabe der Pflegefachkraft in diesem Zusammenhang vor allem in der Beratung und Information des Betroffenen liegt.

4.3.2 Verfahrensregelung

Die Pflegeeinrichtung wurde in diesem Standardkriterium explizit aufgefordert, eine interprofessionell geltende Verfahrensregelung zur medikamentösen Schmerzbehandlung bereitzustellen. Mehrere Inhalte sollten in dieser Verfahrensregelung genauer beschrieben werden.

Inhalte der Verfahrensregelung:
- Benennung und Erreichbarkeit zuständiger Ärzte
- Einrichtungsinterne Behandlungsschemata
- Schmerzprävention bei schmerzhaften Eingriffen
- Empfehlungen von Fachgesellschaften, z. B. DGP (Deutsche Gesellschaft für Palliativmedizin)

> Auch der Einsatz von Akutschmerzteams und die Ausbildung pflegerischer Schmerzexperten sowie die Kooperation

dieser Personen, etwa bei der gemeinsamen Planung sind Bestandteil des Expertenstandards.

Die multiprofessionelle Zusammenarbeit, beispielsweise mit Psychologen oder Physiotherapeuten, und die konkrete Beschreibung der Aufgaben, etwa der PAIN-Nurse, sollten in der Verfahrensregel beinhaltet sein. In der Praxis ist es jedoch in vielen Regionen noch immer schwierig, entsprechende Therapeuten und Kooperationspartner zu finden.

Wenn Analgetika eingesetzt werden, ist abhängig von der Applikationsart eine Überprüfung der Schmerzintensität durchzuführen. Diese Zeitspannen müssen auch bedacht werden, wenn Schmerzmedikamente prophylaktisch eingesetzt werden, also bei zu erwartenden Schmerzen.

4.3.3 Maßnahmenplanung

In Kooperation mit allen Beteiligten koordiniert die Pflegefachkraft eine individuelle Planung der Maßnahmen unter Berücksichtigung der Stabilität der Schmerzsituation.

> Unter Berücksichtigung der Selbstmanagementkompetenzen werden medikamentöse und nicht-medikamentöse Maßnahmen geplant. Dabei sollten das individuelle Schmerzmaß und das angestrebte Maß an Alltagsaktivitäten ausschlaggebend sein.

4.3.3.1 Stabile Schmerzsituation

In einer stabilen Schmerzsituation sind folgende Bereiche der Maßnahmenplanung zu bedenken:
- Erstellung eines individuellen Behandlungsplans
- Festlegung des akzeptablen Schmerzmaßes bzw. des angestrebten Maßes an Freizeitaktivitäten

- Anpassung der Maßnahmen an die konkrete Alltagssituation, die individuelle Lebenswelt und den Tagesablauf
- Ärztliche Anordnung
- Durchführung und Evaluation

Außerdem sowohl in einer stabilen als auch in einer instabilen Schmerzsituation nicht-medikamentöse Maßnahmen berücksichtigt werden. Dabei steht nicht nur die Schmerzlinderung im Vordergrund, auch die Prävention von Schmerzen und schmerzauslösenden Situationen sollte beachtet werden.

4.3.3.2 Instabile Schmerzsituation

Zusätzlich zu den bereits beschriebenen Maßnahmen wird bei einer instabilen Schmerzsituation das folgende Vorgehen gewählt:
- Prüfung und Anpassung oder Erstellung eines Behandlungsplans
- Ärztliche Anordnung
- Nicht-medikamentöse Maßnahmen
- Kooperation mit einer Pain Nurse und der Apotheke
- Überprüfung von Wechselwirkungen
- Vermeidung von Schmerzen durch pflegerische Handlungen
- Stärkung der Selbstmanagementkompetenz
- Aktivierung

Eine Ausnahme im Zusammenhang mit der Aktivierung stellt die Palliative Versorgung dar. Hier muss unbedingt berücksichtigt werden, dass den Aktivitäten des täglichen Lebens möglicherweise die „Passivitäten des täglichen Lebens" entgegengesetzt werden.

Krankenhaus
Eine Besonderheit der Maßnahmenplanung findet sich bei der perioperativen Versorgung. Hier sollten einige Faktoren berücksichtigt werden, insbesondere die zusätzliche Bedarfsmedikation beim Pausieren der Dauermedikation, die postoperative Schmerztherapie, die Durchführung der Mobilisierung, die Kooperation mit anderen Berufsgruppen, z. B. Physiotherapie, Ergotherapie oder andere Bereiche. Wichtig ist außerdem die Weiterleitung der Informationen im Entlassungsbrief oder im Pflegeüberleitungsbogen.

4.4 Standardkriterium 3

S3a Die Pflegefachkraft verfügt über die Kompetenz zur Information, Schulung und Beratung in Bezug auf Schmerzen und schmerzbedingte Probleme. **S3b** Die Einrichtung stellt sicher, dass Information, Schulung und Beratung unter Wahrung personeller Kontinuität umgesetzt werden können und stellt die notwendigen Ressourcen zur Verfügung. **P3a** Die Pflegefachkraft informiert, schult und berät den Menschen mit Schmerzen und ggf. seine Angehörigen in enger Abstimmung mit den an der Versorgung beteiligten Berufsgruppen und auf Basis der vereinbarten Ziele zu seiner Schmerzsituation und trägt zur Stärkung seiner Selbstmanagementkompetenzen bei. **P3b** Die Pflegefachkraft zieht bei speziellem Informations-, Schulungs- und Beratungsbedarf eine pflegerische Schmerzexpertin/ einen pflegerischen Schmerzexperten hinzu. **E3** Der Mensch mit Schmerzen und ggf. seine Angehörigen sind individuell über die Schmerzsituation informiert, geschult und beraten. Das schmerzbezogene Selbstmanagement ist unterstützt und gefördert.

4.4.1 Implementierung

Die Beratung von Patienten und Bewohnern wurde bei der Aktualisierung des Expertenstandards 2011 gestrichen, da in der

Akutsituation eine effektive Beratung zu Verzögerungen führen würde. Dennoch spielt die Information und Schulung des Betroffenen und seiner Angehörigen gerade beim Schmerzmanagement eine wichtige Rolle. Schon das Gefühl der Sicherheit, keine Schmerzen erdulden zu müssen, kann eine Verbesserung der Situation für den Patienten/Bewohner bewirken.

Übergeordnetes Ziel der Schulungsmaßnahmen ist die Verbesserung der medikamentösen Compliance des Betroffenen durch das Ausräumen von Vorbehalten gegenüber Schmerzmitteln aber auch die Senkung der Schmerzintensität. Weitere Effekte sind die Verbesserung der Kommunikation über Schmerzen und über Nebenwirkungen von Medikamenten, die dann früher erkannt und beseitigt werden können.

Krankenhaus
Präoperative Schulungen werden beispielsweise in den USA schon seit vielen Jahren erfolgreich durchgeführt. Dabei konnte beobachtet werden, dass die Schulungen besonders hilfreich sind, wenn verschiedene Informationen an den Patienten weitergegeben werden, etwa Informationen zum Verlauf der präoperativen Phase, Informationen zum Empfinden, praktische Übungen zu postoperativen Verhaltensweisen und eine psychosoziale Beratung.

Untersucht wurde außerdem der Zeitpunkt der Patientenschulung. Dabei konnte in einer Studie festgestellt werden, dass bei Schulungen, die schon vor dem stationären Aufenthalt erfolgten und somit weiter vom OP-Ereignis entfernt waren, ein besseres Ergebnis erzielt wurde. Vermutlich sind die Patienten durch geringere Ängste zu diesem Zeitpunkt weniger im Lernen blockiert. Bei dieser Studie wurden die Patienten allerdings zweimal geschult und hatten

zusätzlich die Möglichkeit, in einem Telefongespräch Fragen zu stellen.

Inhaltlich müssen Information, Anleitung und Schulung an der Zielsetzung des Betroffenen ausgerichtet werden. Dabei ist die Auswirkung der Schmerzintensität auf die Lebensqualität und Aktivität zu berücksichtigen. Auch im Zusammenhang mit dem Entlassungsmanagement (Kap. 3) wird dem Patienten oder Bewohner und ggf. seinen Angehörigen ein Behandlungsplan ausgehändigt. Zusätzliches Informationsmaterial wird ergänzt, wenn bei der Besprechung der Planung ein weiterer Bedarf festgestellt wird.

❯ Die Information, Anleitung und Schulung ist eine multiprofessionelle Aufgabe, die die Lebensumstände des Betroffenen aufgreift, insbesondere bei der Pflege von Kindern.

4.5 Standardkriterium 4

S4a Die Pflegefachkraft verfügt über die Kompetenz zur Umsetzung einer zielgruppenspezifischen medikamentösen Schmerzbehandlung sowie zum Umgang mit schmerzmittelbedingten Nebenwirkungen, deren Prophylaxe und Behandlungsmöglichkeiten. **S4b** Die Pflegefachkraft verfügt über die Kompetenz zur Anwendung zielgruppenspezifischer nicht-medikamentöser Maßnahmen zur Schmerzvermeidung und zur Schmerzlinderung. **P4a** Die Pflegefachkraft koordiniert die Maßnahmen des interprofessionellen Teams. Sie stellt die Durchführung der medikamentösen Maßnahmen auf Basis der ärztlichen Verordnung sicher. Sie erfasst und dokumentiert schmerzmittelbedingte Nebenwirkungen und führt in Abstimmung mit dem Menschen mit Schmerzen und ggf. seinen Angehörigen sowie der zuständigen Ärztin/ dem zuständigen Arzt Maßnahmen zu ihrer Prophylaxe und Behandlung durch. **P4b** Die Pflegefachkraft wendet in Abstimmung

4

mit dem Menschen mit Schmerzen und ggf. seinen Angehörigen die nicht-medikamentösen Maßnahmen an und vermeidet schmerzauslösende Situationen bei pflegerischen Interventionen. **E4a** Die Maßnahmen des interprofessionellen Teams sind koordiniert und die Durchführung der medikamentösen Maßnahmen ist sichergestellt und dokumentiert. Schmerzmittelbedingte Nebenwirkungen wurden verhindert bzw. erfolgreich behandelt. **E4b** Die nicht-medikamentösen Maßnahmen haben sich positiv auf die Schmerzsituation und das Selbstmanagement des Menschen mit Schmerzen ausgewirkt.

4.5.1 Implementierung

Schon im ursprünglichen Expertenstandard aus dem Jahr 2005 sind einige nicht-medikamentöse Maßnahmen zur Linderung von Schmerzen aufgeführt. In der 1. Aktualisierung wurde bereits das Pflegemanagement der Einrichtung verpflichtet, die Durchführung dieser Maßnahmen zu ermöglichen. Die Umsetzung dieses Kriteriums erfordert ein kontinuierliches und aktualisiertes Angebot von Fortbildungen, damit alle Mitarbeiter über aktuelles Wissen zur Schmerzbekämpfung verfügen. Aufgrund der mangelhaften Forschungslage sind nicht alle Methoden nachweislich wirksam, abhängig ist die Effektivität auch von der Einstellung des Patienten gegenüber nicht-medikamentösen Maßnahmen.

❯ Nicht-medikamentöse Maßnahmen können Analgetika nicht ersetzen. Sie dienen auch nicht dazu, das Einnahmeintervall zu verlängern. Der Einsatz von nicht-medikamentösen Maßnahmen der Schmerzlinderung geschieht immer supportiv zur medikamentösen Therapie.

Das Fachwissen der Pflegefachkraft im Zusammenhang mit der medikamentösen Schmerztherapie beinhaltet insbesondere die verschiedenen analgetisch wirksamen Medikamente.

4.5.2 WHO-Stufenschema

1986 hat die Weltgesundheitsorganisation WHO ein Stufenschema zur Behandlung von Tumorschmerzen erstellt (◨ Abb. 4.4). Auslöser war unter anderem die Tatsache,

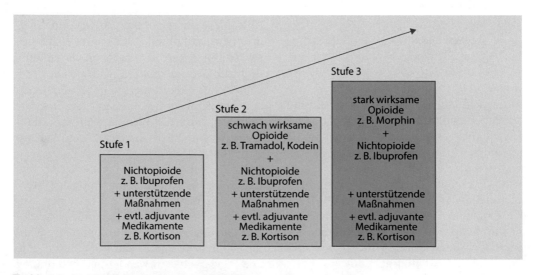

◨ **Abb. 4.4**   Das WHO-Stufenschema zur Behandlung von Tumorschmerzen

dass Patienten mit Tumorschmerzen aufgrund von Ängsten bei der Opiattherapie nur unzureichend behandelt wurden.

Kernsatz des Stufenschemas ist die Aussage:

» by the mouth

» by the clock

» by the ladder

» for individual

» attention to detail

Das bedeutet übersetzt, die Schmerztherapie soll oral, nach einem festen Zeitschema, nach der Stufenleiter, in individueller Dosierung und unter Beachtung individueller Besonderheiten stattfinden.

Im WHO-Stufenschema werden bei leichten bis mäßigen Schmerzen in Stufe 1 zunächst Nicht-Opioid-Analgetika eingesetzt, insbesondere nichtsteroidale Antirheumatika NSAR. Diese wirken entzündungshemmend, da sie die Prostaglandine in ihrer Funktion hemmen. In den beiden nächsten Stufen kommen schwach und stark wirksame Opioide zum Einsatz.

An dieser Stelle erfolgt eine Auflistung der wichtigsten Substanzgruppen von Analgetika und anderen Medikamenten bzw. Maßnahmen, die supportiv einsetzbar sind.

NSAR:
- Acetylsalicylsäure, z. B. Aspirin®
- Diclofenac, z. B. Voltaren®
- Ibuprofen, Ketoprofen, z. B. Imbun, Ibuprofen®
- Indometazin, z. B. Amuno®
- Paracetamol, z. B. ben-u-ron®
- Metamizol, z. B. Novalgin®
- Celecoxib, z. B. Celebrex®

Schwach wirksame Opioide (niederpotente Opioide):
- Tramadol, z. B. Tramal®
- Dihydrocodein, z. B. Codein-Tropfen®
- Tilidin, z. B. Valoron®

Stark wirksame Opioide (hochpotente Opioide):
- Buprenorphin, z. B. Temgesic®
- Fentanyl, z. B. Durogesic®
- Hydromorphon, z. B. Palladon®
- Oxycodon, z. B. Oxygesic®
- Morphin, z. B. MST®
- Pethidin, z. B. Dolantin®
- Piritramid, z. B. Dipidolor®

Diese Substanzgruppen werden im WHO-Stufenschema zur Schmerztherapie (► Abschn. 4.5.2) berücksichtigt. Eine Verabreichung erfolgt nach ärztlicher Anordnung unter Berücksichtigung des hauseigenen Standards und den Dokumentationsvorgaben für Betäubungsmittel.

Zum Einsatz kommen außerdem unterstützende Medikamente, die selbst schmerzhemmend wirken oder die Begleiterscheinungen der Behandlung reduzieren, etwa Übelkeit und Erbrechen oder Entzündungsreaktionen. Diese Medikamente werden als Co-Analgetika oder adjuvante Analgetika bezeichnet. Die Verminderung von Nebenwirkungen beeinflusst direkt die Medikamenten-Compliance des Betroffenen.

Co-Analgetika bzw. Adjuvantien:
- Antidepressiva
- Antikonvulsiva
- Kortison
- Neuroleptika
- Muskelrelaxantien
- Bisphosphonate
- Antiemetika (bei Nebenwirkungen)
- Magentherapeutika
- Laxanzien

Von Bedeutung für die Wirksamkeit ist auch die Applikationsart. Prinzipiell sollte immer eine Applikationsart gewählt werden, die möglichst wenig invasiv ist. Nach der Einnahme von Analgetika kann eine Überprüfung der Wirksamkeit durch die NRS erfolgen. Zu berücksichtigen ist der Zeitabstand zur Verabreichung.

Wirkungseintritt:
- Intravenöse Verabreichung: nach 30 min
- Orale Applikation: nach 1 h
- Transdermal nach 12 bis 16 h

❯ Bei mangelnder Wirksamkeit der analgetischen Therapie ist eine individuelle Dosisanpassung notwendig. Die Gabe von Placebo ist aus ethischen Gründen nicht zulässig.

4.5.2.1 PCA

Bei der patientenkontrollierten Analgesie PCA wird eine angepasste Schmerzmedikation ermöglicht, bei der der Patient selbst steuern kann, welche Dosierung er benötigt. Die Verabreichung erfolgt epidural bei der PCeA (patient controlled epidural analgesia) oder intravenös bei der PCiA (patient controlled intravenous analgesia) sowie peripher bei der PCrA (patient controlled regional analgesia). In allen Fällen wird ein stark wirksames Opioid, etwa Piritramid, Fentanyl oder Morphin, über eine Pumpe kontinuierlich und zusätzlich als Bolus verabreicht.

Der Patient kann den Bolus mittels eines Steuergeräts anfordern: Um eine Überdosierung zu vermeiden, folgt im Anschluss an die Bolusgabe eine zeitlich befristete Sperrung. Die Pflegefachkraft muss in diesem Zusammenhang Überwachungsmaßnahmen, mögliche Komplikationen und den sicheren Umgang mit der jeweiligen Pumpe beherrschen.

Inzwischen äußern einige Experten auch Kritik am Stufenschema, da es zu einer rigiden Handlungsweise führt. Befürwortet wird stattdessen bei chronischen Schmerzen eine frühzeitige Verabreichung von stark wirksamen Opioiden der Stufe 3. Unter anderem werden auch die Nebenwirkungen der NSAR als risikoreich bewertet. In den letzten Jahren konnte deshalb ein vermehrter Einsatz von Betäubungsmitteln in transdermaler Applikation festgestellt werden.

Schmerzmittelbedingte Nebenwirkungen können jederzeit auftreten und müssen im Verlauf einer Behandlung frühzeitig wahrgenommen und durch geeignete Pflegemaßnahmen reduziert werden. In der folgenden Tabelle werden einige Beispiel dargestellt (◘ Tab. 4.2).

Die Beispiele der Tabelle müssen entsprechend des Pflegezustands ergänzt werden.

❯ Für die Pflegefachkraft ist es sehr wichtig, mögliche Nebenwirkungen der analgetischen Behandlung frühzeitig zu erkennen, beispielsweise Übelkeit, Kreislaufprobleme, Obstipation, Harnretention oder Atemdepression und entsprechende Informationen an den Arzt weiterzuleiten bzw. Maßnahmen zu planen.

Im Expertenstandard wird außerdem zur Vorbeugung und Therapie von Übelkeit und Erbrechen nach operativen Eingriffen auf das PONV-Schema (postoperativ nausea and vomiting scheme) verwiesen. Dabei handelt es sich um ein Instrument, mit dem das Risiko von Übelkeit und Erbrechen eingeschätzt werden kann, um frühzeitig Maßnahmen einzuleiten.

> **Praxistipp**
>
> Individuelle Selbstpflegekompetenzen des Patienten oder Bewohners, die eine eigenständige Anwendung prophylaktischer Maßnahmen ermöglichen, sollen auch in Kooperation mit den Angehörigen angeleitet und unterstützt werden.

4.5.3 Unterstützende Maßnahmen

In der folgenden Übersicht werden Maßnahmen aufgeführt, die laut dem Expertenstandard Schmerzmanagement unterstützend zur Schmerzlinderung eingesetzt werden können.

Nicht-medikamentöse Maßnahmen:
- Bewegungsübungen, Mobilitätsförderung

■ **Tab. 4.2** Pflegemaßnahmen

Problem	Ressource	Ziele	Maßnahme
Der Patient leidet unter einer analgetikabedingten Obstipation	Patient ist in der Lage, mit seinen Angehörigen über die Problematik zu sprechen	Patient wünscht sich, dass das Völlegefühl sich verbessert, damit eine Nahrungsaufnahme möglich wird Nahziel: Schonende Stuhlentleerung unter Berücksichtigung des Schamgefühls des Patienten Fernziel: Erreichen einer physiologischen Stuhlfrequenz von 1–3 × /Tag bis 2 × /Woche durch prophylaktische Maßnahmen	Maßnahmen zur Entleerung des Darms, z. B. Verabreichung von Suppositorien, Laxanzien oder Einläufen Unterstützende Maßnahmen, z. B. Kolonmassage, Wickel, Wärmeanwendungen Prophylaktische Maßnahmen z. B. ballaststoffreiche Kost, Flüssigkeit, Mobilisation
Mundtrockenheit durch Opiatgabe	Er versucht, das unangenehme Gefühl durch Trinken und Bonbons zu bekämpfen	Patient möchte, dass der Mund sich nicht allzu trocken anfühlt Nah- und Fernziel: Intakte, feuchte Mundschleimhaut	Angebot von Getränken, Bonbons oder Gummibärchen mindestens 1 × /h Mundpflege mit adstringierender Lösung nach Standard
Der Patient beklagt Übelkeit durch die Medikation	Patient meldet sich bei beginnender Übelkeit	Pat fürchtet sich vor Erbrechen, möchte deshalb sofort Bedarfsmedikation Nah- und Fernziel: Vermeidung von Übelkeit	Sofortige Reaktion auf beginnende Übelkeit, umgehende Verabreichung von Bedarfsmedikation Beobachtung von Mimik und Hautfarbe, wenn Patient schläfrig ist
Über weite Strecken des Tages leidet der Patient unter Benommenheit	Patient ist ansprechbar in Phasen der Benommenheit	Patient kommt mit der Einschränkung zurecht, möchte jedoch in Phasen der Benommenheit auf keinen Fall stürzen Nah- und Fernziel: Ermöglichen einer angemessenen Tagesstruktur mit ausreichenden Ruhephasen	Erstellen und regelmäßige Überprüfung der Tagesstruktur 1 × /Woche (Montag), Einhaltung der Ruhephasen, rechtzeitiges Wecken des Patienten, da er lange braucht, bis er richtig wach ist

4

- Peripher wirkende Maßnahmen, z. B.
  - Kälteanwendungen
  - Wärmeanwendungen
  - TENS (transkutane elektrische Nervenstimulation)
- Zentral wirkende Maßnahmen (kognitiv verhaltensorientiert), z. B.
  - Ablenkung durch
    - Imaginationsübungen
    - Musik, Singen
    - Beten
    - humorvolle Videos
    - Fernsehen
    - Taktile Reize durch ungewohnte Oberflächen, z. B. Igelbälle
  - Entspannungstechniken, z. B.
    - Atemübungen
    - Massage, ggf. Tender Touch
    - Progressive Muskelrelaxation
    - Autogenes Training
    - Meditation
    - Tiere

Nach einer Ablenkung kann es zu erhöhter Aufmerksamkeit kommen, mit der Folge, dass dann die Schmerzen besonders stark wahrgenommen werden. Zu beachten sind immer auch die Kontraindikationen.

> Menschen, die auf äußere Reize sensibel reagieren, sollten bei ablenkenden Methoden vorsichtig vorgehen, etwa Patienten mit Migräne oder Meningitis. Depressive Menschen sollten keine Meditationsübungen durchführen.

Für Aromapflege gibt es keine ausreichende wissenschaftliche Evidenz, da die Studienlage heterogen ist (unterschiedliche Zielgruppen, Anwendungsformen, Schmerzarten). Erste Hinweise auf eine Wirksamkeit müssen deshalb mit Vorsicht betrachtet werden. Bei einigen Schmerzformen kann auch die Akupunktur hilfreich sein.

> Nicht-medikamentöse Maßnahmen sind auch bei Kindern sinnvoll, etwa der Einsatz von Handpuppen, Spielen, Bilderbüchern, Denkaufgaben, Videos etc. Eine Belohnung erleichtert außerdem die Schmerzbewältigung nach einem Eingriff. Bei Neugeborenen kommen auch Glucoselösung, Stillen, Känguru-Pflege, nicht-nutritives Saugen, u. U. Pucken und Schaukeln zum Einsatz.

Die Eltern sollten dabei aktiv in die Pflege einbezogen werden, damit Zuwendung und Geborgenheit die Situation zusätzlich erleichtern können.

4.5.4 Medikamentöse Therapie bei chronischem Schmerz

Zusätzlich zu den Vorgaben der medikamentösen Therapie, die bereits im Expertenstandard akute Schmerzen beschrieben waren, gibt es einige Ergänzungen für die Behandlung von chronischen Schmerzen.

Medikamentöse Therapie:

- Bei neuropathischen Schmerzen Trizyklische Antidepressiva (Nortriptylin), SSNRI (Venlafaxin – Trevilor®), Gabapentin (Neurontin®), Pregabalin (Lyrica®), lokales Lidocain, ggf. schwaches Opioid.
- Nicht-tumorbedingte chronische Schmerzen: Abhängig von der Art des Schmerzes kann nach Prüfung von Indikation/Kontraindikation eine Opioidtherapie erfolgen, Ausnahme sind alle primären Kopfschmerzen, funktionelle Störungen in Kombination mit psychischen Befindlichkeiten, Kinderwunsch, Schwangerschaft und Stillzeit, psychische Instabilität, Suizidrisiko, Schlafapnoe, Zweifel an verantwortungsvollem Gebrauch, besondere psychosoziale

Faktoren, wie Krankheitsgewinn oder laufendes Rentenverfahren, Kooperation mit Schmerzteam, Suchtspezialist oder Verhaltenstherapeut, ggf. Behandlungsvertrag.

– Bei den tumorbedingten chronischen Schmerzen erfolgt die Medikation nach WHO-Stufenschema, Problem ist die Adhärenz, die durch Schulungen verbessert werden kann.

– Adjuvante Analgetika: Antidepressiva und Antikonvulsiva bei neuropathischen Schmerzen, Ketamine bei Schmerzen, die schlechte auf Opioide ansprechen, Biphosphonate bei Knochenschmerzen, Kortikoide vor allem bei tumorbedingtem Druck, Anticholinergika bei Schmerzen durch Darmverstopfung, Cannabinoide werden bei Tumorschmerzen nicht empfohlen.

4.5.5 Nebenwirkungsmanagement

Nebenwirkungen können zu Beginn einer Opioidbehandlung oder bei Dosiserhöhung auftreten, sind jedoch bei stabiler Therapie normalerweise innerhalb weniger Tage rückläufig.

Nebenwirkungsmanagement:
– Nebenwirkungen müssen initial erfasst und behandelt werden.
– Die Pflegefachkraft sollte Nebenwirkungen, z. B. Übelkeit oder Erbrechen, erwarten, diese beobachten und eine prophylaktische antiemetische Behandlung in Absprache mit dem Arzt einleiten.
– Zu beachten ist, dass auch andere Ursachen, etwa Erkrankungen oder Medikamente, den opioidinduzierten Nebenwirkungen ähneln.
– Bei Dauergabe von Antirheumatika ist auf einen konsequenten Magenschutz zu achten.
– Obstipation ist die häufigste Nebenwirkung, welche über den ganzen Therapiezeitraum bestehen oder im Verlauf

zunehmen kann, deshalb prophylaktische Gabe von Laxanzien.
– Gefahr eines Analgetika-Asthmas oder einer Leberschädigung bei Paracetamol
– Agranulozytose oder Blutdruckabfall bei Metamizol (Novalgin®).
– Wechselwirkungen

Nebenwirkungen können zu Beginn einer Opioidbehandlung oder bei Dosiserhöhung auftreten, sind jedoch bei stabiler Therapie normalerweise innerhalb weniger Tage rückläufig.

4.5.6 Nicht-medikamentöse Maßnahmen bei chronischem Schmerz

Der ursprüngliche Expertenstandard chronische Schmerzen in der Pflege beinhaltete ebenfalls komplementäre, nicht-medikamentöse Maßnahmen des Schmerzmanagements.

Komplementäre Maßnahmen:
– Massagen bei rheumatisch veränderten Händen, ggf. Rückenschmerzen
– Akupunktur, nicht bei rheumatoider Arthritis, Spannungskopfschmerz
– Wärmetherapie, nicht bei akuter Gelenkentzündung, ggf. Selbstapplikation, Thermalbäder
– Hilfsmittel, z. B. Orthesen, nicht empfohlen bei Nackenschmerzen wegen Passivierung
– Meditative Techniken
– Eventuell Achtsamkeitstraining
– TENS bei chronischem Blasenschmerzsyndrom
– Weitere komplementäre Maßnahmen, etwa Naturheilkunde, Heilfasten, vegetarische Ernährung, Musiktherapie, Triggerpunkt- oder Reflexzonentherapie etc., werden nicht empfohlen
– Tumorschmerz Therapie: komplementäre Verfahren z. B. Lebensrückblick, soziale Interaktion, spirituelle Beratung und therapeutische Berührung, wie

4

Reiki können ebenfalls wegen fehlender Evidenz nicht empfohlen werden
- Rückenschule

4.6 Standardkriterium 5

S5a Die Pflegefachkraft verfügt über die Kompetenz, den Verlauf der Schmerzsituation, das Erreichen individueller Therapieziele und die Wirksamkeit der pflegerischen Maßnahmen zu beurteilen. **P5** Die Pflegefachkraft beurteilt regelmäßig und anlassbezogen die Wirksamkeit pflegerischer Maßnahmen sowie den Behandlungserfolg anhand des Verlaufs der Schmerzsituation und dem Erreichen individueller Therapieziele. **E5** Eine Verlaufskontrolle und Wirksamkeitsüberprüfung aller pflegerischen Maßnahmen liegt vor. Die pflegerischen Maßnahmen haben zur Stabilisierung der Schmerzsituation und zum Erreichen der individuellen Therapieziele des Menschen mit Schmerzen beigetragen. Im Falle einer Destabilisierung wurde eine Anpassung des Behandlungsplans in Abstimmung mit dem Menschen mit Schmerzen und den beteiligten Berufsgruppen eingeleitet.

4.6.1 Evaluation

Die Beurteilung der Wirksamkeit erfordert Kompetenz zur patientenzentrierten Gesprächsführung und Interaktion. Da der chronische Schmerz Auswirkungen auf das soziale System hat, sollten Angehörige in die Evaluation miteinbezogen werden, wenn es sich um Kinder oder Patienten mit eingeschränkten kognitiven Fähigkeiten handelt. Eine Ausnahme besteht dann, wenn der Angehörige als Auslöser oder Verstärker der Schmerzsituation identifiziert wird. Bei eingeschränkter Kommunikationsfähigkeit oder instabiler Schmerzsituation sollte ein pflegerischer Schmerzexperte hinzugezogen werden, vor allem dann,

> **Wichtig**
> Wenn über die Reduktion von therapeutischen Maßnahmen entschieden wird.
> Das Evaluationsintervall bei stabiler Schmerzsituation wird gemeinsam mit dem Patienten festgelegt, bei instabiler Schmerzsituation erfolgt die Überprüfung kurzfristig und engmaschig oder anlassbezogen.

Anlassbezogene Überprüfung
- Veränderungen der Schmerzsituation
- Veränderung der Therapie
- Ungewohnt häufiges Einfordern von kurzfristigen Interventionen, z. B. Bedarfsmedikation, nicht-medikamentöse Maßnahmen
- Krankheitsfortschritt
- Einmalige oder kurzfristige gesundheitliche Maßnahmen
- Veränderung der langfristigen Lebensumstände, z. B. Umzug in ein Pflegeheim oder Hospiz, Wechsel der Bezugsperson, kritische Ereignisse

Die Experten haben außerdem definiert, welche Themen im Rahmen der Evaluation hinterfragt werden sollten.
Themen der Evaluation:
- Aktuelles differenziertes Assessment
- Alltag, Lebensqualität, soziale Teilhabe, Funktionsfähigkeit, psychische Belastbarkeit, Stimmung
- Beeinträchtigungen durch die Therapie oder Nebenwirkungen
- Individuelle Zielsetzung wurde ausgehandelt, verabredet, erreicht? Falls nein, warum nicht?
- Ziele bis zur nächsten Überprüfung
- Ist die individuelle Grenze für Maßnahmen aktuell?
- Veränderungen im Selbstmanagement und im individuellen Behandlungsplan

— Möglichkeiten zur Erwerbstätigkeit, bei Kindern zum Schulbesuch als Zielkriterium
— Anzeichen für aktuelle oder zu erwartende Komplikationen
— Anzeichen für aktuellen oder zu erwartenden Krankheitsfortschritt
— Möglichkeit, therapeutische Maßnahmen zu reduzieren oder zu ändern, da Stabilität erkennbar ist
— Veränderungsbedarf der kurzfristigen Interventionen zur Schmerzlinderung

Die Ergebnisse werden schriftlich an einem vereinbarten Ort dokumentiert und sollten für alle Mitglieder des multiprofessionellen Teams nutzbar sein. Bei instabiler Schmerzsituation muss der Arzt informiert und ein Schmerzexperte hinzugezogen werden.

4.7 Pflegedokumentation

Die Pflegedokumentation von Schmerzen und schmerzbedingten Problemen beinhaltet die in dem Standardkriterium vorgeschlagenen Instrumente zur Schmerzersteinschätzung, zur Erhebung der Schmerzintensität und zur Beschreibung des Verlaufs. Geeignet für die Dokumentation sind verschiedene Formulare.

Formulare:
— Erfassung der Schmerzsituation
— Schmerztagebuch
— Eventuell Schmerz-Apps (digitale Gesundheitsanwendungen oder Patientenportal)
— Schmerzskalen
— Checkliste zur Einschätzung nonverbaler Schmerzäußerungen
— Dokumentation der Schmerzmedikation
— Standard für die medikamentöse Schmerztherapie
— Standard für die nicht-medikamentöse Schmerztherapie
— Standard für den Umgang mit Betäubungsmitteln

4.8 Organisation

Die Anforderungen der Expertenarbeitsgruppe an die Pflegeeinrichtung beinhalten vor allem organisatorische Elemente. An dieser Stelle wird deshalb der Umgang mit Betäubungsmitteln und Vorgaben zur Verabreichung von Medikamenten beschrieben.

4.8.1 Betäubungsmittel

Im Umgang mit Medikamenten, die unter das Betäubungsmittelgesetz BtMG fallen, sind besondere Vorsichtsmaßnahmen zu beachten und von der Einrichtung in Form eines Standards festzulegen.

Regelungsbedarf besteht in den Bereichen Aufbewahrung, Dokumentation und Vernichtung der Betäubungsmittel.

4.8.1.1 Aufbewahrung

Nach § 15 des BtMG müssen Betäubungsmittel gesondert aufbewahrt und gegen unbefugte Entnahme gesichert werden. Üblicherweise werden hierfür geeignete und zertifizierte Wertschutzschränke verwendet.

Die Aufbewahrung der entsprechenden Schlüssel ist durch einen schriftlichen Verteilerplan zu regeln. Die Schlüssel sind von den Berechtigten grundsätzlich in persönlichen Gewahrsam zu nehmen.

> **Praxistipp**
>
> Von Vorteil ist ein Schlüsselübergabebuch, sodass die Weitergabe des Schlüssels nachvollziehbar ist.

4.8.1.2 Dokumentation

Auch hierfür werden im Betäubungsmittelgesetz genaue Bestimmungen festgeschrieben (§ 17 Aufzeichnungen).

§ 17 Aufzeichnungen
1. Der Inhaber einer Erlaubnis nach § 3 ist verpflichtet, getrennt für jede Betriebsstätte und jedes Betäubungsmittel fortlaufend folgende Aufzeichnungen über jeden Zugang und jeden Abgang zu führen:
   1. das Datum,
   2. den Namen oder die Firma und die Anschrift des Lieferers oder des Empfängers oder die sonstige Herkunft oder den sonstigen Verbleib,
   3. die zugegangene oder abgegangene Menge und den sich daraus ergebenden Bestand...
2. Die in den Aufzeichnungen oder Rechnungen anzugebenden Mengen sind.

   1. bei Stoffen und nicht abgeteilten Zubereitungen die Gewichtsmenge und.
   2. bei abgeteilten Zubereitungen die Stückzahl. (BtMG).

Verwendet werden sollen für die Dokumentation gebundene Betäubungsmittelbücher, die beispielsweise über den Deutschen Apothekerverlag zu beziehen sind.

Ambulante Pflege
Eine Ausnahme dieser Regelung stellt der ambulante Bereich dar, da die Betäubungsmittel hier in der Wohnung des Pflegebedürftigen aufbewahrt werden. Zur Dokumentation wird eine Betäubungsmittelkarte verwendet, die sich inhaltlich nicht vom Betäubungsmittelbuch unterscheidet, die aber personenbezogen in der Pflegedokumentation aufbewahrt wird.

4.8.1.3 Vernichtung

Die Vernichtung von Betäubungsmitteln stellt in der Praxis immer wieder ein Problem dar, weil den Mitarbeitern von Pflegeeinrichtungen die Vorgaben des Betäubungsmittelgesetzes nicht ausreichend bewusst sind. So kommt es immer wieder vor, dass nicht mehr benötigte Betäubungsmittel an Hausärzte oder Angehörige ausgehändigt werden. An dieser Stelle wird deshalb der entsprechende Paragraph des BtMG zitiert (§ 16 Vernichtung).

§ 16 Vernichtung
1. Der Eigentümer von nicht mehr verkehrsfähigen Betäubungsmitteln hat diese auf seine Kosten in Gegenwart von zwei Zeugen in einer Weise zu vernichten, die eine auch nur teilweise Wiedergewinnung der Betäubungsmittel ausschließt sowie den Schutz von Mensch und Umwelt vor schädlichen Einwirkungen sicherstellt. Über die Vernichtung ist eine Niederschrift zu fertigen und diese drei Jahre aufzubewahren. (BtMG).

Um eine sachgerechte Vernichtung zu gewährleisten, ist es für Pflegeeinrichtungen von Vorteil, das Betäubungsmittel durch die Apotheke vernichten zu lassen und ein Vernichtungsprotokoll aufzubewahren.

❯ Die sachgemäße Verabreichung und der korrekte Umgang mit dem Betäubungsmittel soll durch den verordnenden Arzt einmal im Monat überprüft werden und die Durchführung der Kontrolle im Betäubungsmittelbuch in der äußersten rechten Spalte durch den Arzt abgezeichnet werden.

4.8.2 Verabreichung von Medikamenten

Jede Einrichtung sollte außerdem genaue Vorgaben für den allgemeinen Umgang mit Medikamenten in einer Verfahrensregelung formulieren. Inhaltlich sind mehrere Faktoren sinnvoll, beispielsweise die Qualifikation der Mitarbeiter, die Medikamente richten, bereitstellen oder verabreichen, Vorgaben bezüglich der ärztlichen Anordnung, Umgang mit telefonischen Anordnungen, Lagerung und Kontrolle von Medikamenten.

4.8.2.1 Anordnung

Eine Medikamentengabe darf prinzipiell nur nach ärztlicher Anordnung ausgeführt werden. Dabei ist darauf zu achten, dass die Anordnung vollständig mit korrektem Namen des Medikaments, genauer Dosierung, Anordnungsdatum sowie Name und Handzeichen des verordnenden Arztes in der Pflegedokumentation festgehalten ist.

Für Bedarfsmedikationen muss zusätzlich die eindeutige Festlegung des Bedarfsfalls, die einmalige Höchstdosis und die maximale Tagesdosis aus der Anordnung hervorgehen.

Telefonische Anordnungen sind nicht zulässig bzw. nur in Notfallsituationen möglich. Ein entsprechender Eintrag in der Pflegedokumentation ist unerlässlich, die am Telefon gehörte Anordnung sollte von der ausführenden Person noch einmal wiederholt und im Anschluss formal bestätigt werden. In jedem Fall ist es sicherer, zusätzlich eine schriftliche Verordnung per Telefax einzuholen. Diese muss neben dem Praxisstempel immer auch das Datum und die Unterschrift des verordnenden Arztes beinhalten.

Ambulante Pflege
In der ambulanten Pflege ist das Abzeichnen der Medikamente oftmals schwierig, insbesondere dann, wenn der Pflegedienst nicht für die Verabreichung der Medikation zuständig ist. Sinnvoll ist es in diesen Fällen, zumindest eine Anordnung mittels Telefax einzuholen, auch um mögliche Nebenwirkungen rechtzeitig erkennen zu können.

4.8.2.2 Aufbewahrung

Notwendig ist neben der richtigen Medikamentengabe und Dokumentation auch die ordnungsgemäße Aufbewahrung. Die Medikamente müssen in einem abgeschlossenen Schrank aufbewahrt werden, idealerweise im Dienstzimmer der jeweiligen Station oder des Wohnbereichs.

Pflegeheim
Im Altenpflegebereich werden die Medikamente üblicherweise bewohnerbezogen aufbewahrt, es sei denn, die Medikamente werden von der Apotheke gerichtet und verblistert, was in vielen Einrichtungen der Fall ist. Bewohnerbezogene Medikamente müssen immer mit dem Namen des Bewohners versehen werden. Bei der Verblisterung sind andere Faktoren notwendig, um eine sichere Verabreichung zu erreichen, etwa die Kontrolle der Blister oder die Möglichkeit durch Fotos oder online das geblisterte Medikament identifizieren zu können.

Medikamente sollten generell nicht über 25–30 °C gelagert werden, höhere Temperaturen sind lediglich zu vertreten, wenn die Medikamente in speziellen, tropengeeigneten Blistern verpackt sind. Kühl zu lagernde Medikamente werden in einem separaten Medikamentenkühlschrank mit einer Temperatur zwischen 2 °C und nicht über 8 °C aufbewahrt. Die Temperatur des Kühlschranks muss regelmäßig kontrolliert und die Kontrolle dokumentiert werden.

4

> Bei Lösungen oder Tropfen muss das Anbruchdatum mit einem permanenten Stift vermerkt und gleichzeitig im Beipackzettel der Verfall nach Anbruch überprüft werden. Gleiches gilt für Insulinpens, Spüllösungen, Infusionslösungen, Sondennahrung und andere Medikamentenzubereitungen mit begrenzter Haltbarkeit.

4.8.2.3 Verabreichung

Um Verwechslungen, Fehlmedikationen oder falsche Dosierungen auszuschließen, muss vor jeder Medikation die 6-R-Regel angewendet werden.

6-R-Regel:
- Richtiger Patient
- Richtige Zeit
- Richtiger Wirkstoff/Medikament
- Richtige Dosis
- Richtige Applikationsform
- Richtige Dokumentation

4.9 Auswirkungen des Expertenstandards

Durch die Veröffentlichung des Expertenstandards Schmerzmanagement in der Pflege kam es zu einer Sensibilisierung der Pflege für das Vorhandensein und die Bedeutung von Schmerzen. Dadurch kam es auch zu einer positiven Entwicklung bei der Verwendung von Instrumenten und vermutlich zu einem Zuwachs an Fachkompetenz.

Problematisch ist auch momentan mit Sicherheit noch der Einsatz von Akutschmerzteams, die Durchführung von nicht-medikamentösen Maßnahmen sowie das Akutschmerzmanagement bei nicht-kommunikationsfähigen und vor allem bei dementen Menschen. Hier überwiegt eventuell noch die Medikation mit Psychopharmaka, besonders beim Auftreten von Unruhezuständen, die eventuell auch schmerzbedingt sein könnten.

Literatur

Deutsches Netzwerk für Qualitätsentwicklung in der Pflege (Hrsg) (2020) Expertenstandard Schmerzmanagement in der Pflege, Entwicklung – Konsentierung – Implementierung, Schriftenreihe des Deutschen Netzwerks für Qualitätsentwicklung in der Pflege (DNQP), Osnabrück

Deutsches Netzwerk für Qualitätsentwicklung in der Pflege (Hrsg) 1. Aktualisierung (2011) Expertenstandard Schmerzmanagement in der Pflege bei akuten Schmerzen, Schriftenreihe des Deutschen Netzwerks für Qualitätsentwicklung in der Pflege (DNQP), Osnabrück

Deutsches Netzwerk für Qualitätsentwicklung in der Pflege (Hrsg) (2015) Expertenstandard Schmerzmanagement in der Pflege bei chronischen Schmerzen Entwicklung – Konsentierung – Implementierung, Schriftenreihe des Deutschen Netzwerks für Qualitätsentwicklung in der Pflege (DNQP), Osnabrück

Mc Caffery M, Pasero C (1999) Pain clinical management. Mosby, St. Louis

Handl E (Hrsg) (2009) Praxishandbuch ZOPA ©Schmerzeinschätzung bei Patienten mit kognitiven und/oder Bewusstseinsbeeinträchtigungen. Verlag Huber, Bern

Herwig-Kröner B, Frettlöh J, Klinger R (2011) Schmerzpsychotherapie. Grundlage, Diagnostik, Krankheitsbilder, Behandlung, 7. Aufl. Springer Verlag, Heidelberg Berlin

Osterbrink J (Hrsg) Mc Caffery M, Beebe A, Latham J (1999) Schmerz. Ein Handbuch für die Pflegepraxis, Ullstein Mosby GmbH, Berlin, Wiesbaden

▶ www.dnqp.de. Zugegriffen: 2. Okt. 2023

Deutsche Schmerzakademie (deutsche-schmerzakademie.de). Zugegriffen: 2. Okt. 2023

▶ www.schmerzfreie-stadt.de. Zugegriffen: 2. Okt. 2023

Expertenstandard Sturzprophylaxe in der Pflege

Inhaltsverzeichnis

Ergänzende Information Die elektronische Version dieses Kapitels enthält Zusatzmaterial, auf das über folgenden Link zugegriffen werden kann ▶ https://doi.org/10.1007/978-3-662-68474-0_5.

© Der/die Autor(en), exklusiv lizenziert an Springer-Verlag GmbH, DE, ein Teil von Springer Nature 2024
S. Schmidt, *Expertenstandards in der Pflege – eine Gebrauchsanleitung*,
https://doi.org/10.1007/978-3-662-68474-0_5

5

Das Kapitel beschäftigt sich mit dem Expertenstandard Sturzprophylaxe in der Pflege des Deutschen Netzwerks für Qualitätsentwicklung in der Pflege DNQP, der im Jahr 2013 zum ersten und 2022 zum zweiten Mal aktualisiert wurde. Die Vermeidung von Stürzen durch die Beeinflussung von entsprechenden Risikofaktoren und die Umsetzung der Inhalte des Expertenstandards in die Pflegepraxis sind Schwerpunkte dieses Kapitels. Handlungsleitend ist dabei nicht ausschließlich die Vermeidung von Stürzen, sondern vor allem die Verminderung von Sturzfolgen. Die Inhalte des Expertenstandards können auch auf weniger untersuchte Gruppen, etwa Kinder oder Menschen mit Behinderungen, übertragen werden. Dargestellt wird die Implementierung in den Pflegeprozess, z. B. durch eine Anpassung des Umfelds, durch den Einsatz von geeigneten Hilfsmitteln oder durch Gleichgewichtstraining, sowie die Implementierung in die hauseigenen Pflegestandards. Die erforderlichen Formulare, etwa geeignete Sturzrisikoskalen oder Sturzprotokolle werden vorgestellt, außerdem daraus resultierende organisatorische Besonderheiten, wie die Erhebung einer Sturzstatistik.

5.1 Grundlagen und Folgen des Sturzes

Samuel Shem schreibt in seinem Roman „House of god":

> Gomer gehen zu Boden. (Gomer ist die Abkürzung für „Go out of my emergency room")

Er beschreibt in satirischer Form eine alltägliche Realität, die für den Betroffenen häufig Pflegebedürftigkeit und Abhängigkeit auslöst und bei Angehörigen und Pflegekräften Schuldgefühle und Selbstvorwürfe verursacht.

Jeder Mensch über 65 Jahre stürzt durchschnittlich einmal pro Jahr, Frauen häufiger als Männer. Sowohl von älteren, schwerkranken Menschen, die zuhause leben, als auch von Pflegeheimbewohnern werden mindestens 15 % innerhalb eines Jahres sturzbedingt in ein Krankenhaus aufgenommen.

Sturz

Ein Sturz ist ein Ereignis, bei dem der oder die Betroffene unbeabsichtigt auf dem Boden oder auf einer anderen tieferen Ebene aufkommt.

In der zweiten Aktualisierung werden „Beinahe-Stürze" ebenfalls berücksichtigt, etwa wenn eine anwesende Pflegekraft den Sturz auffangen kann. Diese Ereignisse werden im Rahmen der Risikofaktoren betrachtet, aber nicht als Sturz gewertet. Außerdem besteht die Möglichkeit, dass nicht der gesamte Körper die tiefere Ebene berührt.

In solchen Fällen kann es hilfreich sein, Gangbild und Verhalten zu beobachten, da gerade psychisch veränderte Menschen sich gelegentlich auch bewusst auf den Boden setzen oder legen.

Jeder Mensch hat ein Risiko zu stürzen, wobei über dieses alltägliche Risiko hinaus Stürze durch den Verlust der Fähigkeit, Stürze zu vermeiden, entstehen. Stürze treten prinzipiell in jedem Lebensalter auf, allerdings sind die daraus resultierenden Verletzungen mit zunehmendem Alter gravierender, sodass es in der Pflege zeitweise selbstverständlich war, zur Vermeidung von Stürzen ein Bettseitenteil oder einen Rollstuhlgurt anzubringen.

❯ Eine Freiheitsentziehung dient nicht der Sturzprophylaxe. Eine Freiheitsentziehung ist vielmehr ein umgebungsbezogener Sturzrisikofaktor!

Die physischen und psychischen Folgen eines Sturzes stellen für die Betroffenen zum Teil einen enormen Einschnitt in die selbstständige Lebensführung dar, vor allem dann, wenn durch den Verlust des Vertrauens in die eigenen Fähigkeiten eine soziale Isolation entsteht. In einigen Fällen führt der Sturz sogar zum Tod.

Stürze und Sturzfolgen waren zudem immer wieder Thema juristischer Auseinandersetzungen, bei denen die Frage des Verschuldens und der Aufsichtspflicht konträr diskutiert wurde. Letztendlich hat der Bundesgerichtshof 2005 festgelegt, dass eine Sturzgefahr nicht prinzipiell durch eine Freiheitsentziehung vermieden werden muss. In einem Beschluss des Sozialgerichts Freiburg vom Dezember 2011 wurde der Sozialhilfeträger verpflichtet, eine Sitzwache zu finanzieren, um eine Freiheitsentziehung zu vermeiden.

Das Erkennen von Sturzrisiken und die Konsequenz auf ein identifiziertes Risiko durch adäquate Maßnahmen sind deshalb für alle Pflegeeinrichtungen unerlässlich.

> **Ambulante Pflege**
> Eingeschränkt gilt diese Aussage in der ambulanten Pflege, da eine Umsetzung des Expertenstandards nur bedingt möglich ist. Für den ambulanten Pflegedienst, der keinen vollumfänglichen Pflegevertrag hat, liegt der Schwerpunkt der Umsetzung in einer nachweislichen Beratung, Anleitung und Schulung.

5.2 Standardkriterium 1

S1 Die Pflegefachkraft verfügt über die Kompetenz zur Einschätzung eines Sturzrisikos. **P1a** Die Pflegefachkraft identifiziert unmittelbar zu Beginn des pflegerischen Auftrages mittels eines Screenings systematisch das Sturzrisiko aller Menschen mit Pflegebedarf. Kann ein Sturzrisiko nicht ausgeschlossen werden, erfasst sie mittels einer vertieften Einschätzung systematisch die individuellen personen-, medikamenten- und umgebungsbezogenen Sturzrisikofaktoren. **P1b** Die Pflegefachkraft überprüft die Einschätzung des Sturzrisikos bei Veränderungen der Pflegesituation, nach einem Sturz und in individuell festzulegenden Zeitabständen. (◨ Tab. 5.1, 5.2). **E1** Eine aktuelle, systematische Erfassung des individuellen Sturzrisikos liegt vor.

5.2.1 Implementierung

Die Expertenarbeitsgruppe hat in diesem Standardkriterium eindeutig festgelegt, dass im Verlauf der Pflegeanamnese oder des Erstgesprächs eine Erhebung des Sturzrisikos erfolgen muss. Dabei ist das individuelle Sturzrisiko mehr als die Summe der Sturzrisikofaktoren. Diese sind lediglich die Grundlage einer systematischen Einschätzung, erfasst werden müssen auch alle Ressourcen des Betroffenen.

5.2.1.1 Screening – erste Einschätzung

Im Screening werden zunächst Fragen (◨ Tab. 5.1) vorgeschlagen, die erste Hinweise für die Einschätzung geben können:

❯ Beim Vorliegen von mindestens einem Faktor bei Menschen >65 Jahre oder mindestens zwei Faktoren bei Menschen < 65 Jahren wird eine vertiefte Einschätzung empfohlen. Aus diesem Grund wurde das Alter als separate Zeile in ◨ Tab. 5.1 aufgenommen.

Bei der vertieften Einschätzung werden zum einen personenbezogene Faktoren und zum anderen medikamenten- und umgebungsbezogene Gefährdungen erhoben. Ergänzt wird die Auflistung durch sogenannte „Prädiktoren" bzw. Hinweise, also Annah-

5

◘ Tab. 5.1   Screening – erste Einschätzung des Sturzrisikos

Personenbezogene Sturzrisikofaktoren	Hinweise	Ja	Nein
Sturz- und Frakturvorgeschichte	Sind Sie in den letzten 12 Monaten gestürzt? Falls Ja – wie oft? Haben Sie sich verletzt? Frakturen in den vergangenen 12 Monaten? (ggf. Vordiagnosen oder multiprofessionelle Anamnesen einbeziehen)		
Sturzangst	Haben Sie Angst oder Sorge zu stürzen?		
Mobilitätsbeeinträchtigung (Kraft, Balance, Ausdauer und Beweglichkeit)	Fühlen Sie sich unsicher beim Stehen oder Gehen? Benutzen Sie ein Hilfsmittel?		
Kognitive Beeinträchtigung	Prüfen der Orientierung (Zeit, Ort, Person und Situation)		
Alter	>65 Jahre		

men, aus denen eine Sturzgefährdung abgeleitet werden kann. Die daraus resultierenden Risikofaktoren werden in der folgenden Tabelle (◘ Tab. 5.2) dargestellt.

Pflegeheim + ambulante Pflege
In der aktualisierten Version des Expertenstandards wird noch einmal explizit darauf hingewiesen, dass das empfohlene zweischrittige Verfahren auch dann sinnvoll ist, wenn mit der Risikomatrix der SIS® gearbeitet wird, da eine kriteriengestützte Einschätzung ermöglicht, den Sachverhalt genauer zu betrachten und entsprechende Konsequenzen für die weitere Planung abzuleiten. Es wird darauf hingewiesen, dass damit nicht der undifferenzierte Einsatz von Assessmentinstrumenten gemeint ist und dass eine kriteriengestütze Einschätzung nicht zwingend mehr Bürokratie bedeutet.

In der Aktualisierung des Expertenstandards wird zum ersten Mal der Faktor Gebrechlichkeit benannt, der zwar nicht identisch aber eng verwandt mit dem Konzept Frailty ist. Dabei handelt es sich um ein multidimensionales geriatrisches Syndrom, das durch eine erhöhte Fragilität, Vulnerabilität und den Verlust individueller Reserven bzw. letztendlich erhöhte Mortalität geprägt ist. In diesem Zusammenhang können beispielsweise die Frailty Phänotypen nach Fried oder die Clinical Frailty Scale bzw. die Frailty Skala der Deutschen Gesellschaft für Geriatrie genauere Hinweise auf den Schweregrad der Frailty liefern. Interventionsmöglichkeiten bietet ebenso die Mobilitätsgalerie der Firma Arjo.

Anhand der identifizierten Risikofaktoren können zur Vermeidung von Stürzen gezielte Maßnahmen ergriffen werden. Ein Risikofaktor liegt dann vor, wenn ein Problem nicht kompensiert ist oder nicht beeinflusst werden kann. So ist beispielsweise eine Sehbeeinträchtigung nur dann ein Risiko, wenn der Betroffene mit dem Hilfsmittel Brille nicht zurechtkommt oder wenn der Visus durch eine Sehhilfe nicht korrigiert werden kann.

Die Intervalle der Einschätzung des Sturzrisikos werden in diesem Standardkriterium nicht eindeutig definiert. Sie sollten jeweils individuell festgelegt werden.

◘ Tab. 5.2 Sturzrisiko Hinweise für die vertiefte Einschätzung

Personenbezogene Risikofaktoren	Ja	Nein
Sturz- und Frakturvorgeschichte		
Sturzangst		
Mobilitätsbeeinträchtigungen (Kraft, Ausdauer, Beweglichkeit, Balance)		
Beeinträchtigungen funktioneller Fähigkeiten, Gebrechlichkeit, Multimorbidität		
Kognitive Beeinträchtigungen		
Depression		
Probleme mit der Urinausscheidung		
Schmerzen		
Diabetes mellitus		
Ernährung (Risiko einer Mangelernährung, kalziumarme Diät, extrem hoher/niedriger BMI) (▶ Kap. 8)		
Sehbeeinträchtigung		
Orthostatische Hypotonie (Schwindel)		
Medikamentenbezogene Sturzrisikofaktoren	**Ja**	**nein**
Androgenrezeptor-Inhibitoren (bei Männern mit Prostatakarzinom, z. B. Enzalutamid (Xtandi™), Apalutamid (Erleada®) und Darolutamid (Nubeqa®)		
Psychotrope Medikamente		
Polypharmazie		
Umgebungsbezogene Sturzrisikofaktoren	**Ja**	**Nein**
Freiheitsentziehende Maßnahmen		
Gefahren in der Umgebung (z. B. Hindernisse auf dem Boden, zu schwache Kontraste, geringe Beleuchtung)		
Inadäquates Schuhwerk		

❯ Prinzipiell muss nach jedem Sturz eine neue Einschätzung erfolgen.

Außerdem wird durch verschiedene Faktoren das Sturzrisiko plötzlich beeinflusst, beispielsweise bei Umgebungswechseln, etwa der Umzug in einen anderen Wohnbereich oder die Verlegung auf eine andere Station, bei plötzlichen Veränderungen des Gesundheitszustandes oder bei Änderungen der Medikation. Generell gilt der Grundsatz, dass eine Einschätzung häufiger notwendig ist, wenn das Setting akuter wird.

❯ Das individuelle Wiederholungsintervall muss in Abhängigkeit vom Allgemein- und Pflegezustand immer wieder neu bestimmt werden.

5.3 Standardkriterium 2

S2a Die Einrichtung verfügt über eine Verfahrensregel zur Sturzprophylaxe. **S2b** Die Pflegefachkraft kennt geeignete Interventionen zur Vermeidung von Stürzen und zur Minimierung sturzbedingter Folgen und verfügt über die Kompetenz zur Planung und Vereinbarung geeigneter Maßnahmen. **P2** Die Pflegefachkraft entwickelt gemeinsam mit dem Menschen mit Sturzrisiko und den Angehörigen sowie den beteiligten Berufsgruppen einen individuellen Maßnahmenplan. **E2** Ein individueller Maßnahmenplan zur Sturzprophylaxe liegt vor. Das individuelle Sturzrisiko sowie die notwendigen Maßnahmen sind allen an der Versorgung beteiligten Personen bekannt.

5.3.1 Implementierung einer Verfahrensregel

Im Prinzip verfügen vermutlich alle Pflegeeinrichtungen über eine Verfahrensregel zur Sturzprophylaxe, die lediglich an die aktualisierten Inhalte angepasst werden muss. Üblicherweise ist das Qualitätsmanagement dafür verantwortlich. Die aktualisierten Inhalte müssen regelmäßig geschult und in geeigneter Form im Qualitätsmanagement Handbuch QMHB zur Verfügung gestellt werden.

> Bei der Fortbildung bzw. Schulung zu aktualisierten Expertenstandards haben sich während der Corona-Pandemie auch online bzw. Hybrid-Formate und sogenannte One Minute Wonder OMW also Ein-Minuten-Fortbildungen bewährt.

5.3.2 Implementierung

Entsprechend der identifizierten Sturzrisikofaktoren werden nun in Kooperation mit dem Patienten und seinen Angehörigen entsprechende Maßnahmen (◨ Tab. 5.3) zur Verminderung des Sturzrisikos geplant. Für Risikofaktoren, die durch Pflegemaßnahmen nur wenig oder gar nicht beeinflusst werden können, liegt der Schwerpunkt der Maßnahmenplanung auf der Beobachtung

des Betroffenen und auf allgemeinen prophylaktischen Maßnahmen zur Verbesserung des Gleichgewichts und der Mobilität.

Andere Risikofaktoren können gezielt durch Pflegemaßnahmen beeinflusst werden. In der folgenden Tabelle werden zu allen Risikofaktoren allgemeine Hinweise gegeben, es erfolgt in diesem Fall keine individuell beschriebene Pflegeplanung, da das Thema sehr komplex ist.

> ❯ Hierfür wurde ein spezielles Trainingsprogramm entwickelt, in dem die Körperbalance durch ein gezieltes Krafttraining und durch Gleichgewichtsübungen verbessert wird.

Angeboten wird dieses Training vor allem von Krankenkassen, insbesondere der AOK, momentan jedoch noch nicht im ambulanten Bereich. Das Training wird von speziell ausgebildeten Physiotherapeuten angeleitet und sollte nach Erlernen der Übungen von den Betroffenen fortgesetzt werden.

5.3.2.1 Maßnahmenplan

Bei der Planung von geeigneten Interventionen wird nun unterschieden zwischen Einzelmaßnahmen und Maßnahmenpaketen. Zum besseren Verständnis werden jeweils einige Beispiele aufgeführt.

Einzelmaßnahmen
- Anpassung der Wohnungsumgebung
- Anpassung der Medikation in Kooperation mit dem Arzt
- Anpassung der Sehhilfen; hier ist besondere Aufmerksamkeit in der Zeit nach einer Anpassung z. B. von Mehrstärken-/Gleitsichtbrillen geboten
- Anpassung von Schuhwerk
- Einsatz von Hilfsmitteln, z. B. (Hüft-) protektoren, Sturzhelme
- Kraft- und Balancetraining, Ausdauer- und Koordinationsübungen
- Podologische Interventionen, insbesondere im ambulanten Setting

■ **Tab. 5.3** Beispielhafte Pflegeplanung

Pflegeproblem	Ressource	Pflegeziel	Pflegemaßnahmen
Beeinträchtigung funktioneller Fähigkeiten: – z. B. Einschränkungen in den Aktivitäten des täglichen Lebens Beeinträchtigung sensomotorischer Funktionen und/oder der Balance – z. B. Einschränkungen der Gehfähigkeit oder – Balance-Störungen	Hier werden die individuell vorhandenen Mobilitätsressourcen beschrieben	Die Zielsetzung sollte unter Berücksichtigung der Ziele des Betroffenen so formuliert werden, dass in kleinen Schritten Verbesserungen erreicht werden; wichtig ist eine realistische Unterteilung in Nahziele, die wochenweise formuliert werden Bei schlechtem Allgemeinzustand und Erkrankungen mit infauster Prognose muss berücksichtigt werden, dass Verbesserungen eventuell nicht mehr möglich sind	Unter Einbeziehung anderer Berufsgruppen sollen aktivierende Übungsmaßnahmen durchgeführt werden; das Trainingsprogramm zur Sturzprophylaxe der Krankenkassen beinhaltet Übungen zur Verbesserung der Kraft und des Gleichgewichts; eine Überprüfung der Ergebnisse durch den Tinetti-Test und den Timed up and go Test ist u. U. hilfreich Bei Osteoporose kann zusätzlich Vitamin D3 und Kalzium eingesetzt werden, hier ist auch eine intensive Ernährungsberatung wichtig
Sehbeeinträchtigungen	Verwendung von Sehhilfen	Nah- und Fernziel sind identisch, anzustreben ist immer die Optimierung der Sehkraft und die Unterstützung im Umgang mit Sehhilfen	Ein Visusverlust von 30 % geht mit einem erhöhten Frakturrisiko einher, insbesondere dann, wenn beide Augen betroffen sind; die Erreichbarkeit, die richtige Stärke, der richtige Sitz und die Sauberkeit des Hilfsmittels müssen gewährleistet sein Eine Überprüfung der Brille durch einen Augenarzt oder einen Optiker ist wichtig, besondere Aufmerksamkeit ist erforderlich, wenn eine neue Brille angepasst wurde, insbesondere bei Gleitsichtgläsern
Kognitive Beeinträchtigungen (akut und/oder chronisch) Depression	Ressource bei kognitiven Beeinträchtigungen kann die Kooperationsfähigkeit des Betroffenen sein, bei Veränderungen der Stimmung zusätzlich die noch vorhandene Einsichtsfähigkeit	In allen Fällen ist eine Verbesserung der Beeinträchtigung anzustreben, wobei dies nicht immer möglich ist und zudem eine fachärztliche Tätigkeit darstellt Bei deliranten Patienten muss die Ursache erkannt und behandelt werden	Mögliche Maßnahmen zur Verbesserung der Stimmung und zur Erhaltung kognitiver Fähigkeiten sind in Abhängigkeit vom körperlichen Zustand: – Regelmäßige Bewegung – 10 min Aktivierung – Kognitives Training – Regelmäßige Gespräche – Erarbeitung einer Tagesstruktur – Medikation nach ärztlicher Verordnung

(Fortsetzung)

◻ Tab. 5.3 (Fortsetzung)

Pflegeproblem	Ressource	Pflegeziel	Pflegemaßnahmen
Gesundheitsstörungen, die mit Schwindel, kurzzeitigem Bewusstseinsverlust oder ausgeprägter körperlicher Schwäche einhergehen	Mögliche Ressource wäre die Fähigkeit des Betroffenen, auf sich aufmerksam zu machen	Die möglichst komplette Vermeidung des Ereignisses sollte in Kooperation mit Ärzten und Fachärzten angestrebt werden	Je nach Ursache müssen verschiedene Vitalzeichen regelmäßig kontrolliert werden: – Puls und Blutdruck – Atmung – Blutzucker Insgesamt ist für Betroffene eine intensive allgemeine Krankenbeobachtung notwendig; eine Anleitung zur Vermeidung von Blutdruckabfällen ist erforderlich Bei kardialen Erkrankungen kann das Sturzrisiko durch den Einsatz eines Herzschrittmachers um 66 % vermindert werden
Kontinenzprobleme	Bei vorhandenem Unterstützungsbedarf ist die Ressource ebenfalls die Fähigkeit, Hilfe in Anspruch zu nehmen	Das individuelle Ziel des Betroffenen, die größtmögliche Selbstständigkeit, kann deutlich vom allgemeinen Ziel, der größtmöglichen Sicherheit, abweichen	Die Unterstützung muss dem Betroffenen so angeboten werden, dass er sie auch in Anspruch nehmen wird; der wichtigste Faktor in diesem Zusammenhang ist die Beachtung des Schamgefühls und der Privatsphäre; dieses Problem kann auch kurzfristig auftreten, z. B. bei akuter Diarrhö Anpassung der Umgebung
Sturzangst	Eine Ressource des Betroffenen wäre die Fähigkeit, Ängste zu thematisieren	Individuelles und allgemeines Nah- und Fernziel ist eine angstfreie Mobilität	Maßnahmen in diesem Bereich sind die Beschaffung und Beratung im Umgang mit Hilfsmitteln, die eine selbstständige Mobilität ermöglichen, etwa personelle Unterstützung, Gehhilfen, Protektoren, Niedrigbetten, Sensormatten etc.
Stürze in der Vorgeschichte		Das Ziel ist abhängig von der Anamnese und Ursache; Art und Ort von Stürzen wiederholen sich	Entsprechend der Analyse der in der Vorgeschichte aufgetretenen Stürze, etwa die optimale Einstellung von Blutzucker oder Blutdruck, Vermeidung von Dehydration etc.

(Fortsetzung)

5

□ Tab. 5.3 (Fortsetzung)

Pflegeproblem	Ressource	Pflegeziel	Pflegemaßnahmen
Verwendung von Hilfsmitteln (diese werden in der Aktualisierung nicht mehr konkret benannt)	Bei korrekter Verwendung geben Hilfsmittel dem Betroffenen ein Gefühl der Sicherheit	Das Ziel ist abhängig von der Grunderkrankung; entweder korrekter Umgang mit dem Hilfsmittel oder zunehmende Unabhängigkeit von Hilfsmitteln; in diesem Fall müssen Nahziele kurzfristig formuliert werden	Das Risiko eines Sturzes erhöht sich bei der Verwendung von Gehhilfen um den Faktor 1,7; Wichtigste Maßnahme ist deshalb die Anleitung des Betroffenen im Umgang und die Beobachtung. Soll eine weitere Unabhängigkeit erreicht werden, sind Trainingsmaßnahmen indiziert
Schuhe und Kleidung	Eine mögliche Ressource ist die Kooperationsbereitschaft	Ziel ist die Auswahl geeigneter Schuhe und Kleidung in Absprache mit dem Betroffenen und seinen Angehörigen	Die Maßnahmen sind abhängig von dem genauer differenzierten Problem: – Ungeeignete Schuhe, Strümpfe – Fußprobleme – Zu weite Kleidung – Knöpfe und Haken – Probleme beim An- und Ausziehen etc.
Medikamente: – Antihypertensiva – Psychotrope Medikamente – Polypharmazie	Eine mögliche Ressource ist die Compliance bei der Medikamenteneinnahme	Je nach Grunderkrankung sollte die Medikation in möglichst niedriger Dosierung erfolgen bzw. auf sedierende Medikamente komplett verzichtet werden	Das Problem tritt vor allem dann auf, wenn mehr als drei Medikamente eingenommen werden; eine intensive Beobachtung, Kooperation mit Arzt und Facharzt und das frühzeitige Erkennen von Nebenwirkungen ist wichtig
Gefahren in der Umgebung	Diese Probleme sind größtenteils gut beeinflussbar. Erforderliche Ressource ist die Kooperation des Betroffenen	Ziel ist in jedem Fall die Identifikation und Behebung von Gefahrenquellen	Je nach Auslöser kann das Problem evtl. umgehend gelöst werden; Aufgabe der Pflegefachkraft ist die regelmäßige Beratung des Betroffenen und seiner Angehörigen; Freiheitsentziehungen führen zu einer weiteren Gefährdung

Im Einzelfall können Niedrigbetten, Identifikationsarmbänder oder Bettalarmsysteme sinnvoll sein, die Expertenarbeitsgruppe verweist in der 2. Aktualisierung jedoch darauf, dass diese Maßnahmen eventuell als freiheitsentziehende Maßnahme zu werten sind (▶ Abschn. 5.3.3).

 — Für technologische Interventionen, etwa kognitive Spiele, Tele-Health, Smart-Home-Systeme etc. sind die Erkenntnisse derzeit nicht ausreichend, es gibt aber auch keine Erkenntnisse, die dagegen sprechen.

Multimodale Interventionsprogramme Sie zielen auf eine Vielzahl von Sturzursachen ab und versprechen größeren Erfolg bei der Verminderung von Stürzen. Unterschieden werden multiple und multifaktorielle Programme, wobei bei den multiplen Programmen alle Teilnehmer identische Maßnahmen erhalten, bei den multifaktoriellen Programmen ist dies nicht der Fall:

 — Gezielte Veränderung der Umgebung zur Verminderung der Sturzgefahr, kombiniert mit einer Anpassung der Sehhilfen und einem Kurs mit Balance- und Kraftübungen, kommen als multiples Programm in Betracht.
 — Bei den multifaktoriellen Programmen können auch Interventionen geplant werden, die das individuelle Sturzrisiko berücksichtigen, sofern dies zuvor erhoben wurde.

Alle Maßnahmen beruhen auf einer pflegefachlichen Entscheidung, erscheinen zum Teil selbstverständlich, etwa die Einstellung einer adäquaten Betthöhe oder der Einsatz geeigneter Schuhe, werden aber gerade deswegen in der Planung nicht bedacht.

Die beispielhaft angeführten Konsequenzen und Pflegemaßnahmen sollen in einem individuellen Maßnahmenplan erfasst und regelmäßig evaluiert werden. Dabei ist zu bedenken, dass ein Sturz mit wenigen Ausnahmen stets multifaktoriell bedingt ist.

Die Umsetzung dieses Standardkriteriums beinhaltet die Informationsweitergabe innerhalb der Pflegeeinrichtung, etwa bei Verlegungen im Haus. Dabei müssen sämtliche Berufsgruppen berücksichtigt werden, beispielsweise Beschäftigungstherapeuten, Röntgenassistenten, Physiotherapeuten und andere interne Leistungserbringer.

Für diese interne Kommunikation ist die direkte Informationsweitergabe am besten geeignet. Außerdem sollten regelmäßig Teamsitzungen stattfinden, an denen auch andere Berufsgruppen teilnehmen.

Außerdem ist die externe Kommunikation an eine weiterbetreuende Einrichtung Bestandteil dieses Standardkriteriums. Sofern ein Patient oder Bewohner nur kurzfristig einen anderen Bereich aufsucht, beispielsweise eine Arztpraxis oder ein Krankenhaus zur Diagnostik, sollte auch hier eine direkte Übermittlung des Sturzrisikos erfolgen.

❯ Bei einer längerfristigen Betreuung durch eine andere Institution ist es von Vorteil, das Sturzrisiko, die geplanten Maßnahmen und die verwendeten Hilfsmittel in der Pflegeüberleitung mitzuteilen. Sofern die Hilfsmittel Eigentum des Betroffenen sind, müssen sie bei einer Verlegung selbstverständlich auch mitgegeben werden.

Bei der zweiten Aktualisierung des Expertenstandards wurden auch verschiedene Leitlinien berücksichtigt, die für unterschiedliche Settings formuliert wurden. Die Inhalte bestätigen die aufgeführten Ergebnisse und Interventionen der aktualisierten Literaturstudie. Auch bei den Studienergebnissen für Kinder gab es keine relevanten neuen Erkenntnisse, wobei die Studienlage für diese Zielgruppe insgesamt sehr begrenzt ist.

5.3.3 Freiheitsentziehung

Der größte Teil freiheitsentziehender Maßnahmen FEM wird noch immer mit einer Sturzgefährdung begründet. In der Altenhilfe werden zur Vermeidung von Stürzen

Beschlüsse beim Vormundschaftsgericht vor allem für Bettseitenteile und für Rollstuhlgurte beantragt. Im Klinikbereich werden Bettseitenteile vor allem dann angebracht, wenn ein rechtfertigender Notstand vorliegt, gelegentlich fehlt jedoch für dieses Vorgehen sogar eine schriftliche ärztliche Anordnung. In der ambulanten Pflege werden Pflegebetten häufig schon mit Bettgitter geliefert, ein Beschluss oder eine ärztliche Anordnung liegen nicht immer vor.

> **Praxistipp**
>
> Die Notwendigkeit für eine Legitimation einer Freiheitsentziehung ist nicht allen Pflegekräften und Angehörigen bewusst.

Geregelt wird der Tatbestand der Freiheitsentziehung im Grundgesetz GG Artikel 104 und im Bürgerlichen Gesetzbuch BGB § 1906 (Genehmigung des Betreuungsgerichts bei freiheitsentziehender Unterbringung und bei freiheitsentziehenden Maßnahmen).

§ 1906 Genehmigung des Betreuungsgerichts bei freiheitsentziehender Unterbringung und bei freiheitsentziehenden Maßnahmen

1. Eine Unterbringung des Betreuten durch den Betreuer, die mit Freiheitsentziehung verbunden ist, ist nur zulässig, solange sie zum Wohl des Betreuten erforderlich ist, weil.
   1. aufgrund einer psychischen Krankheit oder geistigen oder seelischen Behinderung des Betreuten die Gefahr besteht dass er sich selbst tötet oder erheblichen gesundheitlichen Schaden zufügt, oder.
   2. zur Abwendung eines drohenden erheblichen gesundheitlichen Schadens eine Untersuchung des Gesundheitszustands, eine Heilbehandlung oder ein ärztlicher Eingriff notwendig ist, die Maßnahme ohne die Unterbringung des Betreuen nicht durchgeführt werden kann und der Betreute aufgrund einer psychischen Krankheit oder geistigen oder seelischen Behinderung die Notwendigkeit der Unterbringung nicht erkennen oder nicht nach dieser Einsicht handeln kann.

2. 1Die Unterbringung ist nur mit Genehmigung des Betreuungsgerichts zulässig. 2Ohne die Genehmigung ist die Unterbringung nur zulässig, wenn mit dem Aufschub Gefahr verbunden ist; die Genehmigung ist unverzüglich nachzuholen.

3. 1Der Betreuer hat die Unterbringung zu beenden, wenn ihre Voraussetzungen weggefallen sind. 2Er hat die Beendigung der Unterbringung dem Betreuungsgericht unverzüglich anzuzeigen.

4. Die Absätze 1 bis 3 gelten entsprechend, wenn dem Betreuten, der sich in einem Krankenhaus, einem Heim oder einer sonstigen Einrichtung aufhält, durch mechanische Vorrichtungen, Medikamente oder auf andere Weise über einen längeren Zeitraum oder regelmäßig die Freiheit entzogen werden soll.

5. 1Die Unterbringung durch einen Bevollmächtigten und die Einwilligung eines Bevollmächtigten in Maßnahmen nach Absatz 4 setzen voraus, dass die Vollmacht schriftlich erteilt ist und die in den Absätzen 1 und 4 genannten Maßnahmen ausdrücklich umfasst. 2Im Übrigen gelten die Absätze 1 bis 4 entsprechend.

In Pflegealltag herrscht bisher keine ausreichende Sensibilität für die Tatsache, dass durch eine Einschränkung der Freiheit mit daraus resultierender Einschränkung der Mobilität das Sturzrisiko erhöht wird.

Aus diesem Grund hat das Bundesministerium für Familie, Senioren, Frauen und Jugend ein Projekt zur Reduzierung körpernaher Fixierungen ins Leben gerufen, das inzwischen bundesweit implementiert wird (Freiheitseinschränkende Maßnahmen).

5

Freiheitseinschränkende Maßnahmen

Freiheitseinschränkende Maßnahmen (FEM) gehören zu den schwersten Eingriffen in die Menschenrechte, das gilt ganz besonders für die körpernahe Fixierung. Bauchgurte, etwa im Bett und am Stuhl, aber auch unnötige Bettgitter sowie Psychopharmakagabe zur Ruhigstellung, Stecktische und abgeschlossene Türen greifen empfindlich in die Freiheitsrechte eines Menschen ein. Im Projekt ReduFix konnte gezeigt werden, dass durch eine multifaktorielle Intervention auf einen Teil von körpernahen Fixierungsmaßnahmen ohne negative Konsequenzen für Heimbewohner verzichtet werden kann. (Projekt ReduFix).

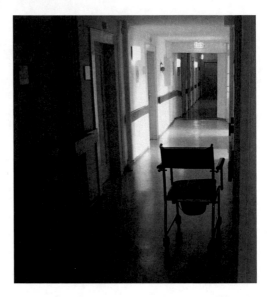

☐ **Abb. 5.2**   Bettseitenteil. (© Gerd Altmann/PIXELIO)

Begleitet wurde das Projekt ReduFix von einer Kampagne, die den verantwortungsvollen Umgang mit Fixierungen anregen möchte, und in Baden Württemberg zusätzlich mit dem Modellvorhaben PräFix zur Gewaltprävention in der Langzeitpflege. Dabei konnten Einrichtungen kostenfrei an einer eintägigen Schulung nach dem ReduFix Konzept teilnehmen und sich in der Freiburger Erklärung zum weitestgehenden Verzicht auf FEM verpflichten.

Berücksichtigt man die Zahl der Pflegebedürftigen, bei denen freiheitsentziehende Maßnahmen angewendet werden, und die Anzahl der Menschen, die durch eine (unsachgemäße) Freiheitsentziehung einen körperlichen Schaden erleiden oder gar zu Tode kommen, bleibt zu hoffen, dass sich die gängige Praxis weiter verändern möge und ein sensibler Umgang mit Freiheitsentziehungen stattfindet, bei dem das Anbringen eines Bettseitenteils (☐ Abb. 5.2) oder eines Gurts nur als allerletzte Maßnahme oder gar nicht in Betracht kommt.

> **Praxistipp**
>
> Für alle Einrichtungen im Pflegesektor ist es dringend notwendig, zu überprüfen, welche alternativen Maßnahmen eine Freiheitsentziehung vermeiden können. Dieser Prozess muss auch nachvollziehbar dokumentiert werden. Wenn Bettseitenteile unvermeidbar sind, sollten zweigeteilte Modelle verwendet werden.

Der Einsatz von FEM sollte auf wenige Notfälle, z. B. bei akuten psychiatrischen Erkrankungen, beschränkt sein.

Seit einigen Jahren ist zwar ein Rückgang der mechanischen Freiheitsentziehungen zu beobachten, parallel konnte jedoch der Anstieg des Einsatzes von sedierenden Medikationen festgestellt werden. Das Wissenschaftliche Institut WIdO der Allgemeinen Ortskrankenkassen AOK veröffentlicht dazu regelmäßig Zahlen.

Die Bundeskonferenz zur Qualitätssicherung im Gesundheits- und Pflegewesen e. V. BUKO-QS hat eine Veröffentlichung mit dem Titel „Mobilität und Sicherheit bei Menschen mit demenziellen Einschränkungen in stationären Einrichtungen" herausgegeben, in der der Zusammenhang von Alternsprozess, Demenzerkrankung, motorischen, sensorischen und psychischen Beeinträchtigungen und gravierenden Einschränkungen der Mobilität der Betroffenen betrachtet wird. Auf der Basis empirischer Befunde wurde folgendes Ergebnis formuliert.

> **Mobilität**
> Pflegeheimbewohnern und -bewohnerinnen mit Demenz ist ein Höchstmaß an Mobilität zu ermöglichen und gleichzeitig sind die Risiken im Zusammenhang mit Mobilität zu verringern.
> Die Ausschaltung aller Gefahren würde die Lebensqualität allerdings erheblich einschränken und wäre mit unverhältnismäßigen Eingriffen in die Persönlichkeitsrechte der Bewohner verbunden. Ziel ist es daher, den individuell sehr unterschiedlichen Gewohnheiten und Sicherheitsbedürfnissen sowie dem individuellen Schutzbedarf der pflege- und hilfebedürftigen Menschen Rechnung zu tragen.
> Mobilität und Sicherheit spielen eine zentrale Rolle in der persönlichen Lebensgestaltung älterer Menschen und sind unter Berücksichtigung biografischer Gesichtspunkte im Dialog mit dem Betroffenen abzuwägen. BUKO-QS

5.4 Standardkriterium 3

S3 Die Pflegefachkraft verfügt über die Kompetenz zur Information, Schulung und Beratung bezüglich des Sturzrisikos und geeigneter Interventionen. **P3** Die Pflegefachkraft informiert den pflegebedürftigen

Menschen und die Angehörigen über das festgestellte Sturzrisiko und bietet Schulung und Beratung zur Vermeidung von Stürzen an. **E3** Dem pflegebedürftigen Menschen und ggf. den Angehörigen sind das individuelle Sturzrisiko sowie geeignete Maßnahmen zur Sturzprophylaxe bekannt. Die Information, Schulung und Beratung sind dokumentiert.

5.4.1 Beratung

Die Beratungskompetenz der Pflegefachkraft ist nach Ansicht der Experten ein entscheidender Faktor für die Qualität der Sturzprophylaxe. Pflegerische Beratung und Schulungsangebote in Absprache mit anderen Berufsgruppen, etwa Ärzten oder Physiotherapeuten, und in Kooperation mit dem Patienten bzw. dem Bewohner und seinen Angehörigen sind entscheidende Faktoren für die Vermeidung von Stürzen, für die Verbesserung der Selbstpflegekompetenz und Eigenverantwortung sowie für das Gefühl einer größtmöglichen Unabhängigkeit.

Die Beratung des Betroffenen orientiert sich am individuellen Sturzrisiko (◘ Abb. 5.3). Die beratende Pflegefachkraft sollte außerdem die Auswertungen der Sturzprotokolle berücksichtigen, falls es Stürze in

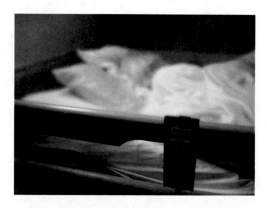

◘ **Abb. 5.3** Stolpergefahren im Wohnumfeld. (© Gerd Altmann/PIXELIO)

5

der Vorgeschichte gab. Oftmals kann beobachtet werden, dass Stürze immer zur gleichen Zeit oder am gleichen Ort oder in der gleichen Situation auftreten. Die Auswertung dieser Faktoren kann wichtige Hinweise auf die Sturzursache geben, sodass Maßnahmen gezielt eingesetzt werden können.

> **Praxistipp**
>
> Die Beratung und Information des Patienten ist dann besonders erfolgreich, wenn der Betroffene das Sturzrisiko nicht als Einschränkung seiner Unabhängigkeit wahrnimmt, sondern aktiv in die Entscheidungsprozesse eingebunden wird.

Zum einen fällt es gerade älteren Menschen schwer, sich von liebgewonnenen Gewohnheiten oder gar Gegenständen zu trennen, beispielsweise bei der Gestaltung des Wohnumfeldes, zum anderen wird das Sturzrisiko gelegentlich als zunehmende Gebrechlichkeit empfunden und deshalb besonders von Menschen, die ihr ganzes Leben lang aktiv und selbstbewusst waren, abgelehnt. Ein „nicht vorhandenes" Risiko kann folglich auch nicht durch Maßnahmen beeinflusst werden.

Die Inhalte und Ergebnisse der Beratung müssen in der Pflegedokumentation festgehalten und im Rahmen der Evaluation aufgegriffen, überprüft und angepasst werden.

> **Ambulante Pflege**
>
> Für den ambulanten Bereich wurde in Australien ein eigenes Sturzrisikoinstrument, das Home Falls and Accidents Screening Tool, Home-FAST (Anhang 13) entwickelt, bei dem vor allem das Wohnumfeld genauer hinterfragt wird. In Deutschland wurde das Instrument bisher nicht verwendet, es ist jedoch ein effektiver Leitfaden für eine Beratung bei der Anpassung des Wohnumfeldes. Bei jeder Frage, die mit Nein beantwortet wird, sollte eine Konsequenz erkennbar sein.

Inhalte der Home-FAST:
- Durchgänge, Flure
- Bodenbeläge
- Lose Teppiche
- Betthöhe, Erreichbarkeit, Nachttisch
- Höhe des Sessels, Armlehnen
- Beleuchtung (Abb. 5.4)
- Erreichbarkeit der Lichtschalter
- Hauseingang, Treppenhaus und Beleuchtung
- Toilettenbenutzung, Sitzhöhe, Haltegriffe
- Badewanne, Zugang
- Duschwanne, Haltegriffe
- Rutschmatten
- Entfernung zwischen Toilette und Schlafzimmer
- Erreichbarkeit von Gegenständen in der Küche
- Transport von Mahlzeiten von der Küche zum Essplatz
- Treppengeländer im Innenbereich und im Außenbereich
- Unterscheidung der einzelnen Treppenstufen

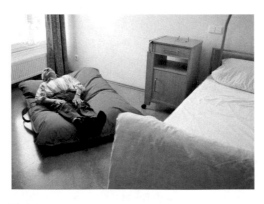

Abb. 5.4 Beleuchtung eines Krankenhausflurs. © Gerd Altmann/PIXELIO

- Eingangstür, Gartenwege
- Gut sitzende Schuhe mit rutschfesten Sohlen
- Gefahren durch Haustiere, Füttern der Haustiere

All diese Punkte spielen in der Beratung eine Rolle und können zum Teil auch im stationären Bereich ein Sturzrisiko verursachen.

Die Beratung sollte immer in einem speziellen Formular dokumentiert werden. Besonders wichtig ist dieser Punkt bei der Beratung zur Anpassung des Wohnumfeldes, vor allem dann, wenn der Patient Veränderungen seiner Wohnung ablehnt, die ein Sturzrisiko darstellen.

Praxistipp

Unter ▶ www.bag-wohnungsanpassung. de bietet die Bundesarbeitsgemeinschaft für Wohnungsanpassung e. V. Materialien und Tipps zur Beratung und Fortbildung von Fachkräften. Dort findet man auch regionale Ansprechpartner.

Im stationären Bereich werden Stolpergefahren normalerweise schon durch eine barrierefreie bauliche Gestaltung ausgeschlossen, sodass die Beratung des Wohnumfeldes im Krankenhaus entfällt.

Allerdings sollten Patienten und ihre Bezugspersonen schon im stationären Rahmen darauf hingewiesen werden, dass Sturzgefahren in der häuslichen Umgebung überprüft und nach Möglichkeit beseitigt werden sollen. Wichtig bei der Beratung und Schulung ist, dass Informationen an die kognitiven Fähigkeiten angepasst werden, um ein Problembewusstsein zu schaffen.

Zusätzlich sollte nach jedem Sturzereignis das direkte Sturzumfeld genau angesehen werden, um ähnliche Ereignisse zu vermeiden.

Krankenhaus

Die Beratung vor der Überleitung in das Wohnumfeld wird durch Flyer oder durch eine Beratungstasche mit Anschauungsmaterial erleichtert.

Im Pflegeheim werden diese Vorgaben durch die Landesheimgesetze lediglich für Gemeinschaftsbereiche festgelegt, die Bewohnerzimmer selbst entsprechen dem privaten Wohnumfeld und sollten deshalb überprüft werden.

Praxistipp

Um die Beratung für Betroffene und Angehörige möglichst praxisnah zu gestalten, ist eine „Beratungstasche" hilfreich. Sie beinhaltet Materialien und Bilder von Hilfsmitteln, z. B. Protektoren, Sensoren, Walker, Funkfinger, die mithilfe von Sanitätshäusern und Lieferanten zusammengestellt werden können.

Für alle Bereiche gilt, dass die Überprüfung der Beleuchtung immer wieder berücksichtigt werden muss.

Krankenhaus

Sturzgefahren entstehen im stationären Bereich weniger durch bauliche Voraussetzungen, sondern vor allem durch Arbeitsabläufe. Eine multiprofessionelle Einschätzung von Sturzgefahren sollte deshalb auch die Arbeitsprozesse pflegefremder Berufsgruppen berücksichtigen.

Sturzgefahren durch Arbeitsprozesse pflegefremder Berufsgruppen:
- Bei Reinigungsarbeiten müssen Rutschgefahren ausgeschlossen werden

5

— Beim Transport von Essenswagen oder Reinigungswagen muss das zuständige Personal darauf achten, dass Zusammenstöße ausgeschlossen werden

— Pflegewagen oder Wäschewagen auf dem Gang blockieren Handläufe und können wegrollen, wenn Betroffene sich daran festhalten möchten

— Bei Anlieferungen müssen sowohl der Lieferant als auch die Mitarbeiter darauf achten, dass Stolpergefahren durch herumstehende Kartons ausgeschlossen werden

— Bei der Verwendung von medizinischen Geräten muss darauf geachtet werden, dass Stolperfallen durch Kabel ausgeschlossen werden

— Die Präsenz einer Pflegekraft reduziert die Häufigkeit von Stürzen und sollte deshalb bei der Planung des Tagesablaufs bedacht werden, beispielsweise Übergabezeiten, Nachtdienst

5.5 Standardkriterium 4

S4a Die Einrichtung ermöglicht zielgruppenspezifische Interventionsangebote und gewährleistet geeignete räumliche und technische Voraussetzungen sowie Hilfsmittel für eine sichere Mobilität. **S4b** Die Pflegefachkraft ist zur Koordination der Interventionen autorisiert. **P4a** Die Pflegefachkraft gewährleistet in Absprache mit den beteiligten Berufsgruppen und dem Menschen mit Sturzrisiko gezielte Interventionen auf der Grundlage des Maßnahmenplans. **P4b** Die Pflegefachkraft sorgt für eine individuelle Umgebungsanpassung sowie für den Einsatz geeigneter Hilfsmittel zur Sturzprophylaxe. **E4** Interventionen, Hilfsmittel und Umgebung sind dem individuellen Sturzrisiko des pflegebedürftigen Menschen angepasst und fördern eine sichere Mobilität.

5.5.1 Implementierung

Maßnahmen der Wohnungsanpassung und Trainingsprogramme zur Sturzprophylaxe wurden schon bei Standardkriterium 3 (▶ Abschn. 5.4.1) beschrieben. Verwiesen wird außerdem auf die Inhalte des Expertenstandards „Erhaltung und Förderung der Mobilität in der Pflege" (▶ Kap. 12). Die Umsetzung dieses Standardkriteriums konzentriert sich deshalb auf die Beschreibung der verschiedenen Hilfsmittel, die eingesetzt werden können.

Betont wird in diesem Zusammenhang noch einmal die Verantwortung der Pflegeeinrichtung für bauliche und technische Voraussetzungen, welche die Sicherheit des Betroffenen erhöhen. Dazu zählen vor allem die Beleuchtung, räumliche Voraussetzungen und die Verfügbarkeit von Hilfsmitteln.

Bauliche Voraussetzungen:

— Handläufe
— Rutschfester Bodenbelag
— Größe des Zimmers

Technische Voraussetzungen:

— Erreichbarkeit der Lichtschalter
— Qualität des Lichts
— Bremsen an Nachttischen, Betten, WC-Stühlen
— Badewannenlift

In der Verantwortung der Einrichtung liegt es außerdem, regelmäßig Kontrollen der Sicherheit der Umgebung und der zur Verfügung gestellten Hilfsmitteln durchzuführen.

> **Praxistipp**
>
> Geräte zur Messung der Lichtintensität (Luxmeter) sind erschwinglich und ermöglichen eine eindeutige Bestimmung der Beleuchtung. Für verschiedene Tätigkeitsbereiche sind Mindestwerte festgelegt, z. B. Computerarbeitsplätze 1500 bis 3000 lx, Leselampen 150 bis 300 lx, Toiletten 150 bis 300 lx.

5.5.2 Hilfsmittel

Hilfsmittel zur Sturzprophylaxe können in verschiedene Gruppen eingeteilt werden. Zum einen werden Hilfsmittel eingesetzt, die die Mobilität erleichtern, zum anderen gibt es schützende Hilfsmittel, die bei einem Sturz die Sturzfolgen vermindern, sowie technische Hilfen, die dazu beitragen, die Mobilität zu erhalten und eine Freiheitsentziehung zu vermeiden.

5.5.2.1 Mobilitätshilfen

Diese Hilfsmittel erleichtern das Gehen, den Transfer oder den Lagerungswechsel im Bett. Mobilitätshilfen sind häufig Bestandteil der barrierefreien Ausstattung einer Pflegeeinrichtung oder werden individuell durch Sanitätshäuser angepasst.

Beispiele für Mobilitätshilfen:
- Unterarmgehstützen
- Gehstöcke
- Rollatoren
- Walker
- Strümpfe mit Anti-Rutschsohlen
- Lifter, Aufstehhilfen
- Höhenverstellbare Betten, Niederflurbetten
- Haltegriffe
- Toilettensitzerhöhung

5.5.2.2 Schützende Hilfsmittel

Diese Hilfsmittel sollen die unmittelbaren Sturzfolgen vermindern. Es handelt sich um körpernahe Protektoren, die im Falle eines Aufpralls die Energie absorbieren und verteilen und dadurch vor allem die Knochen schützen. Protektoren werden in Form von Sturzhelmen, Ellenbogenprotektoren, Handgelenksprotektoren, Knieprotektoren und Hüftprotektoren angeboten, gebräuchlich sind jedoch vor allem Hüftprotektoren. Schützende Hilfsmittel dienen dazu, im Falle eines Sturzes, sturzbedingte Verletzungen zu reduzieren. Dazu gehören auch verschieden Arten von Kontakt- und Sturzmatten (▶ Abschn. 5.5.2.3).

Der Einsatz von Protektoren wird durch zwei Faktoren beeinflusst. Einerseits werden alle oberflächlichen und somit sichtbaren Protektoren von vielen Betroffenen aufgrund der optischen Auffälligkeit abgelehnt, allerdings auch Hüftprotektoren, die unter der Kleidung getragen werden und somit nicht sichtbar sind, da gerade weibliche Betroffene das Gefühl haben, damit dick auszusehen.

Andererseits werden gerade Hüftprotektoren aus finanziellen Gründen sowohl von Patienten und Bewohnern als auch von Angehörigen abgelehnt.

❯ Das Verfahren zur Aufnahme von Hüftprotektoren in das Hilfsmittelverzeichnis und somit zur Kostenübernahme durch die Krankenkassen vor dem Bundessozialgericht ergab, dass es sich nicht um ein Hilfsmittel zulasten der Krankenversicherung handelt.

Der GKV-Spitzenverband verweist auf die Eigenverantwortung bei der Prophylaxe, ähnlich einem Fahrradhelm bei Kindern.

5.5.2.3 Technische Hilfsmittel

Technische Hilfsmittel zur Sturzprophylaxe sind zunehmend verbreitet und gebräuchlich. Sie können hilfreich sein, um frühzeitig zu erkennen, dass der Betroffene sein Bett, das Zimmer oder das Haus verlässt, oder im Alltag eine Erleichterung für den Pflegebedürftigen darstellen.

Gerade im ambulanten Bereich können technische Hilfen dazu beitragen, dass die Selbstständigkeit zunimmt, wenn beispielsweise Rollläden, Lichtschalter, Garagentore und andere technische Geräte über eine Fernsteuerung bedient werden können.

Die Entwicklung von technischen Hilfen im Haushalt hat rasante Fortschritte gemacht, die unter dem Begriff »intelligentes Wohnen« zusammengefasst werden, im Pflegebereich ist die Extremform des technischen Fortschritts der Einsatz von Pflegerobotern.

5

Technische Hilfen:

- Sensormatten
- Sensormatratzen
- Bewegungsmelder, Out-of-bed-Alarmsysteme
- Antirutschmatten, -kissen
- Duschschuhe
- Sessel mit Aufstehhilfe
- Greifzangen
- Fernsteuerungen
- Notrufsysteme und Funkfinger
- Teppichböden, die Stürze erkennen
- Pflegeroboter

Praxistipp

Technische Hilfen können mit Sicherheit den Alltag erleichtern, sind jedoch kein Ersatz für menschliche Zuwendung und soziale Kontakte. Der „Werdenfelser Weg" möchte dazu beitragen, FEM zu reduzieren, indem auch Hilfsmittel gezielt eingesetzt werden. Spezialisierte Verfahrenspfleger mit pflegefachlichem Grundwissen für das gerichtliche Genehmigungsverfahren von Fixierungen werden fachlich fortgebildet und diskutierten im gerichtlichen Auftrag jeden Fixierungsfall individuell.

5.6 Standardkriterium 5

S5a Die Einrichtung stellt Ressourcen zur Auswertung und Analyse von Stürzen zur Verfügung. **S5b** Die Pflegefachkraft verfügt über die Kompetenz zur Beurteilung der Effektivität sturzprophylaktischer Maßnahmen und zur individuellen Sturzerfassung und -analyse. **P5a** Die Pflegefachkraft überprüft gemeinsam mit dem Menschen mit Sturzrisiko und ggf. den Angehörigen den Erfolg und die Akzeptanz der eingeleiteten Maßnahmen und nimmt bei Bedarf Anpassungen am Maßnahmenplan vor. **P5b** Die Pflegefachkraft dokumentiert und analysiert jeden Sturz, gegebenenfalls mit anderen an der Versorgung beteiligten Berufsgruppen.

E5a Jeder Sturz ist dokumentiert und analysiert. Die eingeleiteten Maßnahmen haben die Mobilität des pflegebedürftigen Menschen gefördert und zur Verhinderung von Stürzen beigetragen. **E5b** In der Einrichtung liegen Zahlen zu Häufigkeit, Umständen und Folgen von Stürzen vor.

5.6.1 Implementierung

Zunächst werden Anforderungen und Voraussetzungen der Evaluation der individuellen Maßnahmenplanung beschrieben:

- Wissen der Fachkraft, Fertigkeiten, Sozialkompetenz und Selbstständigkeit bei der Planung
- Akzeptanz und Umsetzbarkeit
- Veränderungen der Risikofaktoren

Die Umsetzung dieses Standardkriteriums beinhaltet die Dokumentation eines Sturzereignisses im Pflegebericht oder besser in einem Sturzereignisprotokoll. Dabei wird in der Aktualisierung zum einen die Individualität der Person, aber auch die Verantwortung der Einrichtung speziell erwähnt.

Das Protokoll sollte verschiedene Informationen beinhalten, um daraus Erkenntnisse über ein verändertes Sturzrisiko und für nachfolgende Veränderungen der Pflegemaßnahmen gewinnen zu können.

Inhalte des Sturzprotokolls:

- Personalien
- Zeitpunkt
- Ort
- Gesundheitliches Befinden und Aktivität vor dem Sturz
- Körperlicher und psychischer Zustand, beispielsweise Blutdruck, Puls, Blutzucker, Orientierungsfähigkeit
- Sturzfolgen, Verletzungen
- Folgemaßnahmen, Untersuchungen, Arztkontakt

In den meisten Pflegeeinrichtungen werden Sturzprotokolle mittlerweile auch aus juristischen Gründen bei jedem Sturz erstellt und die Informationen daraus von der Pflegedienstleitung oder dem Qualitätsmanager ausgewertet.

5.7 Pflegedokumentation

Zur Umsetzung des Expertenstandards Sturzprophylaxe in der Pflege sind verschiedene Formulare erforderlich, die an dieser Stelle zusammengefasst werden.

Formulare:
- Sturzrisiko
- Informations- und Beratungsformular zur Sturzgefahr
- Schulungsmaterial, Flyer
- Sturzprotokoll
- Angaben zum Funktionsstatus vor dem Sturz
- Informationsweitergabe bei Sturzgefahr
- Sturzerfassung
- Sturzanalyse

Üblicherweise werden diese Formulare von den Herstellern der Pflegedokumentationssysteme angeboten und sind deshalb bekannt und gebräuchlich. An dieser Stelle wird deshalb auf die Darstellung weiterer Formulare verzichtet.

5.8 Organisation

Organisatorische Besonderheiten bei der Einführung des Expertenstandards Sturzprophylaxe in der Pflege sind die Erarbeitung einer Verfahrensregelung für den Umgang mit Sturzrisiko und Sturz sowie die Erhebung einer Sturzstatistik.

In der Verfahrensregelung wird festgelegt, wer das Sturzrisiko erhebt, wann dies geschehen soll, wie häufig eine Überprüfung stattfinden muss, welche Maßnahmen ergriffen werden, um Stürze zu vermeiden, welche Hilfsmittel zur Verfügung stehen, welche räumlichen und technischen Anpassungen stattfinden sollen und wie die Evaluation zu erfolgen hat.

> Die Sturzstatistik ermöglicht darüber hinaus die Analyse jedes einzelnen Sturzes, vor allem aber die Auswertung der Gesamtheit der Stürze. Dadurch können wichtige Erkenntnisse gewonnen werden, um Wiederholungen zu vermeiden.

Erfasst werden sollten die Uhrzeit, der Ort und die näheren Umstände aller Stürze. Häufungen in gewissen Räumlichkeiten können dann gezielt untersucht und durch technische Veränderungen oder durch die Anpassung der Beleuchtung vermieden werden. Bei einer Häufung zu gewissen Uhrzeiten ist ebenfalls eine Beeinflussung des Wiederholungsrisikos möglich. Dazu sollten jedoch die näheren Umstände der Stürze erfasst werden, um genauere Informationen über die Ursachen zu gewinnen. So kann beispielsweise ein Blutzuckerabfall in der Nacht durch die Veränderung der Essenszeiten oder durch eine Spätmahlzeit verhindert werden. Oftmals wird auch festgestellt, dass eine Sturzhäufung in Zeiten großer Arbeitsbelastung auftritt. Dieses Problem kann durch gezielte ablauforganisatorische Umstrukturierungen behoben werden.

5.9 Auswirkungen des Expertenstandards

Aufgrund der demografischen Entwicklung kommt es zu einer kontinuierlichen Zunahme von Stürzen in Deutschland. Dennoch wurde durch die Veröffentlichung des Expertenstandards Sturzprophylaxe ein sensiblerer Umgang mit dem Thema Sturzprävention erreicht.

Beobachtet werden konnte auch eine Zunahme juristischer Auseinandersetzungen in Folge von Stürzen, bei denen die Frage von Verantwortung und Haftung zu klären war. Nach einem Urteil des Bundesgerichtshofs im Jahre 2005 war jedoch geklärt, dass Stürze nicht durch freiheitsentziehende Maßnahmen vermieden werden müssen. Dies führte zu einer Beruhigung der Situation.

Die Identifizierung eines Sturzrisikos, die Versorgung mit Hilfsmitteln und das Erheben eines Sturzprotokolls ist mittlerweile in allen Pflegeeinrichtungen eine Selbstverständlichkeit. Moderne technische Hilfsmittel, Hüftprotektoren, Maßnahmen zur Vermeidung von Freiheitsentziehungen und die gezielte Auswertung von Sturzereignissen durch statistische Methoden werden immer weiter entwickelt, weil auch deren Notwendigkeit durch die Aktualisierung des Expertenstandards noch einmal bestätigt wurde. Problematisch in den Einrichtungen bleibt jedoch die Frage der Refinanzierung dieser Hilfsmittel.

Das Bewusstsein für die Kernaussage des Expertenstandards „Leben heißt, sich regen durch bewegen" wurde in jedem Falle geschärft.

Literatur

Deutsches Netzwerk für Qualitätsentwicklung in der Pflege (Hrsg) (2006) Expertenstandard Sturzprophylaxe in der Pflege, Entwicklung – Konsentierung – Implementierung, Schriftenreihe des Deutschen Netzwerks für Qualitätsentwicklung in der Pflege (DNQP), Osnabrück

Deutsches Netzwerk für Qualitätsentwicklung in der Pflege (Hrsg) (2013) Expertenstandard Sturzprophylaxe in der 1. Aktualisierung 2013, Schriftenreihe des Deutschen Netzwerks für Qualitätsentwicklung in der Pflege (DNQP), Osnabrück

Deutsches Netzwerk für Qualitätsentwicklung in der Pflege (Hrsg) (2020) Expertenstandard Sturzprophylaxe in der 2. Aktualisierung 2020, Schriftenreihe des Deutschen Netzwerks für Qualitätsentwicklung in der Pflege (DNQP), Osnabrück

Becker C, Klie T (2006) Projekt ReduFix, Reduktion von körpernaher Fixierung bei demenzerkrankten Heimbewohnern, Robert Bosch Gesellschaft für medizinische Forschung mbH (RBMF), Evangelische Fachhochschule Freiburg, gefördert durch das BMFSFJ

Benzinger P, Eidam A, Bauer JM (2021) Klinische Bedeutung der Erfassung von Frailty. Z Gerontol Geriat 54:285–296. ► https://doi.org/10.1007/s00391-021-01873-z

Bundeskonferenz zur Qualitätssicherung im Gesundheits- und Pflegewesen e. V. BUKO-QS (Hrsg) (2008) Qualitätsniveau I: Mobilität und Sicherheit bei Menschen mit demenziellen Einschränkungen in stationären Einrichtungen, Economica, Heidelberg

Fried LP, Tangen CM, Walston J et al (2001) Frailty in older adults: evidence for a phenotype. J Gerontol A Biol Sci Med Sci 56:M146–M157. ► https://doi.org/10.1093/gerona/56.3.M146

Singler K, Gosch M, Antwerpen L Clinical frailty scale. ► https://www.dggeriatrie.de/images/Bilder/PosterDownload/200331_DGG_Plakat_A4_Clinical_Frailty_Scale_CFS.pdf. Zugegriffen: 23. Sept. 2023

► Arjo-Mobilitätsgalerie | Arjo. Zugegriffen: 23. Sept. 2023

► www.dnqp.de. Zugegriffen: 23. Sept. 2023

► www.redufix.de. Zugegriffen: 23. Sept. 2023

► www.bag-wohnungsanpassung.de. Zugegriffen: 23. Sept. 2023

► 2022: Qualität der Arzneimittelversorgung | Arzneimittel-Kompass | Buchreihen | WIdO – Wissenschaftliches Institut der AOK. Zugegriffen: 23. Sept. 2023

Expertenstandard Förderung der Harnkontinenz in der Pflege

Inhaltsverzeichnis

Ergänzende Information Die elektronische Version dieses Kapitels enthält Zusatzmaterial, auf das über folgenden Link zugegriffen werden kann ▶ https://doi.org/10.1007/978-3-662-68474-0_6.

© Der/die Autor(en), exklusiv lizenziert an Springer-Verlag GmbH, DE, ein Teil von Springer Nature 2024
S. Schmidt, *Expertenstandards in der Pflege - eine Gebrauchsanleitung*,
https://doi.org/10.1007/978-3-662-68474-0_6

6

Trailer

Die Inhalte des im September 2014 aktualisierten Expertenstandards zur Förderung der Harnkontinenz in der Pflege des Deutschen Netzwerks zur Qualitätsentwicklung in der Pflege DNQP werden in diesem Kapitel erläutert. In der Aktualisierung wurden die Inhalte bestätigt, redaktionell überarbeitet und Kommentierungen konkretisiert. Aufgrund der allgemeingültigen Formulierungen und der Komplexität dieses weitverbreiteten Problems ist die Umsetzung in den einrichtungsinternen Pflegestandard schwierig und sollte über einen längeren Zeitraum als Projekt geplant werden. In diesem Kapitel werden die Inhalte des aktualisierten Expertenstandards beschrieben, um die Implementierung in den Pflegeprozess zu erleichtern, außerdem werden Screening- und Assessmentinstrumente sowie Formulare vorgestellt, die im Alltag hilfreich sind. Die organisatorischen Besonderheiten bei der Implementierung des Expertenstandards Förderung der Harnkontinenz in der Pflege, beispielsweise die Überprüfung der sanitären Anlagen, oder die Aufgaben von Kontinenzbeauftragten werden am Ende dieses Kapitels erläutert. Die Inhalte der Konsultationsfassung der 2. Aktualisierung werden in diesem Kapitel lediglich in einem zusammenfassenden Abschnitt am Kapitelende aufgegriffen, da das Thema „Stuhlinkontinenz" neu aufgenommen werden soll, die Veröffentlichung des Standards jedoch erst 2024 stattfinden wird.

6.1 Grundlagen der Kontinenz

Unter Kontinenz versteht die Expertenarbeitsgruppe die Fähigkeit, willkürlich und zur passenden Zeit an einem geeigneten Ort die Blase zu entleeren. Kontinenz beinhaltet jedoch auch die Fähigkeit, Bedürfnisse zu kommunizieren, um Hilfestellung zu erhalten, wenn Einschränkungen beim selbstständigen Toilettengang bestehen (◘ Abb. 6.1).

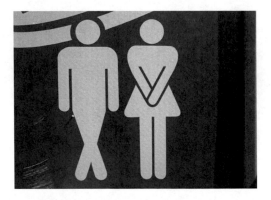

◘ **Abb. 6.1**   „Harndrang" Foto Klaus Hackl, Ladenburg

Harninkontinenz bedeutet in Anlehnung an die „International Continence Society" jeglicher unwillkürliche Harnverlust, ein weitverbreitetes Problem, das in allen Altersstufen mit steigendem Risiko im Alter auftreten kann.

❯ Der Bereich der Stuhlinkontinenz und die spezielle Pflege von Betroffenen mit einem Urostoma werden im Expertenstandard nicht berücksichtigt.

Die Erkennung und Analyse des Problems Inkontinenz ist ein entscheidendes Kriterium des Expertenstandards, da gerade ältere Menschen nur ungern über das schambehaftete Thema Kontinenz und Ausscheidung sprechen und von sich aus kaum Hilfe in Anspruch nehmen. Sowohl von den Betroffenen als auch von medizinischen Fachkräften wird die Inkontinenz oftmals als normales Phänomen des Alterungsprozesses betrachtet und entsprechend hingenommen.

❯ Selbstverständlich ist deshalb ein professioneller Umgang, ein einfühlsames Handeln und ein angemessener Sprachgebrauch Grundvoraussetzung für die Förderung der Kontinenz.

Sofern ein Vertrauensverhältnis zwischen Patient, Bewohner, Pflegefachkraft und Angehörigen entstanden ist, kann eine individuelle Planung von Maßnahmen zur Kontinenzförderung durchgeführt werden, zumal fast alle Maßnahmen den Intimbereich direkt oder indirekt betreffen.

Außerdem leiden viele Patienten unter Einschränkungen der sozialen Teilhabe im Alltag, da sie durch Schmerzen, durch das Tragen von Inkontinenzmaterial, durch Gerüche und durch Ängste vor notwendigen Toilettenbesuchen in ihren Alltagsaktivitäten eingeschränkt sind.

6.2 Standardkriterium 1

S1 Die Pflegefachkraft verfügt über die Kompetenz zur Identifikation von Risikofaktoren und Anzeichen für eine Harninkontinenz. **P1** Die Pflegefachkraft identifiziert im Rahmen der pflegerischen Anamnese Risikofaktoren und Anzeichen für eine Harninkontinenz und wiederholt die Einschätzung bei Veränderung der Pflegesituation und in individuell festzulegenden Zeitabständen. **E1** Risikofaktoren und Anzeichen für eine Harninkontinenz sind identifiziert.

6.2.1 Implementierung

An dieser Stelle differenzierten die Experten zunächst zwischen einem Screening zum Thema Kontinenz, das vor dem eigentlichen Assessment durchgeführt werden soll. Auch dies geschieht unter Berücksichtigung der Tatsache, dass das Thema peinlich und sehr privat ist.

Aus diesem Grund werden zunächst allgemeine Fragen zur Identifizierung von Risikofaktoren gestellt, die der Betroffene ohne größere Überwindung beantworten kann. Von der Expertenarbeitsgruppe werden verschiedene Fragen vorgeschlagen, die

an die individuelle Situation des Betroffenen angepasst werden.

6.2.2 Kontinenzscreening

Um die aktuelle Situation der Kontinenz zu überblicken, sollten zunächst allgemeine Fragen zum Bereich Ausscheidung gestellt werden.

Fragen zur Kontinenz:
- Verlieren Sie ungewollt Urin?
- Verlieren Sie Urin, wenn Sie husten, lachen oder sich körperlich betätigen?
- Verlieren Sie Urin auf dem Weg zur Toilette?
- Tragen Sie Vorlagen/Einlagen, um Urin aufzufangen?
- Verspüren Sie häufig (starken) Harndrang?
- Müssen Sie pressen, um Wasser zu lassen?

Wenn der Patient keine eindeutigen Aussagen machen möchte oder kann, müssen zusätzlich Anzeichen für Kontinenzprobleme eruiert werden. Dabei handelt es sich um auffällige Verhaltensweisen oder Befunde, die auf eine Harninkontinenz hinweisen könnten.

Anzeichen für Inkontinenz:
- Häufige Toilettengänge
- Verstecken verunreinigter Wäsche
- Unruhiges Verhalten
- Geruch
- Hautveränderungen im Intimbereich
- Eventuell Stürze

Schließlich sollten konkrete Symptome der Inkontinenz erfragt werden, die von jedem Betroffenen anders beschrieben werden. Auch auf diese Symptome sollte im vertraulichen Gespräch diskret geachtet werden.

Symptome der Inkontinenz:
- Unwillkürlicher Harnverlust bei körperlicher Betätigung

— Unwillkürlicher Harnverlust einhergehend mit Harndrang
— Verzögerter Beginn der Miktion
— Ständiger Harnabgang
— Harntröpfeln
— Das Gefühl der nicht vollständig entleerten Blase
— Brennen beim Wasserlassen

Werden Fragen mit „Ja" beantwortet oder Anzeichen beziehungsweise Symptome einer Inkontinenz erkannt, erfolgt eine differenzierte Einschätzung. In der folgenden Tabelle (◘ Tab. 6.1) werden Risikofaktoren für die Harninkontinenz aufgeführt und geschlechtsspezifisch zugeordnet. Prinzipiell

sind Frauen bis zu viermal häufiger von einer Harninkontinenz betroffen als Männer.

❯ Typischerweise führt dies gerade bei älteren Patientinnen oder Bewohnerinnen zu einer mangelnden Flüssigkeitsaufnahme mit der Gefahr der Exsikkose (▶ Kap. 8), weil sie nicht ausreichend trinken, um Toilettengänge zu vermeiden, vor allem wenn sie das Haus verlassen müssen, z. B. vor dem Einkaufen, sonntags vor dem Kirchgang oder vor dem Arzttermin.

In der Aktualisierung wurden Inkontinenzprobleme im Zusammenhang mit sexualisierter Gewalt neu aufgenommen,

◘ **Tab. 6.1**   Ausgewählte (patientenabhängige) Risikofaktoren

Risikofaktor	Geschlechtsunabhängig	Frauen	Männer
Kognitive Einschränkungen	X		
Körperliche Einschränkungen, insbesondere in der Mobilität	X		
Erkrankungen z. B.: — Apoplex — Demenz — Diabetes mellitus — Morbus Parkinson — Multiple Sklerose	X		
Erkrankungen der Prostata/Operation der Prostata			X
Medikamente z. B.: — Anticholinergika — Diuretika — Opiate — Psychopharmaka	X		
Obstipation	X		
Harnwegsinfektion	X		
Belastung des Beckenbodens z. B. durch — Schwangerschaft/Entbindung — Adipositas — Lageveränderung/Vergrößerung der Gebärmutter		X	
Sexualisierte Gewalt mit Verletzungen im Beckenboden-/Vaginalbereich		X	
Ausgewählte Indikatoren			

dies auch unter dem Aspekt, dass es sich dabei um ein doppeltes Tabu handelt. Berücksichtigt werden sollte in diesem Zusammenhang, dass es vielfach nicht möglich ist, dieses Kriterium im Gespräch zu erfragen. Allerdings sollten Hinweise auf sexuelle Gewalt, beispielsweise Verletzungen oder unerklärliche vaginale Blutungen, sensibel betrachtet und erfasst werden, ohne dass dadurch eine Retraumatisierung ausgelöst wird.

Hinzu kommen Risikofaktoren, die durch die Umgebung verursacht werden. Aus diesem Grund ist es sowohl im stationären als auch im ambulanten Bereich wichtig, die sanitären Anlagen und die Wege dorthin zu überprüfen.

Umgebungsbedingte Risikofaktoren:
- Erreichbarkeit
- Nutzbarkeit
- Zugänglichkeit von Toiletten z. B.:
  - Beschilderung
  - Beleuchtung
  - Entfernung
  - Türbreite
  - Türschwelle
  - Hygiene der sanitären Einrichtungen
  - Haltegriffe
  - Sitzerhöhung
  - Entfernung
  - Unpraktische Kleidung

> Bei bestehenden Risikofaktoren muss eine differenzierte Einschätzung erfolgen. Das individuelle Wiederholungsintervall wird ebenfalls festgelegt, wobei bei plötzlichen Veränderungen des Gesundheitszustands oder der Umgebung innerhalb weniger Tage eine Wiederholung der Einschätzung notwendig wird.

Im Risikoformular (Anhang 1) befindet sich ein Abschnitt zur Einschätzung für Anzeichen und Risikofaktoren der Harninkontinenz. Gleichzeitig kann dadurch die erforderliche Dokumentation der Ergebnisse erreicht werden.

Pflegeheim

Die Expertenarbeitsgruppe empfiehlt eine sofortige Einschätzung im Rahmen der Pflegeanamnese bei der Heimaufnahme. Eine Wiederholung sollte nach ein bis zwei Monaten und dann in vierteljährlichen Abständen stattfinden, sofern der Pflegezustand stabil bleibt.

6.3 Standardkriterium 2

S2a Die Einrichtung verfügt über eine interprofessionell geltende Verfahrensregelung zu Zuständigkeiten und Vorgehensweisen in Zusammenhang mit der Förderung der Harnkontinenz bzw. Kompensation der Inkontinenz und stellt sicher, dass die erforderlichen Instrumente zur Einschätzung und Dokumentation zur Verfügung stehen. **S2b** Die Pflegefachkraft verfügt über die erforderliche Kompetenz zur differenzierten Einschätzung bei Problemen mit der Harnkontinenz. **P2** Die Pflegefachkraft führt bei Vorliegen von Kontinenzproblemen eine differenzierte Einschätzung durch bzw. koordiniert in Absprache mit dem behandelnden Arzt erforderliche diagnostische Maßnahmen. **E2** Eine differenzierte Einschätzung der Kontinenzsituation und eine Beschreibung des individuellen Kontinenzprofils liegen vor.

6.3.1 Implementierung

Für die Umsetzung dieses Standardkriteriums muss die Einrichtung eine Verfahrensregelung erarbeiten, durch die festgelegt wird, wie die weiteren Schritte gewährleistet werden. Die Verfahrensregelung beinhaltet Angaben zur Zuständigkeit der einzelnen Berufsgruppen, ein Ablaufdiagramm des Standards, Informationen zur Vorgehensweise bei der Risikoeinschätzung, zur Dokumentation der Ergebnisse und zu den Formularen, die verwendet werden.

> ❯ Die Expertenarbeitsgruppe betont ausdrücklich die Autorisierung der Pflegefachkraft zur Initiierung und Koordination der Maßnahmen im Zusammenhang mit dem Expertenstandard. In der Aktualisierung wurde jedoch betont, dass pflegerische Fachexperten zu allen Aufgaben der Kontinenzförderung hinzugezogen werden können.

In einigen Pflegeeinrichtungen wird das gesamte Verfahren durch Kontinenzbeauftragte übernommen. Vorteil dabei ist die Bündelung des Fachwissens und dadurch die kompetente Beratung von Patienten, Bewohnern und Angehörigen. Von Nachteil ist es, wenn die Aufgaben der Kontinenzbeauftragten sich darauf beschränken, die Bestellung, Verteilung und Verbrauchsmenge des Inkontinenzmaterials zu organisieren und darauf zu achten, dass möglichst wenig Material verbraucht wird.

Praxistipp

Wird das Verfahren der Kontinenzförderung komplett von Kontinenzbeauftragten übernommen, müssen diese spezielle Kenntnisse über Anzeichen, Symptome, Ursachen, Formen, Diagnostik und Pflegemaßnahmen bei Inkontinenz besitzen.

Sofern Anzeichen oder Risikofaktoren für eine Harninkontinenz identifiziert wurden, muss eine weitere und detailliertere Einschätzung des Problems stattfinden. Hierfür sind verschiedene Befunde zu erheben.

6.3.2 Assessment

Verschiedene Informationen sind für die weitere und differenziertere Einschätzung der Kontinenz notwendig.

Differenzierte Einschätzung:
- Anamnese:
  - Körpergewicht und BMI
  - Auffälligkeiten im Genitalbereich
  - Medikamente
  - Symptome
  - Psychosoziale Auswirkungen
  - Einschätzung der körperlichen und geistigen Fähigkeiten
- Ausschluss eines Harnwegsinfekts
- Restharnbestimmung, ggf. mit mobilen Sonografiegeräten
- Miktionsprotokoll (3 bis 5 Tage)
- 24 h-Vorlagengewichtstest
- Erstellung eines Kontinenzprofils

Nicht alle Befunde können auf Veranlassung der Pflegefachkraft erhoben werden. Ein wichtiger Faktor ist deshalb die interdisziplinäre Zusammenarbeit und Kommunikation. Der Kontakt zum Arzt, zum Hausarzt oder zum Urologen ist Grundvoraussetzung für eine geeignete Befunderhebung (◘ Abb. 6.2).

Die ärztliche Leistung Restharnbestimmung, etwa mit einem mobilen Sonografiegerät, dem sogenannten bladder scan, kann

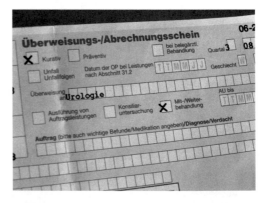

◘ **Abb. 6.2** Kooperation mit Fachärzten. © Gerd Altman/PIXELIO

delegiert werden, wenn eine Kostenübernahme geklärt wurde.

Einige Bestandteile der Informationssammlung werden jedoch durch die Pflegefachkraft oder den Kontinenzbeauftragten durchgeführt, etwa das Erstellen und die Bewertung eines Miktionsprotokolls (Anhang 14) oder die Einschätzung des Kontinenzprofils.

Das Miktionsprotokoll stellt ein wichtiges Instrument zur weiteren Analyse dar, es sollte jedoch nur dann geführt werden, wenn aus den Ergebnissen auch Konsequenzen möglich sind. Auf der Basis der Ergebnisse und Feststellungen wird die individuelle Ausprägung des Problems deutlich. Außerdem werden Maßnahmen ermöglicht, die sich gezielt an diesen individuellen Ausprägungen orientieren, beispielsweise Toilettengänge, die zu den tatsächlich notwendigen Zeiten stattfinden. Beurteilt man das Miktionsprotokoll, ist es notwendig, die Trinkgewohnheiten zu berücksichtigen, das heißt vor allem die Trinkmenge und den Zeitpunkt der Flüssigkeitsaufnahme.

Praxistipp

Während der Zeit des Miktionsprotokolls muss ein Einfuhrprotokoll geführt werden. Beide Formulare müssen parallel bewertet beziehungsweise Miktionen und Flüssigkeitszufuhr auf einem Formular eingetragen werden.

Ein Zeitraum von drei bis fünf Tagen ist für die Einschätzung der Problematik zu kalkulieren. Möglicherweise kann jedoch nach diesem Zeitraum noch keine Regelmäßigkeit festgestellt werden, sodass eine Weiterführung der Aufzeichnungen sinnvoll ist.

In der Aktualisierung wurde betont, dass zu prüfen ist, ob das verwendete Miktionsprotokoll für die Zielgruppe geeignet ist. Fünf verschiedene Beispiele

für Miktionsprotokolle zur Selbst- oder Fremdeinschätzung befinden sich deshalb im Anhang des Expertenstandards.

> Hat der Betroffene zum Zeitpunkt der Aufnahme einen Dauerkatheter, muss in Kooperation mit dem behandelnden Arzt festgestellt werden, warum und wann dieser gelegt wurde und wann er entfernt werden kann.

6.3.3 Kontinenzprofil

Zusätzlich zum Miktionsprotokoll ist eine Bestimmung des Kontinenzprofils hilfreich und wichtig. Dazu hat die Expertenarbeitsgruppe eine Übersicht entwickelt, die sich an den Fähigkeiten und der Abhängigkeit von Hilfe durch Personen oder Materialien orientiert. Diese Profile wurden in der Aktualisierung auf Wunsch der Fachöffentlichkeit beibehalten.

Zum besseren Verständnis werden an dieser Stelle zunächst die Begriffe abhängig und unabhängig sowie kompensiert und nicht kompensiert beschrieben.

> **Unabhängig** bedeutet, dass der Patient selbstständig in der Lage ist, die erforderlichen Maßnahmen durchzuführen. Die Person ist ohne fremde Hilfe kontinent.

> **Abhängig** bedeutet, dass der Patient oder Bewohner die Auswirkungen der Harninkontinenz mit Unterstützung durch Angehörige oder eine Pflegefachkraft bewältigen kann. Er benötigt Unterstützung bei der Durchführung von Maßnahmen zur Erhaltung der Kontinenz.

> **Kompensiert** bedeutet, dass der Betroffene die Folgen des Kontinenzproblems durch den Gebrauch von Hilfsmitteln ausgleichen kann. Hierzu zählen sowohl aufsaugende Inkontinenzhilfsmittel als auch ableitende Hilfsmittel.

6

❯ **Nicht kompensiert** bedeutet, dass ein unwillkürlicher Harnverlust nicht durch Versorgungsmaßnahmen zu vermeiden ist.

Die Begrifflichkeiten werden in der folgenden, von der Expertenarbeitsgruppe erarbeiteten Tabelle noch einmal anhand von Beispielen dargestellt, um das Verständnis der Kontinenzprofile zu erleichtern und dadurch die praktische Umsetzung zu ermöglichen (◘ Tab. 6.2).

Die genauere Betrachtung dieser Profile ist nicht nur Teil der Analyse der Kontinenz bzw. Inkontinenz, sie spielt auch eine entscheidende Rolle bei der Festlegung von Pflegezielen und folglich bei der Evaluation der eingeleiteten Maßnahmen. Dabei wurde auch der Aspekt der Auswirkungen auf die Lebensqualität speziell erwähnt.

❯ Für die Formulierung von Pflegezielen im Zusammenhang mit der Kontinenz sollte immer die Kompensation und die Unabhängigkeit angestrebt werden. Dies ist sicherlich nicht immer erreichbar, allerdings kann durch die Differenzierung von Nah- und Fernzielen eine schrittweise Verbesserung erreicht werden.

Betrachtet man die individuellen Ziele des Patienten, ist davon auszugehen, dass die Unabhängigkeit ein wichtiger Aspekt der Zielformulierung ist. Als allgemeines Ziel der Pflege ist mit Sicherheit die Kompensation der Inkontinenz anzusehen.

◘ **Tab. 6.2** Kontinenzprofile

Profil	Merkmal	Beispiel
Kontinenz	Kein unwillkürlicher Harnverlust; keine personelle Hilfe notwendig; keine Hilfsmittel	
Unabhängig erreichte Kontinenz	Kein unwillkürlicher Harnverlust; keine personelle Hilfe notwendig; selbstständige Durchführung von Maßnahmen	Patienten und Bewohner, die durch eigenständige Medikamenteneinnahme, eigenständigen Gebrauch von mobilen Toilettenhilfen, intermittierenden Selbstkatheterismus oder Durchführung von Trainingsmaßnahmen keinen unwillkürlichen Urinverlust haben
Abhängig erreichte Kontinenz	Kein unwillkürlicher Harnverlust; personelle Unterstützung bei der Durchführung von Maßnahmen notwendig	Patienten und Bewohner mit begleiteten Toilettengängen zu individuellen/festgelegten Zeiten, oder bei denen ein Fremdkatheterismus durchgeführt wird
Unabhängig kompensierte Inkontinenz	Unwillkürlicher Harnverlust; keine personelle Unterstützung bei der Versorgung mit Hilfsmitteln	Es kommt zu einem unwillkürlichen Harnverlust, aber der Umgang mit Inkontinenzhilfsmitteln erfolgt selbstständig
Abhängig kompensierte Inkontinenz	Unwillkürlicher Harnverlust; personelle Unterstützung bei der Inkontinenzversorgung ist notwendig	Kompensierende Maßnahmen werden von einer anderen Person übernommen
Nicht kompensierte Inkontinenz	Unwillkürlicher Harnverlust; personelle Unterstützung und therapeutische bzw. Versorgungsmaßnahmen werden nicht in Anspruch genommen	Dieses Profil trifft beispielsweise auf Betroffene zu, die nicht über ihre Inkontinenz sprechen wollen und deshalb keine personelle Hilfe oder Hilfsmittel in Anspruch nehmen bzw. aufgrund kognitiver Erkrankungen nicht akzeptieren

Es ist außerdem darauf zu achten, dass das Kontinenzprofil sich im Tages- bzw. Nachtverlauf verändern kann. So kann beispielsweise eine unabhängig kompensierte Inkontinenz am Tag zu einer abhängig kompensierten Inkontinenz in der Nacht werden.

6.4 Standardkriterium 3

S3a Die Einrichtung hält die erforderlichen Materialien zur Beratung bei Problemen mit der Harnkontinenz vor. **S3b** Die Pflegefachkraft verfügt über Beratungskompetenz zur Vorbeugung, Beseitigung, Verringerung oder Kompensation von Harninkontinenz. **P3** Die Pflegefachkraft informiert den Patienten/Bewohner und ggf. seine Angehörigen über das Ergebnis der pflegerischen Einschätzung und bietet in Absprache mit den beteiligten Berufsgruppen eine ausführliche Beratung zur Kontinenzerhaltung oder -förderung und ggf. zur Kompensation einer Inkontinenz an. Darüber hinaus werden dem Patienten/Bewohner weitere interne und externe Ansprechpartner benannt. **E3** Der Patient/Bewohner und ggf. seine Angehörigen kennen geeignete Maßnahmen zur Kontinenzförderung und zur Vermeidung von bzw. zum Umgang mit einer Inkontinenz.

6.4.1 Implementierung

Um eine kompetente Beratung des Betroffenen und seiner Angehörigen durchzuführen, benötigt die Pflegefachkraft Materialien, die von der Einrichtung zur Verfügung gestellt werden. Entscheidend sind jedoch die Fachkompetenz und die Kommunikationsfähigkeit, um den Patienten, den Bewohner oder seine Angehörigen verständlich über das Problem und die möglichen Interventionen zu informieren.

6.4.2 Beratung

Wichtigste Aussage dieses Standardkriteriums ist die Beratung des Betroffenen (► Abschn. 1.4). Betont wird auch die Beratungskompetenz, worunter die Arbeitsgruppe wichtige Fähigkeiten und Aufgaben der Pflegefachkraft zusammenfasst.

Beratungskompetenz:
- Diskretion
- Einfühlungsvermögen
- Verständliche Sprache
- Beobachtung des Betroffenen, Befragung
- Erläuterung der geplanten Maßnahmen
- Mögliche Komplikationen, z. B. inkontinenzassoziierte Dermatitis und Hautpflege
- Demonstration von Hilfsmitteln
- Anleitung beim Gebrauch von Hilfsmitteln

Zunächst ist es wichtig, die verschiedenen Formen der in Kontinenz voneinander zu unterscheiden.

Praxistipp

Auch für die Kontinenzberatung ist es sinnvoll, eine Beratungstasche mit Anschauungsmaterial zusammenzustellen. Dadurch kann die Scheu vor möglichen Hilfsmitteln reduziert werden. Je nach Verweildauer des Betroffenen sollte auch schriftliches Informationsmaterial angeboten bzw. der Kontakt zu Selbsthilfegruppen oder Kontinenzberatungsstellen vermittelt werden.

6.4.3 Klassifizierung der Inkontinenz

Je nach Genese der funktionellen Störung werden verschiedene Inkontinenzformen unterschieden. Prinzipiell wird differenziert,

6

ob es sich um eine Störung der Speicherfunktion der Blase, um eine Störung der
Blasenentleerung, eine Kombination dieser
Störungen oder eine Beeinträchtigung außerhalb der Blase handelt.

Formen der Inkontinenz:

1. Funktionelle Inkontinenz: Bei dieser
   Form des unfreiwilligen Harnverlusts
   ist der Urogenitaltrakt ohne pathologi-
   schen Befund; durch eine Beeinträchtigung der Mobilität oder durch kognitive
   Defizite kommt es jedoch zum Urinab-
   gang.
2. Harninkontinenz aufgrund veränderter
   Speicher- oder Entleerungsfunktion:
   - Stressinkontinenz oder Belastungs-
     inkontinenz: In Zusammenhang mit
     körperlicher Belastung kommt es
     zum unfreiwilligen Harnverlust, etwa
     beim Husten, Niesen oder Lachen.
     Die Speicherfunktion der Harnblase
     ist beeinträchtigt. Der Begriff Belas-
     tungsinkontinenz wird mittlerweile
     im deutschsprachigen Raum bevor-
     zugt.
   - Dranginkontinenz: Durch einen
     plötzlichen und kaum zu unterdrü-
     ckenden Harndrang kommt es zum
     unfreiwilligen Urinverlust. Auch hier
     ist die Speicherfunktion der Harn-
     blase beeinträchtigt. Die Untertei-
     lung sensorisch oder motorisch wird
     nicht mehr vorgenommen.
   - Mischinkontinenz: diese Störung der
     Blasenspeicherfunktion tritt sowohl
     im Zusammenhang mit Harndrang
     als auch bei körperlicher Belastung
     auf.
3. Extraurethrale Inkontinenz: Bei dieser Form der Inkontinenz ist sowohl die
   Speicherfunktion als auch die Entleerungsfunktion beeinträchtigt. Ein ständiger Urinverlust über andere Kanäle
   als die Harnröhre liegt vor, beispielsweise eine Blasen-Scheidenfistel.
4. Inkontinenz bei chronischer Harnretention: Früher wurde diese Störung auch

als »Überlaufblase« bezeichnet. Die
Entleerungsfunktion ist beeinträchtigt,
die Harnblase ist möglicherweise nach
dem Toilettengang tastbar. Es kommt
zur Restharnbildung.

5. Unkategorisierbare Inkontinenz: Es
   liegt ein unfreiwilliger Urinverlust vor,
   der nicht eindeutig zuzuordnen ist.

Die Ursachen für diese Funktionsstörun-
gen liegen in der Blase selbst, nämlich in
der Funktion der zentralen oder peripheren Innervation der Harnwege, etwa bei Erkrankungen des zentralen Nervensystems,
wie MS, Morbus Parkinson, Apoplex oder
Demenz, in einer Funktionsstörung des Be-
ckenbodens, in einer hormonellen Veränderung, etwa bei Östrogenmangel oder in einer Veränderung der Prostata.

❯ Eine Veränderung der Genital- und Va-
ginalschleimhaut durch Östrogenmangel
nach dem Klimakterium führt über die
nachlassende Elastizität zu einer Harninkontinenz. Verstärkt wird das Problem
durch die häufig gleichzeitig auftretende
Belastungs- oder Dranginkontinenz.
Dieses Problem wurde in der Aktualisierung allerdings gestrichen.

Als Ursache kommt auch eine Medikamentennebenwirkung infrage, z. B. bei der Einnahme von Benzodiazepinen oder anderen
zentral wirksamen Substanzen. Auch Diuretika können einen unwillkürlichen Harnverlust bewirken.

❯ Die Beeinträchtigung der Kontinenz
kann auch durch eine Einschränkung
der Mobilität verursacht werden, wenn
die Funktion der harnableitenden Organe zwar intakt ist, die Toilette jedoch
nicht mehr rechtzeitig aufgesucht werden
kann.

Beratungsaufgabe der Pflegefachkraft oder
des Kontinenzbeauftragten ist es, mit dem

Patienten, dem Bewohner und gegebenenfalls den Angehörigen vorerst über Formen und Ursachen des Problems zu sprechen. Dadurch wird die Compliance verbessert, weil die Gefahr der Stigmatisierung sinkt.

6.5 Standardkriterium 4

S4 Die Pflegefachkraft verfügt über Steuerungs- und Planungskompetenz zur Umsetzung von kontinenzfördernden Maßnahmen bzw. zur Kompensation der Harninkontinenz. **P4** Die Pflegefachkraft plant unter Einbeziehung der beteiligen Berufsgruppen mit dem Patienten/Bewohner und ggf. mit seinen Angehörigen individuelle Ziele und Maßnahmen zur Förderung der Harnkontinenz bzw. zur Kompensation der Harninkontinenz und zur Vermeidung von Beeinträchtigungen. **E4** Ein Maßnahmenplan zum Erhalt oder Erreichen des angestrebten Kontinenzprofils liegt vor.

6.5.1 Implementierung

Nachdem das Pflegeproblem identifiziert wurde, erfolgt die Festlegung des Pflegeziels, das prinzipiell in einer Verbesserung des Kontinenzprofils besteht. Dabei muss einerseits berücksichtigt werden, dass eine Verbesserung manchmal nur schrittweise möglich ist und deshalb eine Unterteilung in Nah- und Fernziele vorgenommen wird, andererseits ist es wichtig, dass der Betroffene selbst bestimmt, welches Profil er erreichen möchte.

Bei Betroffenen, die dies nicht verbalisieren können, muss das Verhalten beobachtet werden, um die Akzeptanz der Maßnahmen beurteilen zu können. Die Nahziele sollten möglichst kurzfristig, im Abstand von wenigen Wochen formuliert und evaluiert werden, damit bei Nichterreichen der Ziele frühzeitig reagiert werden kann.

> **Praxistipp**
>
> Die Formulierung von Nah- und Fernzielen ist meist schwierig, lediglich bei vorbestehender Hautschädigung ist das Nahziel zunächst die Abheilung des Hautdefekts, wobei eine eindeutige Festlegung in Millimetern erfolgen muss.

Das Fernziel ändert sich wenig, da als übergeordnetes Ziel immer die Autonomie und das Wohlbefinden des Patienten sowie die unversehrte, intakte Haut zu betrachten ist.

Prinzipiell muss eine regelmäßige Evaluation der Hautpflege in individuell festzulegenden Abständen erfolgen. In diesem Zusammenhang sollten auch die festgelegten Pflegeziele überprüft werden. Da die Inkontinenz nicht als Problem, sondern als „normale" Auswirkung des Alters betrachtet wird, findet man in der Pflegeplanung oftmals Aussagen, wie „Wohlbefinden" und „intakte Haut" ohne das Ziel, die Inkontinenz an sich verbessern zu wollen.

Von besonderer Bedeutung sind auch die individuellen Ziele des Betroffenen. Die individuellen Ziele des Betroffenen können nur dann berücksichtigt werden, wenn der Patient Vertrauen zur Pflegeperson besitzt und offen über seine Bedürfnisse sprechen kann.

> Dabei sollte man vor allem bei der Auswahl des Inkontinenzmaterials darauf achten, dass die Ziele von Pflegepersonen und Angehörigen häufig nicht mit dem individuellen Ziel des Betroffenen übereinstimmen.

Pflegepersonal und Angehörige neigen dazu, eine zu große Inkontinenzversorgung auszuwählen, um nasse Kleidung oder Bettwäsche zu vermeiden. Für den Patienten selbst ist normalerweise eine kleinere Einlage angenehmer zu tragen und schränkt die Mobilität weniger ein. Von Vorteil ist auch, dass der Betroffene mit dem ausgewählten System möglichst selbstständig umgehen kann. Dadurch wird der unabhängige Toilettengang erleichtert.

Schließlich wird ein individueller Maßnahmenplan erarbeitet, bei dem nach Möglichkeit der Patient beziehungsweise der Bewohner mitarbeitet. Die Kooperation der Angehörigen findet nur statt, wenn der Betroffene sein ausdrückliches Einverständnis hierfür erteilt hat.

6.5.2 Maßnahmenplan

An dieser Stelle folgt zunächst eine Auflistung der möglichen Interventionen, um Übersichtlichkeit zu gewährleisten. Die einzelnen Maßnahmen werden im Anschluss beschrieben.

> Da sowohl Probleme als auch Ressourcen und Ziele individuell sehr variabel sind, erfolgt anstelle einer Pflegeplanung in diesem Kapitel die ausführliche Darstellung der möglichen Pflegemaßnahmen.

Übersicht der Maßnahmen:
- Flüssigkeitszufuhr, wichtig sind Menge und Art der Getränke (▶ Abschn. 6.5.3)
- Gewichtsreduktion (▶ Abschn. 6.5.3)
- Obstipationsprophylaxe (▶ Abschn. 6.5.3)
- Förderung der Autonomie (▶ Abschn. 6.5.3)
- Blasentraining ohne oder mit unterstützender Technik (Biofeedback) (▶ Abschn. 6.5.4)
- Beckenbodentraining (▶ Abschn. 6.5.4)
- Blasenentleerung mit:
  - Intermittierendem Katheterismus (▶ Abschn. 6.5.4)
  - Valsalva-Technik oder Triggern (▶ Abschn. 6.5.4)
  - Doppel- oder Dreifachmiktion (Restharn) (▶ Abschn. 6.5.4)

- Toilettentraining (▶ Abschn. 6.5.4)
  - Angebotener Toilettengang
  - Toilettengang zu individuellen Entleerungszeiten
  - Toilettengang zu festgelegten Zeiten: der Effekt ist in Studien nicht nachweisbar!
- Hilfsmitteleinsatz (▶ Abschn. 6.5.5)
  - Funktionell-anatomische Hilfsmittel
  - Mobile Toilettenhilfen
  - Ableitende Hilfsmittel
  - Aufsaugende Hilfsmittel (körperfern oder körpernah)

Die wichtigsten Elemente der Kontinenzförderung sollen im folgenden Abschnitt genauer beschrieben werden.

6.5.3 Allgemeine Maßnahmen

Maßnahmen zur allgemeinen Verbesserung der Mobilität, der Ernährung und Flüssigkeitsversorgung und der Verbesserung der Selbstständigkeit können interdisziplinär bearbeitet werden und die Kontinenzsituation verbessern.

6.5.3.1 Flüssigkeitszufuhr

Eine ausreichende Flüssigkeitszufuhr ist ein wichtiger Faktor zur Vermeidung des ungewollten Harnabgangs, da gerade bei der Dranginkontinenz die Symptomatik durch den stark konzentrierten Urin verstärkt werden kann.

Eine Trinkmenge von 1,5 bis 2 l in 24 h wird empfohlen, besser ist jedoch eine genaue Berechnung des Gesamtflüssigkeitsbedarfs und der Trinkmenge. Tatsache ist, dass gerade ältere Menschen Probleme haben, eine bedarfsgerechte Flüssigkeitszufuhr zu erreichen. Gezielte Maßnahmen werden im Zusammenhang mit dem Expertenstandard Ernährungsmanagement beschrieben (▶ Kap. 8).

Praxistipp

Entscheidend ist jedoch nicht nur die Menge, sondern auch die Art der Getränke. So muss man davon ausgehen, dass vor allem der Genuss von Kaffee, Alkohol und Zitrusgetränken einen negativen Einfluss auf die Inkontinenz ausüben.

Empfehlenswert sind gut verträgliche Getränke, wie Wasser, Tee oder verdünnte Säfte. Gleichzeitig bewirkt die bedarfsgerechte Flüssigkeitszufuhr eine Prophylaxe von Harnwegsinfekten und Obstipation.

Praxistipp

Ein Wirkstoff, der in Preiselbeeren und Cranberryfrüchten oder -saft enthalten ist, bewirkt die Bildung eines Schutzfilms auf der Blasenschleimhaut, der die Anhaftung von Bakterien am Epithel verhindert und dadurch ebenfalls Harnwegsinfekte reduziert.

6.5.3.2 Gewichtsreduktion

Übergewicht bedeutet in doppelter Hinsicht einen Risikofaktor für Inkontinenz. Einerseits werden die Organe des kleinen Beckens durch das Gewicht und somit durch einen erhöhten Druck belastet und die Speicherfunktion der Blase dadurch eingeschränkt. Besonders die Belastungsinkontinenz wird durch einen erhöhten Druck auf die Harnwegsstrukturen infolge eines erhöhten Anteils an Fettgewebe im Bauchraum verursacht.

Andererseits wird bei einem erhöhten BMI aufgrund biochemischer Mechanismen der Beckenboden geschädigt und der Schließmuskel belastet. Bei Frauen mit einem BMI über 35 konnte ein um 125 % erhöhtes Inkontinenzrisiko festgestellt werden.

> Eine gezielte Gewichtsreduktion ist bei inkontinenzgefährdeten Menschen sinnvoll, zur Unterstützung kann eine Ernährungsberatung empfohlen werden.

6.5.3.3 Obstipationsprophylaxe

Die Obstipation bewirkt über den gleichen Mechanismus des erhöhten intraabdominellen Drucks eine Beeinträchtigung der Kontinenz. Maßnahmen der Obstipationsprophylaxe bewirken deshalb gleichzeitig eine Entlastung von Blase und ableitenden Harnwegen.

Darmmanagement:
— Ausreichende Flüssigkeitszufuhr (▶ Kap. 8)
— Bewegungsförderung
— Ballaststoffreiche Ernährung
— Meiden von obstipierenden Nahrungsmitteln, etwa Schokolade, Bananen, Weißbrot
— Verdauungsfördernde Nahrungsmittel bevorzugen, z. B. Joghurt, Vollkornprodukte, Salate, Gemüse, Sauerkraut oder Dörrobst
— Einhalten eines regelmäßigen Tagesrhythmus
— Massage des Colons zur Anregung der Peristaltik

> Laxanzien führen zu Obstipation und sollten deshalb nur bei strenger Indikationsstellung eingesetzt werden.

6.5.3.4 Förderung der Autonomie

Eine unterschätzte Maßnahme der Kontinenzförderung ist die Unterstützung der Selbstständigkeit des Betroffenen im Hinblick auf die Erreichbarkeit von sanitären Einrichtungen. Dabei muss sowohl die allgemeine bauliche Situation bedacht werden, also der Weg zur Toilette, die Entfernung, die Beleuchtung, die Beschilderung, die Möglichkeit des Transfers auf die Toilette oder die Toilettenhöhe, als auch die individuelle Situation des Betroffenen.

Körperliche und geistige Einschränkungen erschweren die selbstständige Benutzung der Toilette. Überprüft werden müssen deshalb die Orientierungsfähigkeit, die Mobilität, die Verwendung von Gehhilfen, die Bekleidung, die Fingerfertigkeit und das Sehvermögen.

> ❯ Maßnahmen der Mobilitätsförderung, der Überprüfung der Umgebung und Bekleidung, Orientierungshilfen und die Anpassung der Beleuchtung stellen kontinenzfördernde Maßnahmen dar.

6.5.4 Spezielle Maßnahmen

Um im Einzelfall eine Kontinenzförderung zu erreichen, müssen spezielle Maßnahmen durchgeführt werden.

6.5.4.1 Blasentraining

Da es sich bei der Blase um einen muskulären Hohlraum handelt, dessen Dehnungszustand für den Harndrang verantwortlich ist, kann durch ein gezieltes Hinauszögern das Blasenvolumen gesteigert werden. Sobald ein Harndrang verspürt wird, soll der Toilettengang um einige Minuten verzögert werden. Dieses Intervall wird kontinuierlich gesteigert, um letztendlich ein Zeitintervall von 3 bis 4 h zu erreichen.

Eingesetzt wird das Blasentraining insbesondere bei Belastungs-, Drang- und Mischinkontinenz, um durch operantes Konditionieren, also eine verhaltenstherapeutische Intervention, ungünstige Gewohnheiten abzustellen. Nicht geeignet ist die Methode für Menschen mit deutlichen kognitiven Defiziten, zumal bei den Betroffenen der Eindruck entstehen kann, sie würden beim Toilettengang vertröstet werden.

> ❯ Kontraindiziert ist das Blasentraining bei Harnwegsinfekten.

Nicht zu verwechseln ist das Blasentraining zur Kontinenzförderung mit der Maßnahme des Blasentrainings, das früher eingesetzt wurde, wenn ein transurethraler Dauerkatheter gezogen werden sollte. Diese Maßnahme wird aus Gründen der Blasenhygiene nicht mehr durchgeführt.

6.5.4.2 Beckenbodentraining

Vor allem bei der Belastungsinkontinenz von Frauen aber auch bei anderen Inkontinenzformen von Personen jeden Alters kann durch das Beckenbodentraining eine Verbesserung der Kontinenz erreicht werden. Dabei wird durch gezielte Gymnastikübungen der Beckenboden angespannt und entspannt.

> ❯ Grundvoraussetzung für den Erfolg der Übungen ist die Fähigkeit des Patienten, den Beckenboden zu spüren, zu lokalisieren und gezielt anzuspannen. Dies gelingt umso besser, wenn anatomische Kenntnisse vermittelt und Übungsanleitungen durch Physiotherapeuten oder Kontinenzbeauftragte erklärt werden.

Angeboten wird das Beckenbodentraining auch durch Hebammen nach der Entbindung. Erfolgreich ist die Methode nur dann, wenn regelmäßig, täglich und kontinuierlich trainiert wird. Das Beckenbodentraining kann zusätzlich durch eine unterstützende Technik ergänzt werden. Zum Einsatz kommt die Methode des Biofeedbacks, bei der durch ein optisches oder akustisches Signal die Aktivität der Muskulatur angezeigt wird.

Bei der Elektrostimulation werden Elektroden dermal, vaginal oder anal appliziert, die einen elektrischen Reiz an die Muskulatur abgeben und dadurch eine Kontraktion auslösen. Außerdem können Vaginalkonen, also kegelförmige Gewichte, eingesetzt werden, die zur Anspannung der Beckenbodenmuskulatur verwendet werden.

> Das Beckenbodentraining mit unterstützender Technik wird nicht von allen Betroffenen toleriert und kann prinzipiell nur bei kooperationsfähigen Patientinnen eingesetzt werden.

6.5.4.3 Blasenentleerung

Maßnahmen zur kontrollierten Entleerung der Blase werden bei neurogenen Blasenfunktionsstörungen angewendet.

■ **Intermittierender Katheterismus**

Diese Form der Blasenentleerung kann durch die Pflegefachkraft oder nach eingehender Schulung durch den Patienten selbst angewendet werden. Mittels eines Einmalkatheters wird die Blase in regelmäßigen Abständen entleert, um eine Harnretention zu vermeiden.

Wird der intermittierende Katheterismus durch den Patienten selbst durchgeführt, besteht die Aufgabe der Pflegefachkraft in der korrekten Anleitung und Unterstützung des Patienten, besonders unter hygienischen Aspekten.

■ **Valsalva-Technik oder Triggern**

Sofern ein intermittierender Katheterismus nicht möglich ist, kann nach sorgfältiger urodynamischer Abklärung eine Blasenausscheidung durch die Valsalva-Technik ausgelöst werden. Auch hierfür muss der Patient zunächst eingehend informiert werden.

Bei dieser Methode zur Blasenentleerung wird durch die Einwirkung von hohem Druck auf den Unterbauch mit den Händen eine Miktion ausgelöst. Bekannt ist die Methode auch unter dem Namen Credé-Technik. Eine andere Form dieser Blasenentleerung ist das Triggern, bei dem die Miktion durch Beklopfen der Blasenregion provoziert wird.

> Beide Methoden sind bei neurogener Blasenfunktionsstörung mit großen Risiken verbunden, wobei vor allem

Nierenschädigungen entstehen können, und sollten deshalb nicht mehr durchgeführt werden.

■ **Doppel- oder Dreifachmiktion**

Ziel dieser Methode ist die vollständige Entleerung der Blase zur Vermeidung einer Restharnbildung. Dabei wird im Abstand von etwa 15 min nach dem Toilettengang noch einmal oder zweimal die Blase entleert. Die Effektivität der Doppel- oder Dreifachmiktion ist umstritten, in der Praxis wird sie selten eingesetzt.

Praxistipp

Vorteil der Vermeidung der Restharnbildung ist jedoch die Reduktion von Harnwegsinfekten.

6.5.4.4 Toilettentraining

Das Toilettentraining ist vermutlich die häufigste Methode der Kontinenzförderung, wobei die Intervention zu festgelegten Zeiten in Form von Routinetoilettengängen vor allem in Langzeitpflegeeinrichtungen am häufigsten praktiziert wird. Ein positiver Effekt dieser Maßnahme ist in Studien nicht nachweisbar.

> Im Gegensatz zum angebotenen Toilettentraining und vor allem zum Toilettengang zu individuellen Entleerungszeiten, werden dem Betroffenen kein positives Feedback und somit auch keine aktive Förderung der Kontinenz vermittelt.

Eine verhaltenstherapeutische Intervention mit Trainingseffekt ist durch Routinetoilettengänge nicht erreichbar. Empfohlen wird deshalb die Intervention des angebotenen Toilettengangs beziehungsweise des Toilettengangs zu individuellen Entleerungszeiten. Nicht nachgewiesen ist die Effektivität der Maßnahmen in der Nacht, da kaum Studien vorliegen und die Intervention mit dem Ziel des ungestörten Schlafs kollidiert. Unter Berücksichtigung individueller Gewohnheiten sollte deshalb in der Nacht eine angemessene Versorgung gewählt werden und die Möglichkeit des Toilettengangs gewährleistet sein, wenn der Betroffene wach ist, besonders wenn das Kontinenzprofil in der Nacht von den festgestellten Fähigkeiten am Tag abweicht.

> **Praxistipp**
>
> Wenn bei einer Demenz im Endstadium oder bei einer stark erhöhten Miktionsfrequenz keine positiven Effekte festzustellen sind, sollte die Sinnhaftigkeit der Maßnahme überprüft werden. Nach einer Übungsphase von drei Tagen kann die Pflegefachkraft überprüfen, ob der Betroffene überhaupt auf die Maßnahme anspricht.

■ **Angebotener Toilettengang**

Beim angebotenen Toilettengang soll hingegen in Form einer verhaltenstherapeutischen Maßnahme die Kontinenz verbessert werden. Er beruht auf einer positiven Verstärkung einer erfolgreichen Blasenkontrolle und kann auch bei Menschen mit kognitiven Defiziten durchgeführt werden.

Voraussetzung für diese pflegerische Maßnahme ist die genaue Beobachtung des inkontinenten Patienten oder Bewohners und das Anbieten von Hilfe bei den Toilettengängen mit anschließender positiver Verstärkung. Der angebotene Toilettengang verläuft immer nach einem bestimmten Schema.

Ablauf:

1. Zu festgelegten Zeiten und in regelmäßigen Abständen wird Kontakt zur Person aufgenommen und direkt erfragt, ob sie eingenässt hat
2. Die Aussage des Betroffenen wird überprüft, bei Richtigkeit folgt ein verbales Feedback

3. Bei Bedarf erhält die Person Unterstützung bei der Hygiene, beim Wechsel der Kleidung und des Inkontinenzmaterials
4. Bei Bedarf wird Unterstützung angeboten
5. Bei erfolgreichem Toilettengang wird die Person gelobt; im Anschluss wird für den nächsten Toilettengang auf eine Kontaktaufnahme verwiesen und Unterstützung angeboten

Die Wirksamkeit dieser Methode wurde in Studien belegt. Festzuhalten bleibt, dass die Maßnahme zwar mit einem erheblichen personellen Aufwand verbunden ist, die Nachfrage der Toilettenbenutzung jedoch eindeutig anstieg und die Episoden von Inkontinenz messbar nachließen. Abhängig ist die Verbesserung der Inkontinenz von der Ausprägung der Symptomatik und den Zeitintervallen des angebotenen Toilettengangs.

❯ Bei leichter Inkontinenz waren dreistündige Intervalle ausreichend, bei mittelschwerer Inkontinenz wurden zweistündige Intervalle benötigt und bei schwerer Inkontinenz konnte eine Verbesserung bei stündlichen Toilettengängen erreicht werden.

■ **Toilettengang zu individuellen Entleerungszeiten**

Bei dieser Maßnahme zur Förderung der Kontinenz erfolgt das Angebot des Toilettengangs zu individuellen Zeiten. Geeignet ist die Intervention besonders für Menschen mit kognitiven Einschränkungen.

Obwohl die Methode bisher nur in wenigen Studien überprüft wurde, waren die Ergebnisse positiv. Grundvoraussetzung für die Durchführung ist eine differenzierte Einschätzung der Kontinenz und eine ausführliche Erhebung der individuellen Ausscheidungszeiten durch das Miktionsprotokoll (Anhang 14).

❯ Das Angebot des Toilettengangs findet immer vor den individuellen Uhrzeiten statt, zu denen laut Miktionsprotokoll eine unwillkürliche Blasenentleerung erfolgte. Hierfür muss ein individueller Toilettenplan erstellt und eingehalten werden.

Beobachtet werden konnte, dass nicht nur die Episoden der Inkontinenz reduziert wurden, sondern auch die Menge des ungewollt ausgeschiedenen Urins und gleichzeitig das Auftreten von Hautproblemen.

Eine weitere Maßnahme zur Verbesserung der Kontinenz besteht in der Verabreichung einer Substanz, die außerdem als Antidepressivum eingesetzt wird und eine Tonisierung des Blasenhalses bewirkt. Dabei handelt es sich um den Serotonin- und Noradrenalin-Wiederaufnahmehemmer Duloxetin, der in Deutschland derzeit unter dem Handelsnamen Yentreve® zur Behandlung der Belastungsinkontinenz auf dem Markt ist.

Praxistipp

Eine Verbesserung der Kontinenz konnte außerdem durch ein passives Beckenbodentraining bei Menschen mit eingeschränkter Mobilität erreicht werden, die mit Unterstützung stehen können und auf einem vibrierenden Trainingsgerät lediglich stehen sollen.

Bei geriatrischen Patienten wurde durch die Vibration eine allgemeine Verbesserung der Muskelkraft beobachtet, die auch den Beckenboden einschließt.

6.5.5 Hilfsmittel

Die Vielzahl der angebotenen Hilfsmittel zur Verbesserung der Kontinenzsituation stellt Betroffene und Angehörige vor das Problem der Entscheidungsfindung und erfordert gezielte Beratung. Die angebotenen Materialien können in vier Gruppen eingeteilt werden.

Einteilung von Hilfsmitteln:
1. Funktionell-anatomische Hilfsmittel
2. Mobile Toilettenhilfen
3. Ableitende Hilfsmittel
4. Aufsaugende Hilfsmittel

6.5.5.1 Funktionell-anatomische Hilfsmittel

Hierzu zählen Materialien, die sich an den anatomischen Gegebenheiten orientieren und entweder intravaginal oder intraurethral appliziert werden. Dazu zählen Pessare, Tampons und Harnröhrenstöpsel, die den Blasenhals und die Urethra stützen oder verschließen und individuell angepasst werden müssen. Problematisch bei der Anwendung ist die geringe Akzeptanz der Betroffenen, die Möglichkeit von Schleimhautreizungen und Infektionen sowie die Notwendigkeit genauer anatomischer Kenntnisse, um das Hilfsmittel korrekt einlegen zu können.

❯ Funktionell-anatomische Hilfsmittel sind nur für kooperationsfähige Patientinnen geeignet.

6.5.5.2 Mobile Toilettenhilfen

Diese Hilfsmittel dienen mobilitätseingeschränkten Menschen zur Erhaltung der Kontinenz und werden als Alternative zur Toilette eingesetzt. Verwendet werden Steckbecken, verschiedene Urinflaschen und Toilettenstühle.

❯ Die Benutzung von mobilen Toilettenhilfen ist für den Betroffenen besonders unangenehm, wenn die Intimsphäre verletzt wird, beispielsweise durch andere Personen im Zimmer.

6

6.5.5.3 Ableitende Hilfsmittel

Diese Form von Hilfsmitteln kann vorübergehend oder dauerhaft eingesetzt werden, sollte jedoch nur dann in Betracht gezogen werden, wenn keine andere Möglichkeit existiert. Besonders zu beachten ist die Infektionsgefahr, sowohl beim intermittierenden Selbstkatheterismus als auch bei Blasenverweilkathetern.

> Aus diesem Grund dürfen transurethrale Blasenverweilkatheter nur nach einer strengen ärztlichen Indikationsstellung gelegt werden und sind immer als kurzfristige Maßnahme gedacht. Bei einer zu erwartenden Liegedauer von mehr als fünf Tagen muss eine suprapubische Ableitung angestrebt werden.

Das Risiko nosokomialer Harnwegsinfekte steigt mit zunehmender Katheterisierungsdauer und in Abhängigkeit vom Kathetermaterial. Latexkatheter müssen nach maximal 5 Tagen entfernt oder gewechselt werden, latexbeschichtete Katheter nach 1 bis 2 Wochen, Vollsilikonkatheter können bis zu 4 Wochen liegen. Bei suprapubischen Blasenkathetern aus Silikon oder Polyurethan beträgt die Liegedauer bis zu 2 Monate.

Praxistipp

Eine Diskonnektion muss möglichst vermieden werden. Die Ballonfüllung zum Blocken des Katheters sollte mit sterilem Aqua dest. oder besser mit einer 8 bis 10 % Glyzerin-Wasserlösung vorgenommen werden. Inkrustationen am Katheter müssen durch eine ausreichende Harnmenge und gegebenenfalls durch das Ansäuern des Urins reduziert werden.

Eine weitere Möglichkeit von ableitenden Hilfsmitteln sind Kondomurinale und Urinkollektoren. Vorteil dieser Materialien ist die geringere Infektionsgefahr im Vergleich zu invasiven Maßnahmen, Nachteil ist die Hautirritation und bei Urinkollektoren die Gefahr des Verrutschens.

6.5.5.4 Aufsaugende Hilfsmittel

Die Auswahl des geeigneten Materials ist abhängig von der Menge des ungewollt verlorenen Urins und von persönlichen Wünschen des Patienten. Als Anhaltspunkt dient die Menge, die in etwa vier Stunden ausgeschieden wird.

Verlust in vier Stunden:
- Leichte Inkontinenz: 50–100 ml
- Mittlere Inkontinenz: 100–200 ml
- Schwere Inkontinenz: 200–300 ml
- Schwerste Inkontinenz: > 300 ml

Unabhängig davon, ob ein offenes oder ein geschlossenes System bevorzugt wird, muss das Inkontinenzmaterial spezielle Anforderungen erfüllen. Das offene System hat im Vergleich zum geschlossenen System Vorteile bei der Autonomie des Patienten.

Eigenschaften von Inkontinenzmaterial:
- Unparfümiert
- Keine Isolation und Wärmestau
- Luftdurchlässiges Material
- Geeignete Passform
- Angemessene Aufnahmekapazität
- Füllungszustand von außen kontrollierbar, durch farbliche Markierung

Bei allen Maßnahmen ist die Intimsphäre des Patienten von enormer Bedeutung, da die Pflege und Versorgung mit einem Entblößen der Genitalregion verbunden ist und deshalb für den Betroffenen besonders peinlich und unangenehm ist.

Wenn das Pflegepersonal eine angenehme Atmosphäre schaffen kann, hat dies direkte Auswirkungen auf die Frequenz der Maßnahmen. Gerade der Wechsel von Inkontinenzmaterial sollte immer dann erfolgen, wenn trotz der Absorptionsfähigkeit des Materials Nässe auf der Haut entsteht.

> ❯ Eine Kombination von offenen und ge-
schlossenen Materialien ist kontraindiziert.

Sollte die Versorgung nicht ausreichend
sein, muss entsprechend häufiger gewechselt oder ein anderes System ausprobiert
werden.

Ambulante Pflege
Vor allem in der ambulanten Pflege und
in der nächtlichen Versorgung ist der
zeitgerechte Wechsel des Inkontinenzmaterials schwierig. Wenn keine Angehörigen vorhanden sind oder diese einen
Wechsel des Inkontinenzmaterials nicht
bewältigen können, kann dies die Möglichkeit der ambulanten Versorgung limi-
tieren.

6.5.6 Besonderheiten bei der Inkontinenzversorgung

Die Haut als Barriere zwischen Körper und
Umwelt ist mit ungefähr zwei Quadratmetern Größe ein wichtiges Organ und dient
auch der Reizaufnahme von Sinneswahrnehmungen. Eine entscheidende Rolle spielt
dabei die Epidermis, die zum Schutz der darunterliegenden Schichten einen Hydrolipidfilm besitzt und aus Talg, Schweiß und
CO_2 den Säureschutzmantel produziert.

Bei Inkontinenz ist dieses Organ speziellen Belastungen ausgesetzt, die Auswirkungen auf die Reizaufnahme von Tempe-
ratur-, Tast- und Schmerzsinn und auf das
Wohlbefinden des Betroffenen haben. Die
Schutzfunktionen der Epidermis können
durch Feuchtigkeit, Reibung, Druck und
die aggressiven Inhaltsstoffe von Harn und
Stuhl geschädigt werden.

6.5.6.1 Hautprobleme bei Inkontinenz

Insbesondere durch permanente Feuchtigkeit neigt die Haut zu Mazerationen, die
dann schnell zu kleineren Einrissen und
oberflächlichen Hautdefekten führen können. Dadurch entsteht eine Eintrittspforte
für Bakterien und Pilze. Häufige Hautprobleme bei Inkontinenz sind Intertrigo, Infektionen, Ekzeme oder sogenannte Windel-
dermatitiden.

▪ Allgemeine Maßnahmen
Bei nicht geschädigter Haut erfolgt eine intensive, an den Bedürfnissen der Haut orientierte Pflege. Ein Teil der Betroffenen
leidet unter trockener Altershaut, die besonders vorsichtig gereinigt und gepflegt
werden muss. Der Hautturgor ist meist ab
dem 6. Lebensjahrzehnt durch eine verminderte Wasserbindungskapazität herabgesetzt, die Haut ist rau, schuppig und neigt
zu Juckreiz.

Hautreinigung und Hautpflege:
- Klares Wasser
- Keine Seifen
- Bei starker Verunreinigung Waschlotion
  mit leicht saurem pH ($< 5,5$)
- Sparsame Dosierung von Reinigungs-
  mitteln
- Gründliches Abspülen der Waschsubs-
  tanz
- Waschlappen nicht mehrfach verwenden
- Gut trocknen aber nicht rubbeln
- Duschen statt Baden
- Wassertemperatur möglichst niedrig
  wählen
- Hauttypgerechte Verwendung von Pfle-
  gemitteln
- W/Ö-Lotionen bei trockener Haut be-
  vorzugen
- Keine Salben, Pasten, Puder
- Kompressen oder Saugkompressen in
  trockene Hautfalten legen

- **Spezielle Maßnahmen**

Sobald Hautdefekte entstanden sind, sollten weitere Maßnahmen ergriffen werden, um eine Abheilung zu ermöglichen.

Eine antiseptische Behandlung ist bei Intertrigo, Infektionen und Hautdefekten indiziert, bei denen die oberen Hautschichten geschädigt sind. Bei bakterieller Superinfektion oder Candidose muss eine gezielte therapeutische Maßnahme durch den behandelnden Arzt eingeleitet werden. Antibiotikahaltige Salben oder Pilzmittel werden nicht prophylaktisch, sondern nach Keimbestimmung verabreicht.

> In der Praxis werden insbesondere Heilsalben mit antimykotischer Wirkung häufig unkontrolliert und oft für einige Tage angewendet. Diese Präparate sind nicht rezeptpflichtig und werden auch von Pflegefachkräften empfohlen. Dadurch entstehen jedoch Resistenzen und fast immer ist das Hautproblem nur vorübergehend gebessert.

Ebenso ist die lokale antibiotische Therapie genau abzuwägen, da neben der Resistenzbildung eine eingeschränkte Wirksamkeit und sogar ein wundheilungshemmender Effekt beschrieben wurden.

Auch bei der Verwendung von Inkontinenzmaterial kann die defekte Haut mit Hydrokolloidverbänden, Polyurethan oder Alginaten abgedeckt werden, es sollte allerdings darauf geachtet werden, dass das Material gut hält und der Verband nicht ständig abgenommen und erneuert werden muss.

Zum Schutz der Haut, etwa bei Diarrhö können Hautschutzpräparate mit einer Barrierefunktion eingesetzt werden, da die aggressiven Substanzen des dünnflüssigen Stuhls die Haut in kürzester Zeit enorm angreifen.

- **Ernährung zur Unterstützung der Hautpflege bei Inkontinenz**

Hautpflege erfolgt von außen und innen, sodass der Ernährung und Flüssigkeitsversorgung (▶ Kap. 8) eine entscheidende Rolle zukommt. Die bedarfsgerechte Versorgung mit Kohlehydraten, Eiweiß, Vitaminen, Spurenelementen und Flüssigkeit unterstützt die Unversehrtheit und somit die Abwehr- und Schutzfunktion der Haut.

Ernährung bei Inkontinenz:
- Proteine und Kohlenhydrate
- Vitamin A, C und E
- Selen
- Zink und Eisen

Wenn der Betroffene die erforderlichen Nährstoffe nicht mit der normalen Kost zu sich nehmen kann, ist die Substitution einzelner Stoffe durch Zusatznahrung oder Nahrungsergänzungsmittel möglich.

6.6 Standardkriterium 5

S5a Die Einrichtung sorgt für eine bedarfsgerechte Personalplanung, ein Kontinenz förderndes Umfeld, geschlechtsspezifische Ausscheidungshilfen und Hilfsmittel zur Kompensation von Inkontinenz. **S5b** Die Pflegefachkraft verfügt über zielgruppenspezifisches, aktuelles Wissen zu Maßnahmen der Kontinenzförderung und der Anwendung von Hilfsmitteln. **P5** Die Pflegefachkraft koordiniert die multidisziplinäre Behandlung und sorgt für eine kontinuierliche Umsetzung des Maßnahmenplans. Auf die Bitte um Hilfe bei der Ausscheidung wird unverzüglich reagiert. **E5** Maßnahmen, Umfeld und Hilfsmittel sind dem individuellen Unterstützungsbedarf des Patienten und Bewohners bei der Ausscheidung angepasst.

6.6.1 Implementierung

Zusätzlich zu den bereits beschriebenen allgemeinen und speziellen Maßnahmen zur Förderung der Kontinenz werden in diesem Standardkriterium von der Expertenarbeitsgruppe zwei Forderungen ausgesprochen. Ein kontinenzförderndes Umfeld beinhaltet zum einen die Erreichbarkeit, Nutzbarkeit und Barrierefreiheit der Toiletten, zum anderen aber auch die Nutzbarkeit von Rufanlagen oder Hilfsmitteln. Maßnahmen sollten außerdem Beckenboden schonend und nicht überfordernd sein.

Wichtigste Aussage zu den Strukturkriterien ist die Verpflichtung der Einrichtung, für eine bedarfsgerechte Personalplanung zu sorgen. Diese Forderung ist zunächst erfreulich, da die personellen Ressourcen für den fördernden Umgang mit Kontinenz und die angemessene Unterstützung bei Inkontinenz in der Praxis sicherlich erheblich sind. Dennoch muss die Umsetzung dieses Kriteriums bei steigender „Leistungsverdichtung" im Alltag kritisch betrachtet werden.

> Fraglich bleibt, ob die bedarfsgerechte Personalplanung zur vollständigen Umsetzung der Anforderungen des Expertenstandards überhaupt machbar und finanzierbar ist, auch in Hinsicht auf die demografische Entwicklung. Für den ambulanten Bereich ist diese Forderung nicht gültig, da sie nicht umsetzbar ist.

Ein wichtiger Punkt der Personalplanung ist dennoch die Dienstplangestaltung unter dem Aspekt des Einsatzes von männlichen und weiblichen Pflegekräften, um die Intimsphäre der Betroffenen zu wahren.

> Die Aussage der Expertenarbeitsgruppe, dass auf die Bitte um Hilfe bei der Ausscheidung unverzüglich reagiert wird, ist wahrscheinlich eine der bedeutendsten Aussagen des Expertenstandards.

Außerdem sollte auch die Bedeutung des Phänomens Ekel bei der Kontinenzförderung bedacht werden. Dies betrifft sowohl die Versorgung durch Angehörige als auch die Betreuung durch professionelle Pflegekräfte. Allerdings wird das Problem eher thematisiert, wenn Angehörige die Versorgung übernehmen, da sie als Laien eher über Ekel und unangenehme Gefühle sprechen dürfen.

Einer professionellen Pflegekraft wird diese Möglichkeit nicht zugestanden, da man selbstverständlich davon ausgeht, dass jeder, der diesen Beruf wählt, schon vorher weiß, dass die Tätigkeit mit dem Kontakt mit Ausscheidungen und unangenehmen Gerüchen verbunden ist.

Praxistipp

Im Alltag kommt es immer wieder vor, dass auf Ausscheidungswünsche von Pflegebedürftigen nicht oder verzögert reagiert wird. Dabei sollte das Phänomen Ekel nicht unterschätzt werden. Für die Mitarbeiter ist es deshalb von Vorteil, wenn über negative Gefühle im Zusammenhang mit Ausscheidungen offen gesprochen werden kann.

6.7 Standardkriterium 6

S6 Die Pflegefachkraft verfügt über die Kompetenz, die Effektivität der Maßnahmen zum Erhalt und zur Förderung der Kontinenz sowie zur Kompensation der Inkontinenz zu beurteilen. **P6** Die Pflegefachkraft überprüft in individuell festzulegenden Abständen den Erfolg der Maßnahmen und entscheidet gemeinsam mit dem Patienten/Bewohner, seinen Angehörigen und den beteiligten Berufsgruppen über deren Fortführung bzw. Modifikation. **E6** Das angestrebte Kontinenzprofil ist erreicht bzw. das bisherige erhalten. Für den Patient/Bewohner ist das individuell höchstmögliche Maß an Harnkontinenz mit der größtmöglichen Selbstständigkeit sichergestellt.

6.7.1 Implementierung

Die Umsetzung dieser Forderung liegt in der Evaluation der durchgeführten Pflegemaßnahmen unter Berücksichtigung der zuvor formulierten Pflegeziele. Die Arbeitsgruppe hat die Vorgaben zur Evaluation genauer festgelegt.

6.7.2 Evaluation

Die Überprüfung der geplanten Maßnahmen ist der übergeordnete Faktor dieses Standardkriteriums.

Zunächst wird das Evaluationsintervall beschrieben, das wie bei allen anderen Expertenstandard auch nicht für alle Patienten oder Bewohner in allgemein gültigen Routineintervallen bestehen soll, sondern anhand der persönlichen Fähigkeiten und Ressourcen, anhand des Schweregrads der Symptomatik, anhand der Kooperationsfähigkeit und den jeweiligen Wünschen des Betroffenen individuell festgelegt werden muss.

> Bei der Evaluation muss auch die differenzierte Einschätzung und Festlegung des aktuellen Kontinenzprofils berücksichtigt werden.

Eine weitere Forderung bezieht sich auf die Integration von Patient oder Bewohner und – wenn dies gewünscht wird – auch von Bezugspersonen und Angehörigen. Die multiprofessionelle Kooperation, beispielsweise in Teamsitzungen mit den verschiedenen Berufsgruppen, bei der die Pflegefachkraft eine zentrale Koordinationsfunktion übernimmt, wird ebenfalls noch einmal eingefordert. Bei

der Evaluation sollte beachtet werden, dass Maßnahmen, insbesondere das Toilettentraining, nur erfolgreich sind, wenn sie unter weitgehend stressfreien Bedingungen erfolgen.

6.8 Pflegedokumentation

Um die Implementierung in den Alltag zu gewährleisten, muss die Einrichtung verschiedene Dokumente zur Verfügung stellen.

Notwendige Formulare:
- Screening der Kontinenzsituation (Anhang 1)
- Assessment des Kontinenzprofils (Anhang 1)
- Miktionsprotokoll (Anhang 14)
- Bilanzierungsblatt
- Standard Beckenbodentraining
- Standard Toilettentraining
- Standard Verwendung von Kontinenzhilfen
- Anschauungsmaterial

Vorgaben zur sinnvollen Benutzung der Formulare sind ebenfalls schriftlich zu formulieren. Insbesondere das Führen eines Miktionsprotokolls sollte nicht routinemäßig bei allen Inkontinenten und dauerhaft erfolgen. Dies führt dazu, dass lückenhafte Protokolle vorliegen, die dann auch unter haftungsrechtlichen Aspekten bedenklich sind. Eine sinnvolle Auswertung von Miktionsprotokollen ist nur in Kombination mit Einfuhrprotokollen möglich.

6.9 Organisation

Als organisatorische Aufgabe wurde die Kontrolle und Anpassung der sanitären Anlagen bereits dargestellt (▶ Abschn. 6.2.2).

Auch die Notwendigkeit einer Verfahrensregelung wurde erläutert (▶ Abschn. 6.3.1). In diesem Zusammenhang wurde auch auf die Funktion und Aufgaben von Kontinenzbeauftragten eingegangen.

Üblicherweise stellt man jedoch fest, dass in der alltäglichen Pflegepraxis die Funktion des Kontinenzbeauftragten eher der Tätigkeit eines Inkontinenzbeauftragten entspricht. Die Aufgaben des Kontinenzbeauftragten liegen noch deutlich im organisatorischen Bereich, beispielsweise in der Bestellung, Koordination der Verordnungen, Lagerung und Überwachung des Verbrauchs von Inkontinenzmaterial. Hinzu kommt, dass diese Aufgaben vermehrt von den Herstellern des Materials begleitet werden, die ebenfalls Beratungen zur Versorgung mit Inkontinenzmaterial anbieten.

❯ Dabei wird jedoch die Vermeidung, Diagnostik, Therapie und Durchführung von speziellen pflegerischen Interventionen häufig übersehen, sodass immer noch viele Pflegebedürftige mit aufsaugenden Hilfsmitteln versorgt werden, obwohl die Notwendigkeit eventuell gar nicht vorhanden wäre.

6.10 Auswirkungen des Expertenstandards

Die Effekte des Expertenstandards Förderung der Harnkontinenz in der Pflege sind noch nicht eindeutig beweisbar. Mit Sicherheit hat sich der Umgang mit dem Thema durch die Veröffentlichung sensibilisiert.

Neuerungen und Veränderungen in der Pflege sind oft erst nach einigen Jahren zu beobachten, es ist deshalb davon auszugehen, dass in den nächsten Jahren ein fachlich kompetenter Umgang mit der Kontinenzförderung stattfinden wird. Momentan konzentrieren sich die Maßnahmen noch oft auf die fachgerechte Versorgung mit aufsaugenden Hilfsmitteln.

6.11 Konsultationsfassung 2. Aktualisierung 2024

Da in der Konsultationsfassung für die zweite Aktualisierung des Expertenstandards Kontinenzförderung in der Pflege 2024 zum ersten Mal auch das Thema Stuhlinkontinenz berücksichtigt werden soll, beinhaltet diese auch neue Risikofaktoren und Maßnahmen, die in diesem Zusammenhang relevant sein könnten.

❗ Die Inhalte der Konsultationsfassung können sich von der endgültigen Fassung unterscheiden und nach Hinweisen und Kommentaren aus der Fachöffentlichkeit noch angepasst werden, sodass diese bisher als unverbindliche Information und nicht als Grundlage des hauseigenen Standards oder für Fortbildungen zu betrachten sind. Wichtig in diesem Zusammenhang ist aber, dass der Bereich Stuhlinkontinenz nach aller Voraussicht in den Standard aufgenommen werden könnte.

Literatur

Deutsches Netzwerk für Qualitätsentwicklung in der Pflege (Hrsg) (2007) Expertenstandard Förderung der Harnkontinenz in der Pflege, Entwicklung – Konsentierung – Implementierung, Schriftenreihe des Deutschen Netzwerks für Qualitätsentwicklung in der Pflege (DNQP), Osnabrück

Deutsches Netzwerk für Qualitätsentwicklung in der Pflege (Hrsg) (2023) Expertenstandard Förderung der Harnkontinenz in der Pflege, 1. Aktualisierung 2014, Schriftenreihe des Deutschen Netzwerks für Qualitätsentwicklung in der Pflege (DNQP), Osnabrück

Deutsches Netzwerk für Qualitätsentwicklung in der Pflege (Hrsg) (2023) Konsultationsfassung zum Expertenstandard Kontinenzförderung in der Pflege, 2. Aktualisierung 2023 unter ▶ https://www.dnqp.de/konsultation/. Zugegriffen: 29. Febr. 2023

▶ www.dnqp.de, ▶ https://www.dnqp.de/expertenstandards-und-auditinstrumente/#c18458. Zugegriffen: 17. Sept. 2023

Expertenstandard Pflege von Menschen mit chronischen Wunden

Ergänzende Information Die elektronische Version dieses Kapitels enthält Zusatzmaterial, auf das über folgenden Link zugegriffen werden kann ▶ https://doi.org/10.1007/978-3-662-68474-0_7.

© Der/die Autor(en), exklusiv lizenziert an Springer-Verlag GmbH, DE, ein Teil von Springer Nature 2024
S. Schmidt, *Expertenstandards in der Pflege – eine Gebrauchsanleitung*,
https://doi.org/10.1007/978-3-662-68474-0_7

7

Der Expertenstandard Pflege von Menschen mit chronischen Wunden des Deutschen Netzwerks für Qualitätsentwicklung in der Pflege DNQP verfolgt nicht das Ziel, detaillierte Angaben zur Behandlung von Wunden und Produkten zur Wundversorgung anzubieten. Vielmehr liegt der Fokus auf den Einschränkungen der Betroffenen durch die Wunde, etwa durch die Beeinträchtigung des Selbstwertgefühls, durch Abhängigkeit und Einschränkungen im Alltag, durch Veränderungen im sozialen Bereich und durch Schmerzen. Auch in der Konsultationsfassung der Aktualisierung im Dezember 2014 wurde dieses Ziel beibehalten. Der Expertenstandard beinhaltet deshalb Standardkriterien, die Aussagen zur Versorgung von Menschen mit chronischen Wunden, zur Wiedererlangung von Unabhängigkeit, Lebensqualität und Wohlbefinden treffen. Diese Standardkriterien werden in diesem Kapitel zunächst inhaltlich vorgestellt und anschließend die Implementierung in den Pflegeprozess erläutert. Aufgrund der Komplexität des Themas war es den Experten besonders wichtig, die Informationen so anzubieten, dass die Übersichtlichkeit gewahrt wird. Die zweite Aktualisierung wird derzeit turnusmäßig geplant.

Dabei werden Informationen angeboten, die bei der Einarbeitung des Expertenstandards in den einrichtungsinternen Pflegestandard hilfreich sind. Notwendige Formulare, etwa in Form des Risikoassessments oder des Wundprotokolls werden inhaltlich beschrieben.

Die organisatorischen Besonderheiten bei der Versorgung von Menschen mit chronischen Wunden werden vorgestellt. Dazu zählt in diesem Zusammenhang auch die Kooperation mit speziell ausgebildeten Pflegeexperten, beispielsweise bei der Wundberatung oder der Ernährungsberatung, aber auch die Zusammenarbeit mit dem behandelnden Arzt, der die Therapiehoheit bei der Wundbehandlung ausübt.

7.1 Grundlagen der Versorgung

Schätzungsweise 3 bis 4 Mio. Menschen in Deutschland leiden an einer chronischen Wunde, verbunden mit Beeinträchtigungen im Alltag, mit Veränderungen des gewohnten Lebenswandels, mit therapiebedingten Einschränkungen, wie Schmerzen, Geruchsbelästigungen, Exsudat, Bewegungseinschränkungen und Einschränkungen bei der Körperpflege, zum Beispiel durch die Wundversorgung.

Damit ist das Auftreten von chronischen Wunden nicht nur ein gesundheitsökonomisches Problem, vielmehr stellt es auch für den einzelnen Betroffenen eine deutliche Veränderung in der Lebensführung dar.

Die Inhalte des Expertenstandards beschäftigen sich deshalb nur allgemein mit Materialien und Methoden der Wundtherapie, zumal dies sowieso eine ärztliche Aufgabe ist. Die Arbeitsgruppe hat sich vielmehr an der Zielsetzung orientiert, die Lebensqualität, die Unabhängigkeit und das Wohlbefinden von Menschen mit chronischen Wunden positiv zu beeinflussen.

> Unter einer chronischen Wunde versteht die Expertenarbeitsgruppe jede Wunde, die unter fachgerechter, konsequenter Therapie innerhalb eines Zeitraums von vier bis zwölf Wochen keine Heilungstendenzen zeigt. Dabei werden verschiedene Wundarten unterschieden, da die Grunderkrankung einen erheblichen Einfluss auf die Versorgung ausübt.

Chronische Wunden im Sinne des Expertenstandards:
1. Dekubitus
2. Diabetisches Fußsyndrom
3. Ulcus cruris
   – Ulcus cruris venosum
   – Ulcus cruris arteriosum
   – Ulcus cruris mixtum

Die Aussagen zu Behandlungsstrategien und Pflegemaßnahmen in den folgenden Abschnitten orientieren sich an der Einteilung von chronischen Wunden im Expertenstandard.

An dieser Stelle werden einige grundlegende Informationen zur Wundtherapie angeführt, detaillierte therapeutische Optionen sind jedoch die Aufgabe des behandelnden Arztes oder Facharztes in Kooperation mit pflegerischen Fachexperten, also Pflegefachkräften, die eine entsprechende Fort- und Weiterbildung zum Wundmanager oder Wundtherapeuten absolviert haben und die Versorgung des Betroffenen kompetent begleiten können.

Die Expertenarbeitsgruppe empfiehlt keine spezielle Ausbildung zum Wundexperten, verweist jedoch auf Kurse der nationalen und internationalen Fachgesellschaften, etwa der Initiative Chronische Wunde ICW e. V., der Deutschen Gesellschaft für Wundheilung und Wundbehandlung DGfW e. V., des Fachverbands Stoma und Inkontinenz DVET e. V., der Österreichischen Gesellschaft für Vaskuläre Pflege ÖGVP, der Swiss Association for Wound Care SafW e. V. und der European Wound Management Association EWMA.

7.1.1 Wundtherapie

Die Auswahl des geeigneten Produkts zur Wundtherapie erfolgt immer unter Berücksichtigung der jeweiligen Heilungsphase (◘ Tab. 7.1).

◘ Tab. 7.1 Phasen der Wundheilung	
Wunde	**Stoffwechsel**
1. Exsudative Phase	Katabole Phase
2. Resorptive Phase	
3. Proliferative Phase	Anabole Phase
4. Reparative Phase	

Die phasengerechte Wundtherapie orientiert sich an der jeweiligen Stoffwechsellage der Wunde, am Prinzip der feuchten Wundbehandlung und an hygienischen Kriterien bei der Wundversorgung. Aufgabe der Fachexperten ist in diesem Zusammenhang die Empfehlung des geeigneten Materials in Absprache mit dem behandelnden Arzt, die Fortbildung und Anleitung von Pflegefachkräften und Patienten sowie die Kontrolle des Wundverlaufs.

❯ Die Dokumentation der Wunde, der Wundbehandlung und des Heilungsverlaufs erfolgt in enger Zusammenarbeit zwischen den Pflegefachkräften und dem Wundexperten. Dabei müssen eindeutige Absprachen getroffen werden, wer in welchen Abständen für Eintragungen oder Fotodokumentationen zuständig ist.

7.1.2 Wundtherapeutika

Die verschiedenen Materialien zur Behandlung von Wunden werden an dieser Stelle nur in der Übersicht dargestellt, zumal die letztendliche Entscheidung über das geeignete Produkt von dem behandelnden Arzt getroffen wird. Außerdem ist das Angebot an Produkten inzwischen so umfangreich, dass es für nicht spezialisierte Fachkräfte nur schwer zu überschauen ist.

Grundsätzlich gilt für die Auswahl von Wundauflagen jedoch die Orientierung an verschiedenen Kriterien.

Kriterien zur Auswahl von Wundauflagen:
- Wundheilungsstadium
- Wundlokalisation
- Exsudatmenge
- Infektionszeichen
- Hautzustand
- Schmerz
- Kontinenz
- Kosten und Effektivität

Für die Auswahl der geeigneten Wundauflage ist es hilfreich, die einzelnen Substanzen zu unterscheiden.

Wundtherapeutika:
- Wundreinigung:
- Enzymatische Wundreinigung, z. B. Streptokinase
  - Mechanische Wundreinigung, z. B. NaCl, Ringerlösung
  - Antibiotische Wundreinigung
  - Antiseptika, z. B. Octenidin
  - Silberhaltige Wundauflagen
- Wundauflagen und saugende Materialien:
  - Alginat
  - Baumwoll- oder Vlieskompressen
  - Wundgaze
  - Hydrokolloid HC
  - Hydrogel
  - Hydropolymer
  - Polyurethan PU
  - Polyvinylalkohol PVAL
  - Folien
- Wundfixierung:
  - Schlauchverband
  - Binden
  - Fixiermaterial mit Klebeschicht
  - Polstermaterial

7.2 Standardkriterium 1

S1a Die Pflegefachkraft verfügt über aktuelles Wissen und kommunikative Kompetenz, Menschen mit einer chronischen Wunde zu identifizieren und deren Einschränkungen, Krankheitsverständnis und Selbstmanagementfähigkeiten sensibel und verstehend zu erkunden. **S1b** Die Einrichtung verfügt über eine intra- und interprofessionell geltende Verfahrensregelung zur Versorgung von Menschen mit chronischen Wunden. Sie stellt sicher, dass ein pflegerischer Fachexperte zur Verfügung steht, und hält erforderliche Materialien für Assessment und Dokumentation bereit. **P1a** Die Pflegefachkraft erfasst im Rahmen der pfle-

gerischen Anamnese bei allen Patienten/Bewohnern das Krankheitsverständnis, wund- und therapiebedingte Einschränkungen sowie Möglichkeiten des gesundheitsbezogenen Selbstmanagements. **P1b** Die Pflegefachkraft holt eine medizinische Diagnose ein. Für das wundspezifische Assessment zieht sie, insbesondere zur Ersteinschätzung und Dokumentation der Wunde, einen pflegerischen Fachexperten hinzu und bindet diesen nach Bedarf in die weitere Versorgung ein. **E1** Die Dokumentation enthält differenzierte Aussagen zu den Punkten:

- Mobilitäts- und andere Einschränkungen, Schmerzen, Wundgeruch
- Exsudat, Ernährungsstatus, psychische Verfassung, individuelles Krankheitsverständnis, Körperbildstörungen, Ängste
- Wissen des Patienten/Bewohners und seiner Angehörigen über Ursachen und Heilung der Wunde sowie Selbstmanagementkompetenzen
- Spezifische medizinische Wunddiagnose, Rezidivzahl, Wunddauer, -lokalisation, -größe, -rand, -umgebung, -grund und Entzündungszeichen

7.2.1 Implementierung

Die Expertenarbeitsgruppe versteht unter den Voraussetzungen zur Identifizierung von Menschen mit einer chronischen Wunde und zum pflegerischen Assessment eine fundierte Fachkompetenz, die durch Fortbildung, Literaturrecherche und Teilnahme an Fachveranstaltungen erworben wird, mit dem Ziel, Patienten mit Einschränkungen durch eine chronische Wunde frühzeitig zu erkennen.

Das dabei zu erwerbende Wissen wird konkretisiert und bezieht sich zum einen auf fachliche Aspekte zum anderen aber auf die Einschränkungen des Betroffenen durch Erkrankung, Behandlung, Abhängigkeit, Veränderungen des Alltags und Beeinträchtigungen der Lebensqualität.

Fachliche Qualifikationen beinhalten Kenntnisse über Entstehung, Begleiterkrankungen und Komplikationen von chronischen Wunden, wobei an dieser Stelle noch einmal deutlich differenziert wird zwischen den verschiedenen Wundarten.

Wundarten:
- Dekubitus
- Diabetisches Fußsyndrom DFS
- Ulcus cruris venosum U.c.v.
- Ulcus cruris arteriosum U.c.a.
- Ulcus cruris mixtum U.c.m.

7.2.2 Lebensqualität

Unabhängig von der Art der Wunde erlebt der Betroffene die Wunde als mehr oder minder stark ausgeprägte Beeinträchtigung seines Alltags. Die drei wichtigsten Bereiche der Einschränkung betreffen die Problemfelder Schmerz, Bewegungsfähigkeit, Auswirkungen der Wunde, beispielsweise durch Geruch und Exsudat.

Hinzu kommen Veränderungen des Körperbildes, Abhängigkeit in der Alltagsgestaltung durch häufige Behandlungstermine oder Verbandwechsel, finanzielle Belastungen, Beeinträchtigungen bei der Berufsausübung, schmerzbedingte Einschränkungen im Tagesablauf und beim Nachtschlaf, soziale Isolation und das Bedürfnis, eine soziale Distanz zu anderen Menschen aufzubauen. Die selbstgewählte soziale Distanz durch die Auswirkungen der Wunde, wie Geruch, Eiter und Exsudat, und durch die Einschränkung der Mobilität betrifft auch das Zusammenleben mit den Angehörigen, sodass diese ebenfalls unter der Situation leiden können.

> Folge der unangenehmen Begleiterscheinungen einer Wunde ist die negative Wahrnehmung der eigenen Person in Form einer Veränderung des Körperbildes, die sich aber auch auf die psychische Situation und die Persönlichkeit auswirkt.

Dabei durchläuft der Betroffene typische Phasen, die von der Pflegefachkraft kompetent wahrgenommen und begleitet werden müssen. Ein Modell der Verarbeitungsphasen ist das bekannte Trauer-Modell nach Elisabeth Kübler-Ross.

Trauerphasen nach Kübler-Ross:
1. Nicht wahrhaben wollen, Isolierung
2. Zorn
3. Verhandeln
4. Depressive Phase
5. Akzeptanz

Der zweite Teil dieses Standardkriteriums beschäftigt sich mit den Anforderungen, die an die Einrichtung gestellt werden, und betrifft die Verfahrensregelung.

7.2.3 Verfahrensregelung

Der wichtigste Aspekt der Verfahrensregelung ist die Koordination und Aufgabenverteilung im multiprofessionellen Team. Die Pflegefachkraft ohne Zusatzqualifikation übernimmt eine zentrale Stelle und bildet eine Schnittstelle zwischen den beteiligten Berufsgruppen, wobei der fachspezifisch weitergebildete Pflegeexperte die Supervision, Beratung, Begutachtung und Fortbildung der Pflegefachkräfte innehat.

> Pflegerische Fachexperten sind Pflegefachkräfte, die eine entsprechende Fort- und Weiterbildung zum Wundmanager oder Wundexperten bei einer nationalen oder internationalen Fachgesellschaft absolviert haben.

Die Kooperation und Zuständigkeit von pflegerischen Fachexperten, Ärzten, Fachärzten, Pflegefachkräften, Ernährungsberatern, Physiotherapeuten, Diabetesberatern, Podologen, Lymphtherapeuten, Schuhmechanikern, Psychologen und Apotheken muss von der betreuenden Pflegeeinrichtung eindeutig festgelegt werden, damit alle beteiligten

Berufsgruppen ihre Aufgaben und Kompetenzen kennen. Dabei sollten die Zuständigkeiten für die einzelnen Bereiche, etwa Anamnese, Wundfotografie, Dokumentation, Diagnosestellung und Therapieentscheidung, bedacht werden.

> Dies gilt vor allem dann, wenn bestimmte Aufgaben durch externe Kooperationspartner übernommen werden. In diesem Zusammenhang sind auch vertragliche und haftungsrechtliche Fragen von Bedeutung. Wichtig ist jedoch auch, dass der Partner produktunabhängig arbeitet und die ständige Erreichbarkeit gewährleistet ist.

7.2.4 Assessment

Im Rahmen der Pflegeanamnese erfasst die Pflegefachkraft Beeinträchtigungen, Probleme und Einschränkungen bei alltäglichen Aktivitäten von Menschen mit chronischen Wunden. Allerdings existiert bisher kein standardisiertes, validiertes und formal genaues Instrument für das Assessment.

Die Expertenarbeitsgruppe hat deshalb die Ergebnisse der Literaturstudie in Form einer Kriterienliste zusammengetragen (Kriterien zur Einschätzung der wund- und therapiebedingten Einschränkungen sowie der Selbstmanagementkompetenzen). Die Kriterienliste beinhaltet Bereiche, in denen Einschränkungen durch die Wunde möglich sind.

Kriterien zur Einschätzung der wund- und therapiebedingten Einschränkungen sowie der Selbstmanagementkompetenzen von Patienten/Bewohnern und Angehörigen

1. Verständnis des Krankseins
   - Zu Ursachen der Wunde
   - Zur Heilung der Wunde und Vorstellungen zur Wundheilungszeit
   - Zu Symptomen (z. B. Geruch, Exsudat, Juckreiz)
   - Zur Bedeutung spezieller Maßnahmen (z. B. Druckentlastung, Bewegung, Kompression)
2. Wund- und therapiebedingte Einschränkungen:
   - Mobilitäts- und Aktivitätseinschränkungen
   - Schmerzen
     - Stärke (z. B. analog der visuellen Analogskala VAS oder Fremdeinschätzungsinstrument)
     - Schmerzqualität (z. B. brennend, stechend, krampfartig, pochend)
     - Häufigkeit und Dauer
     - Situationen, die mit Schmerzen einhergehen (z. B. Verbandwechsel, Beine hochlegen, Bewegung)
   - Schmerzort (ausformuliert und auf Körperskizze eingezeichnet)
   - Erfahrungen mit Maßnahmen zur Linderung der Schmerzen
   - Abhängigkeit von personeller Hilfe
   - Schlafstörungen
   - Jucken und Schwellungen der Beine
   - Schwierigkeiten bei Kleidungs- und Schuhwahl
   - Schwierigkeiten zur Aufrechterhaltung der persönlichen Hygiene
   - Psychosoziale Aspekte (z. B. soziale Isolation, Machtlosigkeit, Energiemangel, Sorgen, Frustrationen, Mangel an Selbstwertgefühl, Hilflosigkeit, Hoffnungslosigkeit, Trauer, Depression, Gefühl des Kontrollverlustes)
3. Vorhandene wundbezogene Hilfsmittel (z. B. Kompressionsstrümpfe, Orthesen, druckverteilende Matratzen, Sitzkissen)
4. Selbstmanagementkompetenzen von Patienten/Bewohnern und Angehörigen:

– Zum Umgang mit Einschränkungen
– Zur Wunde und zum Verbandwechsel
(z. B. Wundgeruch, Schmerzen beim
Verbandwechsel)
– Erhalt von Alltagsaktivitäten (z. B.
Einkaufen, Hobbys, Spazierengehen)
– Krankheitsspezifische Maßnahmen
– Entstauende Maßnahmen
– Kompression (Anziehen, Pflegen,
Umgang mit kompressionsbed-
ingten Beschwerden)
– Aktivierung des Sprunggelenks
und der Muskelpumpe
– Hochlegen der Beine über Her-
zniveau
– Sitzposition

– Gefäßtraining, z. B. strukturiertes
Gehtraining
– Fußpflege und -inspektion
– Präventive Maßnahmen bei Diabe-
tischem Fußsyndrom: z. B. Fußpflege,
-inspektion, Umgang mit Schuhen
– Druckentlastung der Wunde
– Hilfsmittel (z. B. Orthesen, Ma-
tratzen, Kissen, (Verband-)Schuhe
ggf. mit speziellen Einlagen zur
Druckentlastung)
– Bewegungsförderung/Position-
swechsel
– Hautschutz, Hautpflege
– Ernährung
Blutzuckereinstellung
Rauchentwöhnung

Darüber hinaus kann die Beeinträchtigung der Lebensqualität durch den Würzburger Wundscore WWS (Anhang 15a) überprüft werden, bei dem es sich um einen Fragebogen zur Selbsteinschätzung handelt. Dieses Instrument und wurde im ursprünglichen Expertenstandard aus dem Jahr 2009 empfohlen. Besonders sinnvoll ist die wiederholte Durchführung, weil dann im Verlauf der Erkrankung mögliche Veränderungen beobachtet werden.

In der Konsultationsfassung wird ein weiteres Instrument vorgestellt, das WoundQoL. Dabei handelt es sich um einen Fragebogen zur Selbsteinschätzung, der 17 Fragen beinhaltet und aus drei verschiedenen validierten Instrumenten am Institut für Versorgungsforschung in der Dermatologie und bei Pflegeberufen IVDP am Universitätsklinikum Hamburger-Eppendorf erstellt wurde. Die Fragen beziehen sich auf die vergangenen sieben Tage. Auch dieses Instrument wird im Anhang vorgestellt (Anhang 15b).

Für Betroffene mit Diabetischem Fußsyndrom beinhaltet die Konsultationsfassung außerdem den Frankfurter Aktivitätenkatalog der Selbstpflege Prävention Diabetisches Fußsyndrom FAS-PräDiFuß.

Schließlich empfehlen die Experten noch ein weiteres Instrument, in dem gesundheitsbezogene Selbstpflegekompetenzen und -defizite erfragt werden, der Wittener Aktivitätenkatalog der Selbstpflege bei venös bedingten offenen Beinen WAS-VOB.

Dabei handelt es sich um eine Liste von 59 Fragen, die sich auf alltägliche Aktivitäten beziehen und die der Betroffene gemeinsam mit der Pflegefachkraft beantworten sollte. Die umfangreichen Items beziehen sich auf verschiedene Bereiche und werden an dieser Stelle nur in einer thematischen Auflistung vorgestellt.

Items des WAS-VOB:

– Fragen über Maßnahmen zur Kompression
– Fragen über Maßnahmen zur Bewegung
– Fragen über Maßnahmen zum Umgang mit Wärme
– Fragen über Maßnahmen zum Umgang mit einer Venenüberlastung
– Fragen über Maßnahmen zur Verhinderung eines Hautdefektes
– Fragen über Maßnahmen zur Wundheilung

Die einzelnen Fragen können sowohl numerisch durch Zuordnung eines Punktwertes als auch inhaltlich ausgewertet werden.

7.2.5 Wundspezifisches Assessment

Der zweite Teil des Standardkriteriums beschäftigt sich mit dem Einholen einer medizinischen Diagnose und mit der genaueren Wundbeurteilung, -erfassung und -vermessung. Bei der Ersteinschätzung wird empfohlen, einen Wundmanager einzubeziehen.

Auch für diese Aufgabe hat die Expertenarbeitsgruppe eine Kriterienliste zusammengestellt, um ein umfassendes wundspezifisches Assessment zu gewährleisten (Kriterienliste für ein wundspezifisches Assessment).

Kriterienliste für ein wundspezifisches Assessment

1. Medizinische Wunddiagnose:
   - Grunderkrankung
   - Wundarten und Schweregradeinteilung der Wunde bzw. der Grunderkrankung
     - Dekubitus: European Pressure Ulcer Advisory Panel EPUAP, National Pressure Ulcer Advisory Panel NPUAP
     - Ulcus cruris venosum: Einteilung der chronisch venösen Insuffizienz nach Widmer, Widmer (mod. N. Marshall), CEAP-Schema (clinical condition, etiology, anatomic location, pathophysiology)
     - Ulcus cruris arteriosum: Einteilung der Symptome nach Fontaine, Rutherford, TASC II-Klassifikation (Trans Atlantic Inter-Society Consensus for the Management of the Peripheral Arterial Disease)
     - Diabetisches Fußsyndrom: Wagner-Armstrong
   - Bisherige diagnostische und therapeutische Maßnahmen
2. Wundlokalisation: grafisch und schriftlich
3. Wunddauer
4. Rezidivzahl
5. Wundgröße:
   - Größte Länge (cm)
   - Größte Breite (cm)
   - Tiefe (cm)
   - Taschen, Fisteln, Unterminierung: Länge, Ausrichtung nach Uhr
6. Wundgrund/häufigste Gewebeart:
   - Granulationsgewebe
   - Fibringewebe
   - Feuchtes oder trockenes avitales Gewebe
   - Muskel, Faszie, Sehne
   - Knochen
   - Fettgewebe
   - Dermis
7. Exsudat/Transudat:
   - Quantität: z. B. kein, wenig, mittel, viel
   - Qualität: z. B. trübe, serös, blutig
8. Wundgeruch: ja/nein
9. Wundrand: z. B. flach, vital, unterminiert, wulstig, mazeriert, hyperkeratös
10. Wundumgebung: z. B. Rötung, Schwellung, Blasenbildung, Mazeration, trockene oder feuchte Haut,
11. Infektionszeichen
12. Wund- bzw. wundnaher Schmerz

Die einzelnen Punkte der Liste werden noch konkretisiert, die wichtigsten Elemente befinden sich im folgenden Abschnitt.

Anmerkungen zur Kriterienliste zur Erstellung der Wunddokumentation:

- Die verschiedenen Klassifikationssysteme für die drei Wundarten werden an dieser Stelle nur erwähnt, eine eindeutige Klassifikation sollte in Kooperation mit dem behandelnden Arzt und dem Wundberater vorgenommen werden, wobei in der Dokumentation vermerkt muss, welches System verwendet wurde.
- Bezüglich der Lokalisation sollte eine fachlich korrekte verbale (z. B. medial, lateral, anterior, posterior) und eine grafische Darstellung in einer Körperskizze vorgenommen werden.
- Unter Wunddauer versteht man die Zeit vom Auftreten der Wunde bis zur aktuellen Einschätzung.
- Die Dokumentation der Wundgröße ist entscheidend für die Beurteilung des Verlaufs. Beschrieben wird die größte Länge und Breite 90° zur Länge sowie die Tiefe anhand steriler Materialien (Pinzetten, Knopfsonden, Watteträger) an der tiefsten Stelle bezogen auf das Hautniveau. Watteträger müssen hierfür geeignet sein, damit keine Wattereste in der Wunde verbleiben.
- Zur Beschreibung der Quantität von Exsudat und Transudat kann die Anzahl der notwendigen Kompressen oder die Häufigkeit der Verbandwechsel festgehalten werden. Die Qualität wird verbal beschrieben.
- Dies gilt auch für den Wundgeruch. Er wird prinzipiell mit ja oder nein beschrieben.
- Bei der Beschreibung von Wundrand und Wundumgebung kann man sich an den Stichworten der Kriterienliste orientieren.

- Hinweise auf Infektionen orientieren sich an den klassischen Entzündungszeichen oder am Ausmaß von Cellulite, Verhärtungen, Verweichungen etc.
- Die Häufigkeit des wundspezifischen Assessments in Bezug auf die Einschätzung der Wunde und des Heilungsverlaufs wird bei jedem Verbandwechsel empfohlen, spätestens jedoch nach einer Woche. Abhängig ist dieses Intervall von der Art der Wunde, von der Wundbeschaffenheit und von den jeweiligen Leitlinien. Die Eintragungen erfolgen im Wundprotokoll. Sofern die Wundbedingungen sich deutlich verändern, sollte umgehend eine Dokumentation stattfinden.

7.3 Standardkriterium 2

S2 Die Pflegefachkraft verfügt über aktuelles Wissen zur Behandlung wundbedingter Einschränkungen, zu krankheitsspezifischen Maßnahmen je nach Wundart (z. B. Bewegungsförderung, Druckverteilung oder Kompression), zur Wundversorgung, zur Grunderkrankung und zur Rezidiv- und Infektionsprophylaxe sowie zum Hautschutz und zur Hautpflege. **P2** Die Pflegefachkraft plant unter Einbeziehung der beteiligten Berufsgruppen gemeinsam mit dem Patienten/Bewohner und seinen Angehörigen Maßnahmen zu folgenden Bereichen: wund- und therapiebedingte Beeinträchtigungen, wundspezifische Erfordernisse, Grunderkrankung und Rezidivprophylaxe, Vermeidung weiterer Schäden, Umsetzen medizinischer Verordnungen. **E2** Eine individuelle, alltagsorientierte Maßnahmenplanung, die die gesundheitsbezogenen Selbstmanagementkompetenzen des Patienten/Bewohners und seiner Angehörigen berücksichtigt, liegt vor.

7.3.1 Implementierung

Das Standardkriterium beinhaltet die Erarbeitung eines umfassenden Maßnahmenplans, in dem alle Bereiche der Versorgung des betroffenen Menschen berücksichtigt werden. Auch bei dieser Aufgabe müssen andere Berufsgruppen, der Patient und seine Bezugspersonen einbezogen werden.

Um alle notwendigen Maßnahmen tatsächlich zu erfassen, werden die einzelnen Bereiche noch einmal genauer benannt.

7.3.2 Maßnahmenplan

Bereiche der Maßnahmenplanung:
- Wund- und therapiebedingte Einschränkungen
- Maßnahmen zum Umgang mit Körperbildstörungen
- Krankheitsspezifische Maßnahmen je nach Wundart
- Kompressionstherapie
- Wundversorgung
- Grunderkrankung
- Rezidiv- und Infektionsprophylaxe
- Hautschutz und Hautpflege

Bei einer chronischen Wunde handelt es sich normalerweise um ein Begleitsymptom oder die Komplikation einer Grunderkrankung, wie Diabetes mellitus, periphere arterielle Verschlusskrankheit pAVK, chronisch venöse Insuffizienz CVI, Apoplex oder Querschnittslähmung.

Fachkenntnisse über die Grunderkrankung bedeutet deshalb unter Beachtung der einzelnen Wundarten, dass Pflegemaßnahmen geplant werden müssen, die das Krankheitsbild oder dessen Auswirkungen betreffen. Im Einzelnen sind dies:
1. Dekubitus: Identifizierung des Dekubitusrisikos, Auswahl druckverteilender Hilfsmittel, Entwicklung eines individuellen Bewegungsförderungsplanes
2. Diabetisches Fußsyndrom: allgemeine Diabetesbehandlung, Umgang mit druckentlastenden Hilfsmitteln, Rezidivprävention
3. Ulcus cruris venosum: allgemeine Behandlung der chronisch venösen Insuffizienz, Bewegungsübungen, Anlegen eines Kompressionsverbands, Rezidivprävention
4. Ulcus cruris arteriosum: allgemeine Behandlung der peripheren arteriellen Verschlusskrankheit, Rezidivprävention
5. Ulcus cruris mixtum: je nach venöser/ arterieller Beteiligung siehe Ulcus cruris venosum und Ulcus cruris arteriosum

7.3.3 Vermeidung von wund- und therapiebedingten Beeinträchtigungen

Die schwierigste Beeinträchtigung durch die Wunde oder durch die Behandlung ist der Schmerz (▶ Kap. 4).

Im Zusammenhang mit der Wundbehandlung treten Schmerzen vor allem bei notwendigen Verbandwechseln und bei der Durchführung von Bewegungsübungen auf. Diese Situationen sind größtenteils absehbar und unterliegen einem planbaren Zeitschema, sodass eine präventive Schmerzmittelgabe in einem ausreichenden zeitlichen Abstand vor der Maßnahme möglich ist.

Ein ebenfalls deutlich beeinträchtigendes Phänomen ist die Einschränkung der Mobilität, beispielsweise durch eine erforderliche Ruhigstellung. In diesem Fall kann durch das Anpassen von orthopädischen Schuhen, durch Orthesen oder durch eine Gipsbehandlung eine Verbesserung der Bewegungsfreiheit erreicht werden.

Die sehr unangenehme Auswirkung der Wunde bei starker Geruchsbildung kann nur ursächlich behandelt werden, indem eine vorhandene Infektion der Wunde mit geeigneten Produkten bekämpft wird. Dabei ist allerdings nicht immer eine sofortige Verbesserung zu erwarten.

❯ Für den Betroffenen ist deshalb eine spürbar wertschätzende Haltung der Pflegefachkraft wichtig. Der Einsatz von Duftstoffen verbessert die Situation nicht, es kommt lediglich zu einer Überlagerung, die ebenfalls sehr lästig sein kann.

Ähnliches gilt für die verstärkte Absonderung von Wundexsudat. Die Verwendung von absorbierenden Wundauflagen und die Anpassung der Bekleidung sind notwendig, je nach Grunderkrankung kann durch Kompression eine Verbesserung erreicht werden.

7.3.4 Maßnahmen zum Umgang mit Körperbildstörungen

Betroffene leiden oftmals unter Veränderungen des Körperbilds durch das Gefühl der Objektivierung, den fehlenden Einbezug von Alltagsproblemen, Unattraktivität, Scham und sozialen Rückzug. Sie wünschen Trost, Vertrauen und möchten „als ganzer Mensch wahrgenommen werden". Hilfreich können Religion, Humor und das Gefühl der Autonomie sein.

Im ursprünglichen Expertenstandard wurde in diesem Zusammenhang das Konzept Caring von P. Benner und J. Wrubel aufgegriffen. Dabei handelt es sich um eine Haltung der Pflegepersonen, die beinhaltet, dass sie sich kümmern, zuhören, geduldig sind, mithoffen und Verständnis haben.

Diese Maßnahmen ermöglichen es dem Betroffenen, mit seiner Trauer umzugehen und Abwehrstrategien zu entwickeln. Aufgabe der Pflegefachkraft ist in diesem Zusammenhang das aktive Zuhören und die emotionale Begleitung. Dabei sollte die eigene Körpersprache reflektiert werden.

Mögliche Inhalte der Beratung:
- Hilfsmittel und Pflegeutensilien
- Positive Assoziationen mit anderen Körperteilen/Eigenschaften
- Maßnahmen zur Gewichtsanpassung
- Kosmetik- und Kleidungsberatung
- Kosmetische oder rekonstruktive chirurgische Maßnahmen
- Aromatherapie, Einreibungen, Ölauflagen oder Massagen für das Wohlbefinden (nicht zur Wundtherapie)
- Soziale Unterstützung (Freunde anrufen, Kontakt zu Selbsthilfegruppen)
- Literaturhinweise
- Ggf. Psychopharmakologie, psychotherapeutische Interventionen

7.3.5 Krankheitsspezifische Maßnahmen

Diese Maßnahmen müssen in Abhängigkeit von der Grunderkrankung des betroffenen Menschen geplant und in Kooperation mit anderen Berufsgruppen sowie in Absprache mit dem behandelnden Arzt durchgeführt werden.

❯ Prinzipiell geht man davon aus, dass eine Heilung der Wunde nur zu erreichen ist, wenn gleichzeitig die Grunderkrankung behandelt wird.

7.3.5.1 Wundversorgung

Die lokale Wundbehandlung erfolgt nach ärztlicher Anordnung nach dem Prinzip der Wundreinigung, des Entfernens von abgestorbenem Gewebe und des Abdeckens der Wunde mit einer geeigneten Auflage unter hygienischen Bedingungen, wobei die Empfehlungen des Robert Koch Instituts berücksichtigt werden müssen.

Hygienische Voraussetzungen
- Regelrechte Händedesinfektion
- Tragen von keimarmen Einmalhandschuhen und Schutzkleidung

- Non-touch-Technik durch Einsatz von sterilen Instrumenten
- Verwendung von sterilen Materialien und Lösungen
- Haltbarkeit der Materialien
- Anbruchdatum der Lösungen
- Entsorgung von verwendetem Material und Instrumenten
- Korrekte Aufbewahrung des Materials

Die Auswahl der Materialien erfolgt in Absprache mit dem behandelnden Arzt und pflegerischen Fachexperten, auch unter Berücksichtigung wirtschaftlicher Überlegungen.

Eine moderne Wundauflage ist nur dann sinnvoll, wenn dadurch das Intervall des Verbandwechsels verlängert werden kann. Ärztliche Leitlinien zur Wundtherapie, die AWMF-Leitlinien, orientieren sich an den jeweiligen Grunderkrankungen.

❯ In diesem Zusammenhang ist es jedoch auch von Bedeutung, dass Pflegefachkräfte unter Beachtung der Remonstrationspflicht verpflichtet sind, Maßnahmen abzulehnen, die nicht dem aktuellen Stand des Wissens entsprechen, und diese Ablehnung auch zu dokumentieren.

7.3.5.2 Bewegungsförderung

Ein wichtiger Bereich krankheitsspezifischer Maßnahmen ist die Bewegungsförderung unter Berücksichtigung der verschiedenen zugrunde liegenden Krankheitsbilder:

- Beim Dekubitus steht die Bewegungsförderung und Mobilisation in individuell festzulegenden Intervallen unter dem Aspekt der Druckverteilung im Vordergrund (▶ Kap. 2).
- Beim Diabetischen Fußsyndrom steht ebenfalls die Druckentlastung der Wunde im Vordergrund, sodass die Patienten im akuten Krankheitsstadium so wenig wie möglich laufen sollten. Im weiteren Verlauf der Erkrankung und nach Abheilen der Wunde sollte ein

Gehtraining angeschlossen werden. Eine Gangschule ist besonders dann sinnvoll, wenn durch die Sensibilitätsstörungen der Füße die Standsicherheit gemindert ist (▶ Kap. 5).

- Die Bewegungsförderung bei Patienten mit Ulcus cruris venosum und Ulcus cruris mixtum beschäftigt sich vor allem mit dem Gehtraining zur Vermeidung einer Versteifung des Sprunggelenks, die durch die dysfunktionale Wadenmuskulatur begünstigt wird. Außerdem bewirkt das Gehtraining eine Verbesserung der Muskelpumpe und somit einen positiven Effekt auf den venösen Rückfluss.

❯ Das Gehtraining wird mit der Kompressionstherapie kombiniert. Schrittzähler können hilfreich sein.

7.3.5.3 Kompressionstherapie

Für die Betroffenen ist die Kompressionstherapie bei Ulcus cruris venosum und Ulcus cruris mixtum oftmals sehr unangenehm. Wenn zusätzlich die Wirksamkeit der Maßnahme vom Patienten nicht verstanden oder infrage gestellt wird, ist die Compliance beeinträchtigt.

Eine Maßnahme zur Verbesserung der Mitarbeit konnte bisher in Studien nicht identifiziert werden, ein beeinflussender Faktor ist wahrscheinlich die Aufklärung und Hilfe beim An- und Ausziehen, zumal dies für viele Betroffene durchaus beschwerlich ist.

❯ In Studien zeigte sich jedoch, dass eine Kompression die Wundheilung fördert, wobei eine hohe Kompression effektiver ist als eine niedrige Kompression.

■ **Kompressionsverband**

Allgemeine Grundlagen für die Anlegetechnik eines Kompressionsverbandes gelten unabhängig von der Art des ausgewählten Materials.

Anlegetechnik:
- Die Position des Sprunggelenks ist immer rechtwinklig
- Die Zehengrundgelenke und die Fersen werden mit gewickelt
- Der Druck sinkt von der Peripherie nach proximal
- Die Wickeltechnik berücksichtigt, dass weder Schmerzen noch Druckstellen oder Schnürfurchen auftreten dürfen
- Pelotten oder Druckpolster können die Druckverteilung optimieren

Keine Verwendung von beiliegenden Fixierklammern, den sogenannten „Schwiegermüttern" wegen Verletzungsgefahr!
Daraus ergibt sich, dass der Kompressionsverband nur durch speziell geschulte Pflegefachkräfte angelegt werden darf, um Schädigungen auszuschließen.

❯ Die Effektivität kann durch regelmäßige Messungen von Vorfuß-, Knöchel- und Wadenumfang festgestellt werden. Sofortige Beendigung der Kompression bei Schmerz, Veränderungen der Hautfarbe, Parästhesien, Schweißausbruch und Kurzatmigkeit.

▪ **Kompressionsstrümpfe**
Die Compliance der Betroffenen beim Tragen von Kompressionsstrümpfen ist im Allgemeinen schlecht. Unter Berücksichtigung der Tatsache, dass die Strümpfe, genau wie Kompressionsverbände, bis zum Abheilen der Wunde kontinuierlich, also 24 h täglich getragen werden müssen und auch nach Abheilen der Wunde weiter getragen werden sollten, beobachtete man in Studien, dass Patientenschulungen zu einer verbesserten Akzeptanz führen.

7.3.5.4 Ernährung
Die Bedeutung der Ernährung für die Wundheilung wurde in verschiedenen Untersuchungen untermauert, wobei insbesondere die Mangelernährung einen Einfluss auf den Verlauf ausübt (▶ Kap. 8).
Der Einsatz einer Nahrungsergänzung im Zusammenhang mit der Versorgung von Menschen mit chronischen Wunden entspricht prinzipiell den Anforderungen im Nationalen Expertenstandard Ernährungsmanagement zur Sicherstellung und Förderung der oralen Ernährung in der Pflege und werden im entsprechenden Kapitel (▶ Kap. 8) erläutert.

❯ Die Auswirkungen der Ernährung müssen zusätzlich bei Diabetes mellitus betont werden. Die Einstellung der Blutzuckerwerte hat einen maßgeblichen Einfluss auf den Verlauf der Wundheilung und auf das Risiko von Rezidiven.

7.3.5.5 Rezidivprophylaxe
Die Vorbeugung von Rezidiven ist ebenfalls abhängig von der Wundart und der Grunderkrankung.
- Beim Dekubitus wird die Prophylaxe durch Druckverteilung, Bewegungsförderung, Hautpflege und weitere Maßnahmen zur Verbesserung der Gewebetoleranz erreicht (▶ Kap. 2).
- Beim Diabetischen Fußsyndrom wird zusätzlich zur optimalen Einstellung der Blutzuckerwerte durch Ernährungsberatung eine Prophylaxe durch Vermeidung von Fußkomplikationen erreicht, wobei die regelmäßige Inspektion der Füße und Schuhe, die intensive Pflege der Füße und die Vermeidung von Verletzungen im Vordergrund stehen.

❯ Zur Vermeidung von Verletzungen bei der Pflege der Fußnägel wird die medizinische Fußpflege durch Podologen durchgeführt. Außerdem ist die Schuhauswahl zu beachten.

- Beim Ulcus cruris venosum dienen lebenslange Kompression, Vermeidung von Verletzungen, Bewegungsförderung und Gehtraining sowie das Hochlegen der Beine als Prophylaxe.

❯ Bei kleinsten Verletzungen muss der Arzt aufgesucht werden, eine Selbstmedikation mit frei verkäuflichen „Venenmitteln" ist nicht sinnvoll.

— Beim Ulcus cruris arteriosum kommen ebenfalls Bewegungstraining und Ernährungsberatung als prophylaktische Maßnahmen infrage, zusätzlich muss eine optimale Blutdruckeinstellung erfolgen, von Vorteil ist außerdem die Rauchentwöhnung.

❯ Der Schwerpunkt der Ernährungsberatung liegt in den Bereichen Gewichtsreduktion und Cholesterinsenkung.

7.3.5.6 Hautschutz und Hautpflege

In den verschiedenen Untersuchungen konnte kein Nachweis geführt werden, dass bestimmte Produkte beim Hautschutz zu bevorzugen sind. Wichtig ist, dass die Wundumgebung vor Belastungen geschützt werden muss, insbesondere vor Stuhl und Urin. Zu beachten sind jedoch die allgemeinen Grundregeln der Hautpflege (▶ Abschn. 2.11.4). Dies gilt vor allem für Patienten mit Kompressionsstrümpfen. Detaillierte Informationen zur Hautreinigung und Hautpflege werden zusätzlich in ▶ Kap. 11 „Förderung der Hautintegrität in der Pflege beschrieben (▶ Kap. 11).

7.4 Standardkriterium 3

S3a Die Pflegefachkraft verfügt über Steuerungs- und Umsetzungskompetenzen bezogen auf die Pflege von Menschen mit chronischen Wunden. **S3b** Die Einrichtung stellt sicher, dass verordnete Hilfs- und Verbandsmittel unverzüglich bereitgestellt werden und Materialien für einen hygienischen Verbandwechsel zur Verfügung stehen. Sie

sorgt für eine den komplexen Anforderungen angemessene Personalplanung. **P3a** Die Pflegefachkraft koordiniert die inter- und intraprofessionelle Versorgung (z. B. durch Ärzte, pflegerische Fachexperten, Physiotherapeuten, Podologen und Diabetesberater). **P3b** Die Pflegefachkraft gewährleistet eine hygienische und fachgerechte Wundversorgung sowie eine kontinuierliche Umsetzung der Maßnahmenplanung unter Einbeziehung des Patienten/Bewohners und seiner Angehörigen. **E3** Die koordinierten und aufeinander abgestimmten Maßnahmen sind sach- und fachgerecht umgesetzt. Ihre Durchführung und Wirkung sind fortlaufend dokumentiert. Der Patient/Bewohner und seine Angehörigen erleben die aktive Einbindung in die Versorgung positiv.

7.4.1 Implementierung

Dieses Standardkriterium betont noch einmal die Koordination aller an den Maßnahmen beteiligten Berufsgruppen sowie die Einbeziehung des Patienten und seiner Bezugspersonen in die Versorgung. Dabei müssen die kognitiven Fähigkeiten des Betroffenen beachtet werden.

Ein weiterer Faktor ist die Berücksichtigung von hygienischen Vorgaben bei der Wundversorgung, wobei die Pflegeeinrichtung für die erforderlichen Voraussetzungen und Materialien und eine adäquate Personalbesetzung mit fachlich kompetenten Mitarbeitern verantwortlich ist.

❯ Außerdem wird noch einmal die Pflicht zur Remonstration angeführt, die für die fachlich korrekte Durchführung der Maßnahmen entscheidend ist, wenn die ärztlich verordneten Maßnahmen, Techniken oder Wundtherapeutika nicht dem aktuellen Kenntnisstand entsprechen.

Die Umsetzung dieser Forderung bereitet vielen Pflegefachkräften Probleme, weil das

Thema an sich nicht durchgehend bekannt ist und weil der Arzt im Rahmen seiner Therapiehoheit gerade im ambulanten Bereich oder in der Langzeitpflege durch das Ausstellen eines Rezepts oder einer Verordnung beziehungsweise durch das Verweigern der Verordnung einen großen Einfluss auf die durchzuführenden Maßnahmen ausübt.

7.5 Standardkriterium 4

S4a Die Pflegefachkraft verfügt über aktuelles Wissen und Kompetenz zu Information, Beratung, Schulung und Anleitung zum gesundheitsbezogenen Selbstmanagement. **S4b** Die Einrichtung stellt zielgruppenspezifische Materialien für Information, Beratung, Schulung und Anleitung zur Verfügung. **P4** Die Pflegefachkraft schult zu Wundursachen und fördert die Fähigkeiten des Patienten/Bewohners und seiner Angehörigen zur Wundversorgung sowie zum Umgang mit wund- und therapiebedingten Einschränkungen durch Maßnahmen der Patientenedukation. Sie unterstützt die Kontaktaufnahme zu anderen Berufs-, Selbsthilfe- oder weiteren Gesundheitsgruppen. **E4** Der Patient/Bewohner und seine Angehörigen kennen die Ursache der Wunde sowie die Bedeutung der vereinbarten Maßnahmen und sind über weitere Unterstützungsmöglichkeiten informiert. Ihr gesundheitsbezogenes Selbstmanagement ist entsprechend ihrer individuellen Möglichkeiten gefördert.

7.5.1 Implementierung

Kernaussage dieses Standardkriteriums ist die Bedeutung von Schulungs- und Beratungsmaßnahmen für den Patienten und seine Angehörigen im Umgang mit der Wunde aber auch zur Verbesserung der Lebensqualität und zur Vermeidung von Rezidiven.

Die Einrichtung wird an dieser Stelle verpflichtet, die erforderlichen Materialien zur Verfügung zu stellen und die Voraussetzungen für die Beratung zu schaffen.

Die Expertenarbeitsgruppe differenziert zwischen allgemeinen Inhalten der Beratung und krankheitsspezifischen Schulungen. An dieser Stelle werden die allgemeinen Themen der Beratung aufgeführt, da die krankheitsspezifischen Themen der Schulung unter Berücksichtigung der jeweiligen Grunderkrankung bereits bei der Rezidivprophylaxe (▶ Abschn. 7.3.5) besprochen wurden. Die Durchführung von krankheitsspezifischen Beratungen und Schulungen wird außerdem zum Teil von anderen Berufsgruppen durchgeführt.

Ambulante Pflege

In der ambulanten Pflege werden auch Patienten betreut, die an einem Disease Management Programm DMP für Diabetiker teilnehmen und deshalb durch die betreuende Arztpraxis speziell geschult und prophylaktisch betreut werden. Für die Pflegefachkräfte ist es von Vorteil, zu wissen, ob der Patient an einem DMP teilnimmt, und dies in der Pflegedokumentation zu vermerken.

Allgemeine Beratungsinhalte:
- Sachgerechte Durchführung erforderlicher Maßnahmen zur Wundheilung
- Bedarfsgerechte Ernährung
- Hygiene
- Umgang mit Beschwerden, z. B. geschwollene Beine, Schmerzen
- Umgang mit psychischen und sozialen Problemen
- Bedeutung von Schmerz, Exsudat und Geruch
- Vermeidung von Verletzungen
- Hautschutz und Hautpflege
- Regelmäßige Beobachtung der Wunde
- Zeitliche Dauer der Wundheilung

7

- Rauchentwöhnung
- Schuh- und Kleidungsauswahl

7.6 Standardkriterium 5

S5 Die Pflegefachkraft verfügt über die Kompetenz, den Heilungsverlauf der Wunde und die Wirksamkeit der gesamten Maßnahmen zu beurteilen. **P5a** Die Pflegefachkraft beurteilt in individuell festzulegenden Abständen, spätestens jedoch nach vier Wochen die lokale Wundsituation (Wiederholung des wundspezifischen Assessments). **P5b** Die Pflegefachkraft überprüft unter Beteiligung eines pflegerischen Fachexperten spätestens alle vier Wochen die Wirksamkeit der gesamten Maßnahmen und nimmt in Absprache mit allen an der Versorgung Beteiligten gegebenenfalls Änderungen daran vor. **E5** Anzeichen für eine Verbesserung der Wundsituation oder der durch die Wunde hervorgerufenen Beeinträchtigungen der Lebensqualität liegen vor. Änderungen sind im Maßnahmenplan dokumentiert.

7.6.1 Implementierung

In diesem Standardkriterium wird die Bedeutung der Dokumentation mit anschließender Evaluation der durchgeführten Maßnahmen festgeschrieben.

Dabei ist jedoch nicht nur der Wundverlauf zu beachten. Da der Fokus des Expertenstandards auf der Versorgung von Menschen mit chronischen Wunden unter dem Aspekt der Lebensqualität liegt, müssen auch Veränderungen bei alltäglichen Aktivitäten in die Dokumentation mit aufgenommen werden.

Von den Herstellern von Pflegedokumentationssystemen oder Materialien zur Wundbehandlung werden verschiedenste Protokolle für die Wunddokumentationen angeboten.

> ❯ Entscheidend bei der Auswahl eines Wunddokumentationsformulars ist die inhaltliche Bewertung, ob die wundspezifischen Kriterien (▶ Abschn. 7.2.5) umfassend beachtet werden. Aus diesem Grund wird im Anhang kein spezielles Formular abgebildet.

Häufig sind die Formulare zweigeteilt und beschäftigen sich im ersten Abschnitt mit dem wundspezifischen Assessment und im zweiten Abschnitt mit der Verlaufsdokumentation. Dadurch entsteht ein Überblick über den gesamten Prozess der Wundversorgung.

Zu beachten sind außerdem Vorgaben über die Häufigkeit der Einschätzung, wobei für die individuell festzulegenden Einschätzungsintervalle neben dem Wundverlauf auch die Durchführung von speziellen Interventionen ausschlaggebend ist. Auch die Chronizität der Grunderkrankung ist zu beachten, um den Betroffenen vor unrealistischen Erwartungen zu schützen.

> ❯ Eine Beschreibung in der Wunddokumentation muss auch erfolgten, wenn außergewöhnliche Maßnahmen, etwa die Entfernung von abgestorbenem Gewebe, durchgeführt werden. Eine enge Zusammenarbeit mit dem Wundmanager bei der Dokumentation und bei der Evaluation ist unerlässlich.

7.7 Dokumentation

Im Rahmen der Dokumentation liegt der Schwerpunkt mit Sicherheit auf der Erstellung der Wunddokumentation, allerdings müssen bei Bedarf auch andere Formulare eingesetzt werden, die zur Dokumentation von Pflegemaßnahmen im Rahmen der Grunderkrankung vonnöten sind.

Formulare:

- Wundassessment (Anhang 1) und Wundprotokoll
- Formular für die Vitalzeichenkontolle
- Bewegungsplan und Bewegungsförderungsprotokoll (Anhang 5)
- Ernährungsplan und Ernährungsprotokoll (Anhang 20)
- Trinkplan und Trinkprotokoll (Anhang 20)
- Informations- und Beratungsmaterial

7.8 Organisation

Für die Pflegeeinrichtung ist die Erarbeitung einer geeigneten Verfahrensregelung als wichtigste organisatorische Maßnahme zu betrachten. Dabei sind genaue Festlegungen zu treffen, in welcher Form interne und externe Fachexperten in die Durchführung der aus den verschiedenen Standardkriterien entstehenden Aufgaben einzubeziehen sind. Dazu gehört die Kontaktaufnahme mit Ärzten, Fachärzten, Wundmanagern, Physiotherapeuten, Ernährungsberatern, Diätassistenten, Apotheken, Sanitätshäusern, Podologen und anderen Fachexperten.

❯ Für die Pflegeeinrichtung ist der Abschluss von entsprechenden Kooperationsverträgen vor allem dann wichtig, wenn externe Kooperationspartner angefordert werden und daraus haftungsrechtliche Ansprüche entstehen.

Empfehlenswert ist das Führen einer statistischen Erhebung, in der die Häufigkeit von chronischen Wunden, der Entstehungsort, der Wundverlauf und das Abheilen der Wunden dokumentiert werden.

7.9 Auswirkungen des Expertenstandards

Aufgrund der Komplexität der Versorgung von Menschen mit chronischen Wunden sind die Auswirkungen des Expertenstandards nur schwer zu beurteilen. Inhaltlich ist der Expertenstandard sehr differenziert und umfassend, wobei die Expertenarbeitsgruppe großen Wert auf die Erhaltung der Übersichtlichkeit gelegt hat. Je nach Pflegesektor und Fachbereich werden die Effekte wohl sehr unterschiedlich ausfallen, da im praktischen Pflegealltag das Auftreten von chronischen Wunden sehr unterschiedlich ist. In einigen Bereichen sind chronische Wunden ein immer wiederkehrendes Problem, in anderen Bereichen der Pflege sind sie als eher selten zu betrachten.

Dennoch bleibt festzustellen, dass der Fokus der Verbesserung der Lebensqualität in Bezug auf Alltagsaktivitäten, den die Experten ausgewählt haben, eine andere Betrachtungsweise ermöglicht und deshalb für die Betroffenen mit Sicherheit einen positiven Effekt bewirkt.

Literatur

Deutsches Netzwerk für Qualitätsentwicklung in der Pflege (Hrsg) (2015) Expertenstandard Pflege von Menschen mit chronischen Wunden, 1. Aktualisierung 2015, Schriftenreihe des Deutschen Netzwerks für Qualitätsentwicklung in der Pflege, Osnabrück

Benner P, Wrubel J (1989) The primacy of caring: stress and coping in health and illness. Prentice Hall, New Jersey

▶ www.dnqp.de, ▶ https://www.dnqp.de/expertenstandards-und-auditinstrumente/#c18466. Zugegriffen: 17. Sept. 2023

Expertenstandard Ernährungsmanagement zur Sicherung und Förderung der oralen Ernährung in der Pflege

Inhaltsverzeichnis

Ergänzende Information Die elektronische Version dieses Kapitels enthält Zusatzmaterial, auf das über folgenden Link zugegriffen werden kann ▶ https://doi.org/10.1007/978-3-662-68474-0_8.

© Der/die Autor(en), exklusiv lizenziert an Springer-Verlag GmbH, DE, ein Teil von Springer Nature 2024
S. Schmidt, *Expertenstandards in der Pflege – eine Gebrauchsanleitung*,
https://doi.org/10.1007/978-3-662-68474-0_8

Das Thema Ernährungsmanagement in der Pflege ist unverändert aktuell und war schon immer ein zentrales Thema, das sowohl für Pflegefachkräfte als auch für Patienten und Bewohner eine bedeutende Rolle spielt. Auch in diesem Kapitel werden zunächst die Inhalte der 1. Aktualisierung des Expertenstandards Ernährungsmanagement zur Sicherung und Förderung der oralen Ernährung in der Pflege des Deutschen Netzwerks für Qualitätsentwicklung in der Pflege DNQP aus dem Jahr 2017 zusammengefasst und die Implementierung in den Pflegeprozess erläutert. Die Umsetzung in der Praxis und die Implementierung in den einrichtungsinternen Pflegestandard wird genauer erklärt, etwa durch ein geeignetes Screening und Assessment, durch die Bedarfsermittlung, durch die Unterstützung bei der Nahrungsaufnahme, durch spezielle Maßnahmen, wie Schlucktraining und durch die Planung und Überprüfung der Flüssigkeitsversorgung. Notwendige Formulare, beispielsweise Vorschläge für ein geeignetes Assessment, ein Risikoformular für die Pflegeanamnese, ein Ernährungsplan, ein Ernährungsprotokoll oder ein Formular für die Bilanzierung, werden beschrieben oder im Anhang vorgestellt.

Organisatorische Besonderheiten im Zusammenhang mit dem Thema Ernährung sind zum Beispiel die Kooperation mit Küche und Diätassistenten beziehungsweise mit externen Kooperationspartnern, die Gestaltung der Speisepläne, Besonderheiten bei der Bestellung, Zubereitung und Verteilung der Nahrung oder das Führen von statistischen Erhebungen zur Überwachung der Ernährungssituation in der Pflegeeinrichtung.

8.1   Grundlagen der Ernährung

Bereits im Jahr 1860 stellte Florence Nightingale fest, dass bei unsachgemäßer Krankenversorgung Patienten zu verhungern drohen, obwohl ausreichend Lebensmittel vorhanden sind.

» Every careful observer of the sick will agree in this, that thousands of patients are annually starved in the midst of plenty, from want of attention to the ways which alone make it possible for them to take food. (F. Nightingale 1860)

Essen und Trinken dienen nicht nur der Erhaltung von körperlichen Funktionen, sie sind auch ein Bereich, der mit soziokulturellen Aspekten und natürlich mit Genuss zusammenhängt. Die Versorgung von Menschen mit Einschränkungen bei der Nahrungsaufnahme beinhaltet deshalb nicht nur die Zubereitung, Vorbereitung und Verabreichung der Nahrung, wesentlicher Bestandteil von Pflegemaßnahmen ist die Milieugestaltung beim Essen und der Charakter der Tischkultur.

Der Expertenstandard Ernährungsmanagement in der Pflege beschäftigt sich ausschließlich mit der oralen Nahrungs- und Flüssigkeitsaufnahme von erwachsenen Menschen mit dem Schwerpunkt der Vermeidung oder Behebung von Mangelernährung.

Eine Definition des Begriffs Mangelernährung beinhalten auch die Leitlinien der Deutschen Gesellschaft für Ernährungsmedizin DGEM und das Qualitätsniveau II der BUKO-QS „Orale Nahrungs- und Flüssigkeitsversorgung von Menschen in Einrichtungen der Pflege und Betreuung. Qualitätsniveaus in der stationären Altenpflege" (Bartholomeyczik et al. 2008):

» Ein anhaltendes Defizit an Energie und/
oder Nährstoffen im Sinne einer negativen
Bilanz zwischen Aufnahme und Bedarf
mit Konsequenzen und Einbußen für
Ernährungszustand, physiologische
Funktionen und Gesundheitszustand.

Grund hierfür ist die Relevanz des Themas im Pflegealltag, zumal die Mangelernährung auch eine gesundheitspolitische
Bedeutung besitzt. Betroffene Menschen
leiden unter einer Verschlechterung ihres Gesundheitszustandes, unter einer Einschränkung des Wohlbefindens sowie der
Lebensqualität und sind gefährdet für weitere Komplikationen.

❯ Dabei ist zu berücksichtigen, dass die
Versorgung mit Flüssigkeit von der Expertenarbeitsgruppe als Bestandteil der
Ernährung betrachtet wird und deshalb
auch Inhalt des Expertenstandard ist.

Man schätzt, dass durch pflegerische Maß-
nahmen oder Krankenhausaufenthalte in
Deutschland aufgrund von Mangelernäh-
rung Kosten von rund neun Milliarden
Euro jährlich verursacht werden.
　Folgen der Mangelernährung sind
Komplikationen im Krankheitsverlauf und
andere Risiken, die den Gesundheitszu-
stand beeinträchtigen.
　Folgen der Mangelernährung:
- Abnahme der Muskelkraft
- Erhöhtes Sturzrisiko (▶ Kap. 5)
- Beeinträchtigte Immunfunktion, Infekt-
anfälligkeit
- Haut-/Schleimhautdefekte (▶ Kap. 11)
- Wundheilungsstörungen und Dekubi-
tusrisiko (▶ Kap. 2)
- Neurologische und kognitive Beein-
trächtigungen
- Renale oder kardiale Komplikationen
- Niedriger Barthel-Index

- Verlangsamte Rekonvaleszenz
- Schlechtere Lebensqualität
- Höhere Mortalität

Selbstverständlich muss ein Pflegestandard
Aussagen über die Ermittlung von Ernäh-
rungsrisiken und die daraus resultierenden
Maßnahmen und Kontrollen beinhalten, er
muss jedoch auch einen Anhaltspunkt geben zur Unterstützung und Gestaltung der
Nahrungsaufnahme und zur Vorgehensweise bei Nahrungsverweigerung.

❯ Daraus ergibt sich im Individualfall auch
eine ethische Fragestellung, die erfreu-
licherweise in diesem Expertenstandard
ebenfalls thematisiert und kommentiert
wird.

Mangelernährung ist außerdem ein medien-
wirksames Thema, das immer wieder in den
Schlagzeilen auftaucht.

8.2　Standardkriterium 1

S1a Die Pflegefachkraft verfügt über Kompetenzen zur Identifikation von Anzeichen
für eine drohende oder bestehende Mangelernährung (Screening) und zur tiefergehenden Einschätzung der Ernährungssituation
und der sie beeinflussenden Faktoren (vertieftes Assessment). **S1b** Die Einrichtung
stellt sicher, dass geeignete Instrumente
und Hilfsmittel zur Einschätzung und Dokumentation zur Verfügung stehen. **P1** Die
Pflegefachkraft erfasst bei allen Patienten/
Bewohnern zu Beginn des pflegerischen
Auftrags im Rahmen der Pflegeanamnese,
bei akuten Veränderungen und in individuell festzulegenden Abständen Anzeichen
für eine drohende oder bestehende Mangelernährung (Screening). Sind entsprechende

Anzeichen vorhanden, führt sie eine tiefergehende Einschätzung der Ernährungssituation und der sie beeinflussenden Faktoren durch (vertieftes Assessment). **E1** Für alle Patienten/Bewohner liegt ein aktuelles Screening-Ergebnis vor. Bei Patienten/Bewohnern mit Anzeichen einer drohenden oder bestehenden Mangelernährung ist ein vertieftes Assessment erfolgt.

8.2.1 Implementierung

Die Aufgabe der Pflegefachkraft bei der Umsetzung des ersten Standardkriteriums besteht zunächst in der Identifizierung von Risikofaktoren und – sofern Anzeichen für Ernährungsprobleme oder eine bereits bestehende Mangelernährung beobachtet werden – in der Durchführung eines tiefer gehenden Assessments.

Eine grobe Einschätzung der Ernährungssituation kann durch verschiedene Hinweise ermöglicht werden. Deshalb wird im Rahmen der Pflegeanamnese beziehungsweise im Erstgespräch speziell auf derartige Hinweise geachtet.

8.2.2 Screening des Ernährungszustands

Hauptrisikofaktor einer Mangelernährung ist ein eindeutiger Gewichtsverlust, allerdings können auch Menschen mit einem deutlichen Übergewicht fehl- oder mangelernährt sein. Bei diesem Personenkreis finden sich Hinweise auf Ernährungsprobleme dann, wenn die Beobachtung der Ernährung auffallend kleine Portionen oder eine einseitige Ernährungsweise ergibt.

Anzeichen für Mangelernährung im Screening:

- Sichtbare Zeichen eines Gewichtsverlustes
- Sichtbare Zeichen eines Flüssigkeitsmangels
- Erhöhter Energie-, Nährstoff- und Flüssigkeitsbedarf
- Verstärkter Nährstoffverlust
- Auffallend geringe Ess- und Trinkmenge

8.2.2.1 Gewicht

Kriterien für Mangelernährung
1. Ein BMI <18,5 kg/m^2 **ODER**
2. Ein unbeabsichtigter 20Gewichtsverlust von über 10 % in den letzten 3 bis 6 Monaten **ODER**
3. Ein BMI <20 kg/m^2 und ein unbeabsichtigter Gewichtsverlust von über 5 % in den letzten 3 bis 6 Monaten sind als Anzeichen eines Ernährungsproblems zu betrachten.

Bei Menschen mit ausreichendem Ernährungszustand oder gar mit Übergewicht fällt es schwer, an eine Mangelernährung zu glauben. Klassisches Beispiel hierfür ist der „Suppenkasper" (◱ Abb. 8.1). Obwohl er zu Beginn noch relativ wohlgenährt aussieht, kann auch hier schon eine Mangelernährung vorliegen.

Gerade bei Patienten oder Bewohnern mit Mobilitätseinschränkungen herrscht oft die Meinung vor, dass es sowohl für den Betroffenen als auch für die Pflegekräfte günstiger ist, wenn Gewicht abgenommen und dadurch die Pflege erleichtert wird. Eine bereits bestehende Mangelernährung wird dadurch noch verschlechtert.

❯ Zu beachten ist in diesem Zusammenhang außerdem die Funktionsfähigkeit der Waage. Sowohl bei Rollstuhlwaagen als auch bei der klassischen Balkenwaage verstellt sich beim Transport die Einstellung und es muss kontrolliert werden, ob bei der Inbetriebnahme eine Nullstellung vorliegt.

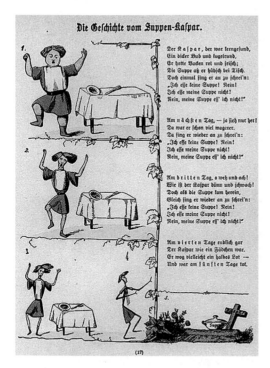

Die Geschichte vom Suppen-Kaspar.

☐ Abb. 8.1 Formen der Mangelernährung nach Heinrich Hoffmann „Der Struwwelpeter"

Gewichtsschwankungen treten auch dann gehäuft auf, wenn verschiedene Waagen verwendet werden. Eine regelmäßige Eichung der Waagen ist in der stationären Pflege ebenfalls unerlässlich.

Für die Wiederholung der Kontrollen muss ein geeignetes und individuelles Intervall festgelegt werden, das abhängig vom Gefährdungspotenzial und von anderen gesundheitlichen Beeinträchtigungen bestimmt wird, beispielsweise bei Ödemneigung oder drohender Dehydration. Die Expertenarbeitsgruppe beschreibt Intervalle von einem Tag bis hin zu drei Monaten, je nach Pflegesektor.

Bei akuten Veränderungen des Zustands, etwa bei Durchfallerkrankungen, Zahnproblemen, Fieber, Infektionen und anderen Krankheitszeichen, muss jedoch eine sofortige Überprüfung stattfinden.

❯ Darauf ist vor allem dann zu achten, wenn ein sehr langes Wiederholungsintervall gewählt wurde. Die meisten Einrichtungen der Langzeitpflege wählen deshalb ein monatliches Wiegeintervall.

Ambulante Pflege
Die Feststellung eines Gewichtsverlusts ist im ambulanten Bereich vor allem dann problematisch, wenn aufgrund einer Immobilität nicht gewogen werden kann. In diesem Fall finden sich Hinweise auf eine reduzierte Nahrungsaufnahme auch bei der Betrachtung der Kleidung, wenn die Konfektionsgröße sich sichtbar verändert hat und die Kleidung zu weit geworden ist.

Zu berücksichtigen ist außerdem das Risiko der Dehydration. Auch hierfür sind richtungsweisende Anzeichen zu prüfen.

Zeichen einer Dehydration:
- Tiefliegende Augäpfel
- Stehende Hautfalten
- Konzentrierter Urin
- Trockene Schleimhäute
- Trockene Haut
- Belegte, borkige Zunge
- Orientierungsstörung

Unter Dehydration oder Exsikkose wird ein Mangel an Körperwasser und Natrium verstanden, der durch eine zu geringe Aufnahme oder eine zu große Ausscheidung entsteht. Die Folgen können vital bedrohlich sein und entstehen relativ schnell.

Folgen der Dehydration:
- Übelkeit, Appetitlosigkeit
- Tachykardie
- Obstipation
- Apathie, Antriebslosigkeit
- Unruhe, Desorientiertheit
- Krämpfe

8.2.2.2 Body Mass Index BMI

Zusätzlich zu regelmäßigen Gewichtskontrollen wird im Alltag normalerweise bei allen Patienten oder Bewohnern der Body Mass Index BMI errechnet. Prinzipiell kann dadurch vor allem der Verlauf der Gewichtsentwicklung in der Langzeitpflege gut eingeschätzt werden.

❯ Die Expertenarbeitsgruppe warnt jedoch ausdrücklich vor einer unkritischen Bewertung des BMI.

Fehlerhafte oder ungenaue BMI-Werte werden durch verschiedene Faktoren ausgelöst. Nach Amputationen ist der errechnete Wert zunächst nicht aussagekräftig, eine Umrechnung mit einem entsprechenden Faktor ergibt auch nur einen Näherungswert.

Eine weitere Verfälschung des BMI-Wertes findet man bei Störungen des Flüssigkeitshaushaltes, also bei Ödemen oder Exsikkose. Auch eine Veränderung der Körpergröße, beispielsweise bei Wirbelsäulenverkrümmungen oder Osteoporose bewirkt eine Verfälschung des ermittelten Werts, die sich aufgrund der Berechnungsformel sogar quadriert. Schätzwerte der Körpergröße oder Nachmessen führt deshalb zu nicht aussagekräftigen Werten.

❯ Gelegentlich findet man die ursprüngliche Körpergröße jedoch im Personalausweis. Zu den verfälschenden Faktoren gehört auch das hohe Alter, denn schon durch die veränderte Körperzusammensetzung sind die Verhältnisse bei alten Menschen nicht mehr so wie in jungen Jahren.

Im Screening muss besonders auf allgemeine oder spezielle Risikofaktoren für Mangelernährung geachtet werden.

8.2.3 Risikofaktoren

Die Expertenarbeitsgruppe hat eine Auflistung von Risikofaktoren angeführt, die alle als Hinweise für eine Mangelernährung herangezogen werden können (◨ Risikofaktoren für Mangelernährung). Dabei wird unterschieden zwischen allgemeinen Risikofaktoren, die bei allen Betroffenen auftreten können, und speziellen Risiken für die einzelnen Pflegesektoren Krankenhaus, ambulante Pflege und Langzeitpflege.

Risikofaktoren für Mangelernährung

Gründe für eine zu geringe die Nahrungs-/Flüssigkeitsaufnahme oder einen unbeabsichtigten Gewichtsverlust:

– Körperlich oder kognitiv (geistig) bedingte Beeinträchtigung
  – Kognitive Überforderung (z. B. durch Demenzerkrankung; weiß nichts mit Speisen/Getränken anzufangen, vergisst zu schlucken etc.)
  – Funktionseinschränkung der Arme oder Hände (z. B. Erreichbarkeit von Speisen/Getränken, kann Besteck nicht greifen, kann nicht schneiden, kann Trinkgefäße nicht halten)
– Schlechter Zustand des Mundes (z. B. Mundtrockenheit, Schleimhautdefekte, unzureichender Lippen/Mundverschluss)
– Beeinträchtigung der Kaufunktion, Zahnprobleme
– Schluckstörungen (z. B. verschluckt sich leicht, hustet oft beim Essen, vermeidet bestimmte Konsistenz)

– Müdigkeit beim Essen/Trinken (z. B. Verdacht auf Medikamentennebenwirkung, veränderter Schlaf/Wachrhythmus)
– Beeinträchtigung der Seh- oder Hörfähigkeit
■ Fehlende Lust, kein Appetit, Ablehnen von Speisen/Getränken
– Besondere psychische Belastung (z. B. Einsamkeit)
– Akute Krankheit
– Schmerzen
– Bewegungsmangel, Immobilität; Wunsch nach verringerter Ausscheidung (z. B. Angst vor nächtlichen Toilettengängen, unkontrollierter Ausscheidung/Inkontinenz)
– Reduziertes Hunger-/Durstgefühl
– Verdacht auf Medikamentennebenwirkung (z. B. Anzahl der verschiedenen Präparate)
– Auffallend reduzierter Geschmacks- und Geruchssinn
– Keine ausreichenden Informationen über Speisen/Getränke und ihre Zusammensetzung
– Kulturelle, religiöse Gründe
– Individuelle Abneigungen, Vorlieben, Gewohnheiten
– Angst vor Unverträglichkeiten oder Allergien
■ Umgebungsfaktoren
– Ess-/Trinksituation wird als unangenehm empfunden (z. B. Geräusche, Gerüche, Tischnachbarn)
– Inadäquate Essenszeiten (z. B. Zeitpunkt und Dauer der Mahlzeiten bzw. Speisen- und Getränkeangebote)
– Hilfsmittelangebot (z. B. geeignetes Besteck, Trinkgefäße)

– Beziehung zu den Versorgungspersonen (z. B. annehmen können von Unterstützung beim Essen und Trinken)
■ Angebot von Speisen/Getränken
– Unzufriedenheit mit dem üblichen Angebot an Speisen und Getränken (z. B. Gewohnheiten, soziale, kulturelle, religiöse Bedürfnisse hinsichtlich Lebensmittelauswahl, Menge, Geschmack, Temperatur, Aussehen)
– Unangemessene Konsistenz (z. B. hart, weich, flüssig)
– Nicht akzeptierte verordnete Diät, Verdacht auf inadäquate Diät (verordnet oder selbst gewählt)
– Einschätzung des Angebots (Speisenplanung hinsichtlich Abwechslung, Menüzusammenstellung, Angemessenheit)
■ Gründe für einen erhöhten Bedarf (bzw. Verlust) an Energie, Nährstoffe
– Krankheit (z. B. Fieber, Infektion, Tumor, offene Wunden, Dekubitus, psychischer Stress, Blutverlust, Starkes Erbrechen, Anhaltende Durchfälle, Laxantien)
– Hyperaktivität (z. B. ständiges Umherlaufen, evtl. in Verbindung mit kognitiven Erkrankungen)
■ Gründe für einen erhöhten Bedarf (bzw. Verlust) an Flüssigkeit
– Krankheit (z. B. Fieber, Infektion, Tumor, offene Wunden, Dekubitus, psychischer Stress, Blutverlust, starkes Erbrechen, anhaltende Durchfälle, Laxantien)
– Starkes Schwitzen, übermäßige Hitze (z. B. stark geheizte Räume, Sommerhitze, unzweckmäßige Kleidung)

Werden Risikofaktoren jeglicher Art bemerkt, beobachtet oder von dem Betroffenen geäußert, wird ein ausführliches Assessment vorgenommen.

> **Praxistipp**
>
> Dabei ist zu berücksichtigen, dass das ausgewählte Instrument zur Pflegeanamnese passt, um Doppeldokumentationen nach Möglichkeit zu vermeiden.

8.2.4 Assessment

Eine Vielzahl von Studien beschäftigt sich mit der Prävalenz von Mangelernährung bei geriatrischen Patienten. Dabei wurden auch verschiedene Assessmentinstrumente einbezogen und teilweise miteinander verglichen. Aus den Ergebnissen dieser Untersuchungen konnten verschiedene Instrumente zur differenzierten Einschätzung der Mangelernährung herausgefiltert werden.

Instrumente:
- Mini Nutritional Assessment MNA
- Mini Nutritional Assessment Short Form MNA-SF
- Nutritional Risk Screening NRS
- Malnutrition Universal Screening Tool MUST

Weitere Instrumente:
- Subjective Global Assessment SGA
- Nutritional Risk Assessment Scale NuRAS

Diese und einige andere Instrumente werden im Expertenstandard ebenfalls aufgeführt und wurden weiter analysiert. Auf eine ausführliche Darstellung der Ergebnisse wird in diesem Kapitel jedoch verzichtet.

Außerdem wurden auch die Empfehlungen von Fachgesellschaften einbezogen, speziell der Deutschen Gesellschaft für Ernährungsmedizin DGEM und der European Society for Clinical Nutrition and Metabolism ESPEN.

> **Krankenhaus**
>
> Die Fachgesellschaften und der Expertenstandard empfehlen beispielsweise die Verwendung des Nutritional Risk Screening NRS-2002 (Anhang 16).

> **Pflegeheim**
>
> Für den Bereich stationäre Altenpflege, geriatrische Pflege und Wohngruppen werden das Mini Nutritional Assessment MNA beziehungsweise die Kurzform des MNA, das Mini Nutritional Assessment Short Form → MNA-SF empfohlen. Beim MNA-SF werden nur die Items der Voranamnese betrachtet, um eine schnelle Einschätzung in nur drei Minuten zu ermöglichen.

> **Ambulante Pflege**
>
> Für die ambulante Pflege wird die Verwendung des Malnutrition Universal Screening Tool MUST empfohlen (Anhang 17).

Die jeweils aufgeführten Instrumente sind unter bestimmten Umständen geeignet, Risikofaktoren für Mangelernährung zu erkennen, jede Skala weist allerdings auch Schwachpunkte auf. So wird beispielsweise beim MNA die Zusammensetzung der Nahrung nur oberflächlich betrachtet und die Inhalte der Skala sind für die weitere Maßnahmenplanung nur bedingt handlungsleitend. In der NuRAS werden die Einschränkung der verschiedenen Lebensaktivitäten des Betroffenen genauer erfasst, bei diesem Verfahren kommt es allerdings zur Addition von völlig unterschiedlichen Items, die dann einen gemeinsamen Risikowert ergeben, beispielsweise Medikamente, Alkohol- oder Nikotinkonsum.

Die Expertenarbeitsgruppe hatte in der ersten Version des Expertenstandards 2009 ein zu diesem Zeitpunkt neues Screening- und Assessmentinstrument einer interdisziplinären Expertengruppe vorgestellt, das im Rahmen eines Projekts der BUKO-QS erstellt wurde, welches aber zum Zeitpunkt der Veröffentlichung des Expertenstandards noch nicht ausreichend validiert war.

Das PEMU – Pflegerische Erfassung von Mangelernährung und deren Ursachen – besteht im ersten Teil aus einem Screening- und im zweiten Teil aus einem Assessmentinstrument. In der Aktualisierung gibt es zum PEMU zwar keine neuen Informationen, dennoch hat sich dieses Instrument in etlichen Pflegeeinrichtungen inzwischen etabliert. Das Instrument ist auf der Homepage des DNQP hinterlegt.

❯ Unabhängig von dem verwendeten Instrument, aber abhängig vom Risikopotenzial muss das individuelle Wiederholungsintervall für eine erneute Einschätzung festgelegt und bei akuten Veränderungen des Gesundheitszustands angepasst werden.

8.2.5 Ess- und Trinkprotokoll

Im weiteren Verlauf des Assessments werden die Ernährungsgewohnheiten und die oral zugeführten Nahrungsmengen sowie die Flüssigkeitsversorgung beurteilt. Über einen Zeitraum von mehreren Tagen werden die zugeführten Portionen oder Einfuhrmengen in entsprechenden Formularen dokumentiert (Anhang 19). Die Expertenarbeitsgruppe gibt als geeigneten Zeitraum beispielsweise 3 bis 5 Tage an.

❯ Dieser Zeitraum wird bei Bedarf ausgedehnt, wenn beispielsweise kein individuelles Ernährungsmuster oder Vorlieben deutlich werden. Bei fortbestehenden

Problemen muss ebenfalls eine Verlängerung oder eine Wiederholung der Maßnahme in Betracht gezogen werden.

Im Anschluss an die Erhebung folgt die Auswertung der dokumentierten Mengen. Mehrere Faktoren sind für die Bewertung der Ernährungsgewohnheiten von Bedeutung.

Bewertung der Ess- und Trinkprotokolle:
- Größe der Portion bzw. Nahrungsmenge
- Zugeführte Nährstoffe
- Trinkmenge
- Bevorzugte Speisen
- Bevorzugte Getränke
- Bevorzugte Mahlzeiten
- Uhrzeiten der Nahrungsaufnahme
- Hunger bzw. Appetit im Tages- und Nachtverlauf
- Durst im Tages- und Nachtverlauf

❯ Ernährungs- und Flüssigkeitsprotokolle geben Aufschluss über eine bedarfsgerechte Versorgung und über die Bedürfnisse des Betroffenen.

Voraussetzung für eine Auswertung der Protokolle ist neben den genannten Punkten auch die Bewertung von Energie-, Nährstoff- und Flüssigkeitsbedarf. Die Expertenarbeitsgruppe empfiehlt hierfür die Kooperation mit spezialisierten Berufsgruppen, etwa Ernährungsberatern oder Diätassistenten.

Eine individuelle Berechnung des Kalorien- und Flüssigkeitsbedarfs beinhaltet auch die Grundsatzstellungnahme „Ernährung und Flüssigkeitsversorgung älterer Menschen", die 2003 vom Medizinischen Dienst des Spitzenverbandes Bund der Krankenkassen e. V. MDS veröffentlicht und 2014 aktualisiert wurde. Aus dieser Veröffentlichung stammen auch die beiden Berechnungsformeln mit Beispielen, die im Anhang dargestellt werden (Anhang 18). Die Grundsatzstellungnahme enthält außerdem Referenzwerte für die Versorgung mit einzelnen Nährstoffen, z. B. Vitaminen.

Im Expertenstandard Ernährungsmanagement wird zur Beurteilung des Nährstoffbedarfs auf die Referenzwerte der Deutschen Gesellschaft für Ernährung e. V. DGE verwiesen, die in Kooperation mit der Österreichischen Gesellschaft für Ernährung ÖGE, der Schweizerischen Gesellschaft für Ernährungsforschung SGE sowie der Schweizerischen Vereinigung für Ernährung SVE erarbeitet wurden (D-A-CH-Referenzwerte).

> Bei der Berechnung des Flüssigkeitsbedarfs muss unbedingt auf den Unterschied zwischen Gesamtflüssigkeitsbedarf und Trinkflüssigkeitsmenge geachtet werden, da ein Teil der benötigten Flüssigkeit über die Nahrung aufgenommen wird.

Eine Überprüfung der errechneten Menge ist deshalb sinnvoll, wenn die Beratung durch eine externe Firma vorgenommen wird. Sofern die Bewertung durch Ernährungsberater oder Diätassistenten begleitet wird, muss von Seiten der Pflegefachkraft dennoch auf deutliche Hinweise für Risiken geachtet werden. Auch hierfür hat das DNQP genaue Kriterien formuliert, die in der folgenden Aufzählung knapp zusammengefasst sind.

Untersuchungskriterien für das Assessment nach dem DNQP:
- Körperliche oder kognitive Beeinträchtigungen
- Fehlende Lust zum Essen oder Trinken
- Ungünstige Umgebungsfaktoren
- Inadäquates Angebot
- Erhöhter Bedarf
- Vereinsamung

Die einzelnen Punkte werden bei den möglichen Interventionen genauer aufgeführt.

8.3 Standardkriterium 2

S2a Die Pflegefachkraft verfügt über Fachwissen zur Planung und Steuerung berufsgruppenübergreifender Maßnahmen zur Sicherung einer bedürfnisorientierten und bedarfsgerechten Ernährung einschließlich der Kompetenz zur Entscheidungsfindung bei ethisch komplexen Fragestellungen. **S2b** Die Einrichtung verfügt über eine multiprofessionell geltende Verfahrensregelung zur berufsgruppenübergreifenden Zusammenarbeit beim Ernährungsmanagement. **P2** Die Pflegefachkraft koordiniert auf Grundlage der Verfahrensregelung in enger Kooperation mit anderen beteiligten Berufsgruppen Maßnahmen mit dem Ziel eines individuell angepassten Ernährungsmanagements. **E2** Die multiprofessionellen Maßnahmen sind koordiniert und gegebenenfalls ethisch begründet.

8.3.1 Implementierung

Bei der Umsetzung dieses Standardkriteriums sind Aushandlungsprozesse und Fachkompetenz im Umgang mit dem Betroffenen und in der Kooperation mit anderen Berufsgruppen entscheidend. Biografische Aspekte, religiöse Überzeugungen, abweichende Wahrnehmungen und Grundeinstellungen sowie ethische Aspekte sind bei der Entscheidungsfindung zu berücksichtigen.

> Als wichtiger Faktor für das weitere Vorgehen muss in jedem Fall die Erhebung einer Ernährungsbiografie betrachtet werden. Dabei sollen sowohl Vorlieben und Abneigungen als auch die Bedeutung der Mahlzeit im Tagesverlauf erfasst werden.

Sofern der Betroffene zu diesen Punkten keine genauen Angaben machen kann, ist es meistens möglich, genauere Informationen von den Angehörigen zu erfragen (Anhang 1). Es bleibt jedoch zu bedenken, dass sich die erhobenen Vorlieben oder Abneigungen im Laufe des Lebens verändern können, insbesondere im Verlauf einer demenziellen Veränderung.

8.3.2 Ethik und Lebensverlängerung

In den letzten Jahren hat das Thema Ethik in der Pflege, in der Medizin und vor allem im Zusammenhang mit Lebensverlängerung oder Lebensbeendigung an Bedeutung gewonnen. Das Leitbild der Pflegeeinrichtung und die individuelle Einstellung von Mitarbeitern, Patienten, Bewohnern, Angehörigen und Betreuern sowie die gesellschaftliche Diskussion über ethische und juristische Fragestellungen beeinflusst das Meinungsbild und die Entscheidung im Einzelfall.

Der Hinweis der Expertenarbeitsgruppe auf den ethischen Aspekt der Mangelernährung ist deshalb besonders zu begrüßen.

> ❯ Die Einstellungen von Pflegebedürftigen und Pflegenden zu Leben, Sterben und eingreifenden Maßnahmen können zu belastenden, konfliktbeladenen Situationen führen und müssen aus diesem Grund immer wieder reflektiert, hinterfragt, diskutiert und festgehalten werden.

Für die Dokumentation kann ein Formular zur Ethischen Fallbesprechung verwendet werden, dass im Anhang beispielhaft dargestellt wird (Anhang 20 und 21).

8.3.2.1 Patientenverfügung

Auch wenn eine Patientenverfügung vorhanden ist, in der der Patient seinen ausdrücklichen Willen dokumentiert hat, wird die Therapieentscheidung letztendlich durch die Anordnungen des Arztes getroffen. Patientenverfügungen geben zwar Auskunft über die Grundeinstellung des Betroffenen, sind jedoch in vielen Fällen nicht detailliert oder nicht aktuell.

Interessanterweise konnte in einer Studie festgestellt werden, dass die weitverbreitete Meinung der Nutzlosigkeit und Beschwerlichkeit von Pflegemaßnahmen zur Ernährung, gerade bei einer Demenz,

aus Sicht der Patienten nicht immer zutrifft. Bei einer Befragung von Altenheimbewohnern, die kognitiv nicht beeinträchtigt waren und mit dem hypothetischen Fall einer gravierenden Erkrankung konfrontiert wurden, konnte festgestellt werden, dass immerhin 59 % der alten Menschen auch bei einer Gefahr des Verschluckens essen und trinken wollen, 25 % würden einer künstlichen Ernährung über eine nasogastrale und 23 % über eine PEG-Sonde zustimmen. Erstaunlicherweise stimmten in dieser Befragung 61 % einer Krankenhausbehandlung und sogar 42 % einer künstlichen Beatmung zu.

In einer anderen Untersuchung, in der das Vorhandensein und die Inhalte von Patientenverfügungen bei Menschen in Langzeitpflegeeinrichtungen thematisiert wurden, legten lediglich 7 % der Teilnehmer in der Patientenverfügung eindeutig fest, dass eine Ernährungsfortführung am Lebensende nicht gewünscht sei.

Ein Zusammenhang zwischen dem Lebenswillen und dem Willen zu Essen wurde auch in anderen Studien hergestellt, wobei die psychische Verfassung und Stimmung und das persönliche Werteverständnis die Bereitschaft zur Nahrungsaufnahme und dadurch die Lebensqualität beeinflussen.

Da die Pflegefachkraft zumeist eine enge Beziehung zu dem Betroffenen entwickelt, ist sie in vielen Fällen in der Lage, die Ursachen einer Nahrungsverweigerung zu beurteilen und die Interessen der beteiligten Personen zu hinterfragen.

Gelegentlich muss auch daran gedacht werden, dass die Entscheidung durch finanzielle Interessen beeinflusst wird. Die Meinung und die möglicherweise dahinterstehenden Interessen aller Beteiligten müssen deshalb genau erfragt und verglichen werden. Wenn dabei ein Interessenkonflikt zwischen Patient, Arzt, gesetzlichem Betreuer oder Angehörigen besteht, muss das Vormundschaftsgericht in die Entscheidungsfindung einbezogen werden.

> Wenn eine Patientenverfügung vorliegt, muss dies in der Dokumentation vermerkt sein und bei Verlegungen an die weiterbetreuende Einrichtung übermittelt werden.

8.3.2.2 Nahrungsverweigerung

Zu bedenken ist außerdem, dass wenn ein Patient beim Essenanreichen den Mund nicht öffnet oder zukneift, dies nicht prinzipiell mit einer Nahrungsverweigerung gleichzusetzen ist. Nicht immer ist eindeutig zu erkennen, ob der Betroffene nicht essen möchte oder nicht essen kann.

Diese Tatsache wird selten genauer überprüft, für die pflegende Person kann sie jedoch als persönliche Zurückweisung erscheinen. Als Erfolg wird gewertet, wenn der Patient wieder anfängt zu essen oder zu trinken.

Mögliche Ursachen der Nahrungs- und Flüssigkeitsverweigerung:
- Probleme beim Beißen, Kauen oder Schlucken
- Fehlender Appetit
- „Schlechter" Geschmack der Speisen
- Falsches Speiseangebot
- Falsches oder fehlendes Hilfsangebot
- Falsche oder fehlende Hilfsmittel
- Angst vor Gewichtszunahme
- Angst vor Vergiftungen
- Angst vor Toilettengängen oder Obstipation
- Angst vor bestimmten Lebensmitteln:
  - Bei Speiseverboten, z. B. Schweinefleisch bei Moslems
  - Bei Unverträglichkeiten

Die Einstellung der Pflegekraft zum Wert des Lebens und der Autonomie des Betroffenen definiert auch die Bereitschaft, gewaltsame Maßnahmen zu ergreifen, was unbedingt vermieden werden sollte, etwa das Öffnen des Mundes, das Zuhalten der Nase oder das Festhalten bei der Nahrungsaufnahme beziehungsweise das Eingeben von Nahrung oder Flüssigkeit mit einer Spritze.

Patienten mit Appetitlosigkeit und Problemen bei der Nahrungsaufnahme entwickeln in der häuslichen Umgebung Bewältigungsstrategien, die es ihnen erlauben, die Kontrolle und Autonomie bei der Nahrungsaufnahme zu erhalten. Die Auswahl der Nahrungsmittel beim Einkauf und die soziokulturelle Gestaltung der Nahrungsaufnahme im Kreis der Familie spielen dabei die wichtigste Rolle. Allerdings entfallen diese Bewältigungsstrategien fast immer in dem Moment, in dem die Aufnahme in eine Pflegeeinrichtung oder ein Krankenhaus stattfindet oder dann, wenn eine autonome Versorgung zu Hause nicht mehr möglich ist.

8.3.3 Verfahrensregelung

In diesem Standardkriterium wird darüber hinaus die Forderung an die Einrichtung ausgegeben, eine geeignete Verfahrensregelung zu entwickeln, die das genaue Vorgehen bei Ernährungsproblemen beschreibt. Dabei sind vor allem die Aufgabenverteilung und die multiprofessionelle Zusammenarbeit zu regeln.

Inhalte der Verfahrensregelung:
- Wer übernimmt Screening und Assessment?
- Wie häufig wird die Einschätzung wiederholt?
- Wer nimmt eine genauere Bedarfsberechnung vor?
- Wer ist an der Maßnahmenplanung beteiligt?
- Wer ist an der Beratung beteiligt?
- Wie erfolgt die Kooperation zwischen Küche, Hauswirtschaft und Pflege?
- Wer ist für die Bestellung, Zubereitung, Verteilung, Vorbereitung und Verabreichung der Speisen zuständig?
- Welche Vorsichtsmaßnahmen sind bei Schluckstörungen zu beachten?
- Welche Evaluationsvorgaben müssen beachtet werden?

- Wer ist für die statistische Auswertung der Ernährungspflege zuständig?
- Wer ist für die Kontrolle und Eichung der Waagen zuständig?

> ❯ Ausdrücklich wird festgelegt, dass die Pflegefachkraft autorisiert ist, Maßnahmen zu initiieren und koordinieren. Eine Möglichkeit zur Umsetzung dieser Aussage bietet die Fallbesprechung.

In der Kommentierung dieses Standardkriteriums wird ausdrücklich auch die ethische Fallbesprechung (Anhang 21 und 22) erwähnt, bei der alle Berufsgruppen und Betroffenen gemeinsam eine Lösung erarbeiten können.

8.4 Standardkriterium 3

S3a Die Pflegefachkraft verfügt über Kompetenzen zur Planung einer individuellen Mahlzeiten- und Interaktionsgestaltung. **S3b** Die Einrichtung verfügt über ein geeignetes Konzept zur Ernährungsversorgung. **P3** Die Pflegefachkraft plant gemeinsam mit dem Patienten/Bewohner und seinen Angehörigen Maßnahmen zur Unterstützung der Nahrungsaufnahme. zur Gestaltung der Umgebung, zu geeigneten, flexiblen Speisen- und Getränkeangeboten sowie Darreichungsformen und bezieht bei Bedarf weitere Berufsgruppen mit ein. **E3** Ein individueller Maßnahmenplan zur Sicherung einer bedürfnisorientierten und bedarfsgerechten Ernährung liegt vor.

8.4.1 Implementierung

Eine Kernaufgabe der professionellen Pflege ist die Unterstützung bei der Nahrungsaufnahme und die Gestaltung der Mahlzeiten. Insbesondere bei Menschen mit kognitiven Defiziten hat eine Vielzahl von Faktoren Einfluss auf die bedarfsge-

rechte Ernährung, die sowohl von der professionellen Pflegefachkraft als auch von Angehörigen oftmals nicht bewusst wahrgenommen werden.

> **Praxistipp**
>
> Berücksichtigt man die Tatsache, dass der demente Mensch die Situation nicht immer genau einordnen kann, muss man davon ausgehen, dass er vermutet, zum Essen in einer Gaststätte oder einer anderen fremden Umgebung zu sein und entsprechende Verhaltensweisen entwickelt. Schon die Tatsache, dass er keinen Geldbeutel dabei hat, um das Essen zu bezahlen, kann dazu führen, dass er auf die Mahlzeit verzichtet.

Der Zusammenhang zwischen Ernährung und kognitiven Defiziten wurde in verschiedenen Studien untersucht und bestätigt.

8.4.2 Gestaltung der Mahlzeiten

Einen großen Einfluss auf Appetit und Nahrungsaufnahme hat die Gestaltung der Mahlzeiten unter den Aspekten der Umgebungs- und Milieugestaltung, der Präsentation und Zusammensetzung der Speisen, der sozialen Interaktion während der Mahlzeit, der Beeinflussung der Tischkultur und des Angebots von Hilfe und Hilfsmitteln.

8.4.2.1 Zusammensetzung der Nahrung

Die Veränderungen der Zusammensetzung der Nahrung in Form von hochkalorischer Kost oder Zusatznahrung steht bei den Pflegemaßnahmen meistens an erster Stelle. Dazu zählt auch das Anreichern der Nahrung, etwa durch Butter oder Sahne, das Angebot von Sauce beim Mittagsmenü, das Einrühren von Eiweiß- oder Kalorienpulver und das Anbieten von Zwischenmahlzeiten.

In diesen Bereich gehören auch Maßnahmen, die individuelle Vorlieben des Betroffenen berücksichtigen und gezielt Lieblingsspeisen oder bevorzugte Getränke anbieten, wobei die Einbeziehung von Patient, Bewohner, Angehörigen und Bezugspersonen stattfindet.

Die Anpassung der Kostform an den Bedarf des Betroffenen stellt in den meisten Pflegeeinrichtungen kein Problem dar. Üblicherweise finden eine Kooperation und ein Informationsaustausch zwischen Station, Wohnbereich, Küche, Hauswirtschaft und den entsprechenden Berufsgruppen statt.

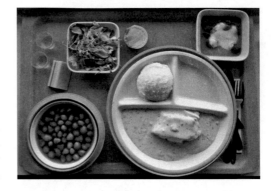

◘ **Abb. 8.2**   „Krankenhauskost". © Rainer Sturm/PIXELIO

> **Pflegeheim**
> In vielen Einrichtungen der Langzeitpflege können Probleme mit dem Angebot verschiedener Kostformen lediglich für spezielle Diäten beobachtet werden.

Bilanzierte und teilbilanzierte Trinknahrungen bieten die Möglichkeit, Nährstoffdefizite auszugleichen und die Energiezufuhr zu steigern. Sie können als ausschließliche Ernährung oder als zusätzliche Mahlzeiten angeboten werden, wobei zunächst geschmackliche Vorlieben festgestellt werden müssen. Ein Gewichtsverlust kann durch die Verwendung von Trinknahrung reduziert oder vermieden werden.

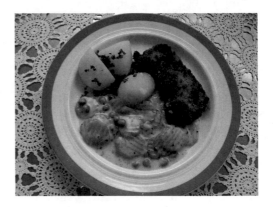

◘ **Abb. 8.3**   „Normalkost"

8.4.2.2 Präsentation der Nahrung

Dieser Bereich der Ernährung wird nicht in allen Pflegeeinrichtungen bedacht, obwohl die Darbietung der Mahlzeiten einen enormen Einfluss auf die Anregung des Appetits ausübt (◘ Abb. 8.2 und 8.3). Alle Faktoren der Darbietung sind normalerweise gut beeinflussbar.

Präsentation der Nahrung:
- Aussehen
- Geruch
- Farbe
- Form, vor allem bei passierter Kost
- Temperatur

- Geschmack
- Konsistenz
- Anrichten auf dem Teller
- Dekoration des Essplatzes
- (Buntes) Geschirr, Gläser
- Besteck
- Servietten

Ein spezielles Problem stellt das Angebot von passierter oder pürierter Kost dar. Die einzelnen Bestandteile sind nicht mehr erkennbar, insbesondere dann, wenn diese miteinander verrührt werden. Das Verwenden von Förmchen oder die Veränderung der Konsistenz bewirken, dass die Nahrungsbestandteile appetitlich und weitgehend identifizierbar sind.

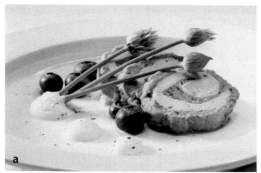
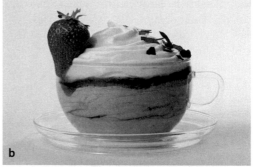

a b

◙ Abb. 8.4 **a, b** Smooth-Food® mit freundlicher Genehmigung von Markus Biedermann, Herzogenbuchsee, Schweiz

Für Menschen mit Schluckstörungen wurde das sogenannte „Smooth-Food®" entwickelt, das in geschmeidiger Konsistenz anstelle passierter Kost angeboten wird (◙ Abb. 8.4). Durch die Verbindung von klassischen Zubereitungsarten mit Anwendungen der Molekularküche entsteht eine nährstoffreiche und optisch ansprechende Kostform.

Eine weitere Sonderkost für Menschen mit kognitiven Störungen und Unruhe ist das Bereitstellen von kleinen Nahrungsportionen an sichtbarer Stelle, die ohne Besteck im Vorbeilaufen gegessen werden können. Man spricht dabei von Finger-Food oder „Eat by Walking" (◙ Abb. 8.5). Dabei muss sich das Angebot an den Bedürfnissen der Betroffenen orientieren.

8.4.2.3 Bestellsystem

Die Organisation der Nahrungsbestellung hat großen Einfluss auf den Appetit. Werden verschiedene Menüs angeboten, kann der Patient oder Bewohner wählen, was er gerne essen möchte. Im Langzeitpflegebereich werden normalerweise zusätzlich Vorlieben und Abneigungen erfragt und bei der Bestellung berücksichtigt.

Problematisch ist die Wahlmöglichkeit bei Bewohnern oder Patienten mit kognitiven Beeinträchtigungen, die sich nicht immer exakt erinnern, welches Menü sie bestellt haben. Im Extremfall kommt es sogar zu Streitigkeiten mit anderen Patienten oder Bewohnern beziehungsweise zu Beschwerden bei den Mitarbeitern. Der Speiseplan muss an geeigneter Stelle ausgehängt werden und auch für Menschen mit Beeinträchtigungen der Sehkraft leserlich sein.

> **Praxistipp**
>
> Von Bedeutung ist außerdem die Benennung der Speisen und das Angebot regionaler Spezialitäten. In Langzeitpflegeinrichtungen sollten die Bewohner in die Planung einbezogen werden. Zu berücksichtigen sind außerdem Bewohner mit Migrationshintergrund.

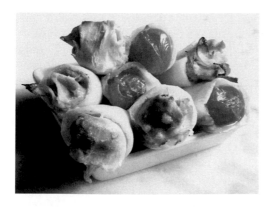

◙ Abb. 8.5 Finger-Food. © BrandtMarke/PIXELIO

Befragt man Bewohner im Pflegeheim kurz vor den Essenszeiten, was auf dem Speiseplan steht, können diese oftmals keine Auskunft geben. Eine Vorfreude auf das Essen ist dann nicht gegeben.

Werden die Mahlzeiten in Buffetform angeboten, kann der Patient oder Bewohner selbst wählen, wann er welche Komponenten in welcher Menge zu sich nehmen möchte.

Pflegeheim

Das Aufstellen einer Schiefertafel, auf der das Datum, das Mittagsmenü und eventuelle Beschäftigungsangebote stehen, kann die Vorfreude und den Appetit auf das Essen erhöhen und die Kommunikation der Bewohner über das Essen steigern. Häufig kommt es zum Austausch von Kochrezepten oder regionalen Besonderheiten, die ebenfalls bei der Ernährung berücksichtigt werden müssen.

Krankenhaus

Das Schöpfsystem existiert im Klinikbereich nicht mehr, die meisten Einrichtungen arbeiten mit dem Tablettsystem. Einige Krankenhäuser versuchen jedoch zumindest in speziellen Fachabteilungen, ein Buffet anzubieten. Der Patient hat dann die Wahlmöglichkeit zwischen dem Tablett im Zimmer und dem Buffet im Speiseraum.

8.4.2.4 Verteilersystem

Die Qualität der angebotenen Speisen wird nicht nur durch die Art der Zubereitung, sondern auch durch das System der Speisenverteilung und das Portionieren und Servieren bestimmt. Das Leitbild der Einrichtung und die Umsetzung der Unternehmensphilosophie, auch durch externe Kooperationspartner, etwa durch das Catering-Unternehmen, beeinflusst die Ernährung der Pflegebedürftigen.

Beim Tablettsystem ist der Einfluss auf das Portionieren und Servieren nicht mehr gegeben, lediglich die Temperatur der Speise kann noch zum Teil beeinflusst werden. Für Langzeitpflegeeinrichtungen ist das Tablettsystem ungeeignet.

Beim Schöpfsystem kann die Portion an die Bedürfnisse des Betroffenen angepasst und einzelne Komponenten ausgetauscht werden. Auch die Geschwindigkeit des Servierens und die Speisenabfolge können den Bedürfnissen entsprechend erfolgen. Außerdem entsteht durch das Bereitstellen der Nahrung in Schüsseln auf dem Tisch eine gewohnte, familiäre Atmosphäre.

Ambulante Pflege

In der ambulanten Pflege sind die Qualität, die Zusammensetzung und die Präsentation von Nahrung kaum beeinflussbar. Einzige Möglichkeit der Pflegefachkraft ist die Beratung von Angehörigen und die Inspektionen und Überprüfung der Mahlzeiten, wenn Patienten „Essen auf Rädern" geliefert bekommen.

8.4.2.5 Hilfsmittel

Geschirr, Besteck, Gläser, Tischdecken, Servietten und die Tischdekoration beeinflussen nicht nur den Appetit, sondern auch das Erkennen der Situation (◘ Abb. 8.6).

In Einrichtungen der Altenhilfe muss besonders auf geeignetes Geschirr und Besteck geachtet werden, um die Situation der Nahrungsaufnahme für den Betroffenen deutlich zu machen und eine angenehme, heimische und geborgene Atmosphäre zu schaffen. Aus diesem Grund ist es förderlich, Geschirr zu verwenden, das ältere Menschen aus ihrer Kindheit, Jugend oder jungen Erwachsenenzeit kennen (◘ Abb. 8.7).

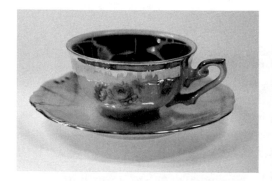

■ **Abb. 8.6**   Sammeltasse. © Siegfried Fries/PIXELIO

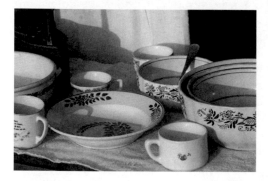

■ **Abb. 8.7**   Altes Geschirr. © Günter Havlena/PIXE-
LIO

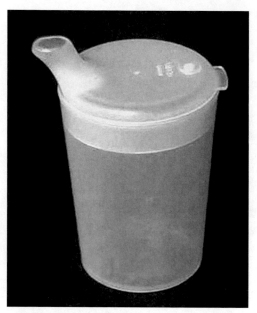

■ **Abb. 8.8**   Schnabeltasse

Die Expertenarbeitsgruppe hat sich eindeutig zum Einsatz von Schnabelbechern
(■ Abb. 8.8) geäußert.

❯ Bei Menschen mit Einschränkungen ist
beim Trinken die Gefahr des Verschluckens oder Verbrennens bei diesen Trink-
gefäßen sehr hoch. Es sollte deshalb auf
die Verwendung von Schnabelbechern
unbedingt verzichtet werden.

In vielen Pflegeheimen findet man im Speiseraum alte Küchenschränke mit altem Geschirr oder Küchenutensilien zur Milieugestaltung, in den wenigsten Einrichtungen
werden diese Gegenstände tatsächlich benutzt (■ Abb. 8.9 und 8.10).

Bei der Verwendung von Geschirr mit
auffälligem Dekor muss darauf geachtet

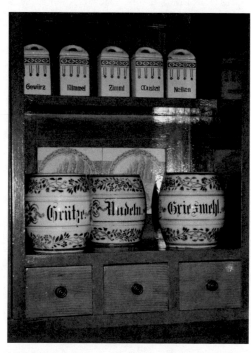

■ **Abb. 8.9**   Milieugestaltung 1. © Sandra Krumme/
PIXELIO

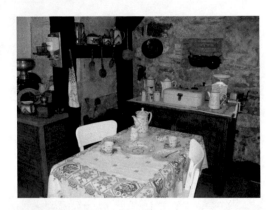

◨ **Abb. 8.10** Milieugestaltung 2. © Harald Wa-netschka/PIXELIO

werden, dass Bewohner mit Einschränkungen der Sehkraft oder kognitiven Beeinträchtigungen dadurch nicht irritiert werden. Ein deutlicher Kontrast zwischen Unterlage und Teller muss gegeben sein, damit der Betroffene die angebotene Speise als solche erkennen kann. Dies erfordert eine genaue Beobachtung des Verhaltens beim Essen durch die Pflegefachkraft und muss auch das Angebot von Besteck mit einbeziehen.

❯ Prinzipiell sollte jeder Bewohner oder Patient ein komplettes Essbesteck erhalten. Ist er jedoch aufgrund einer Demenz mit der Handhabung überfordert, darf nur das gerade notwendige Besteckteil auf den Tisch gelegt werden, um die selbstständige Nahrungsaufnahme zu ermöglichen.

Anstelle eines Kleidungsschutzes, der an ein „Lätzchen" erinnert, sollten beispielsweise Stoffservietten verwendet werden.

Oberste Priorität bei der Nahrungsaufnahme hat die Autonomie des Betroffenen. Hilfsmittel, wie Teller mit erhöhtem Rand, abgewinkeltes Besteck oder Trinkgefäße mit Nasenausschnitt müssen in Absprache mit dem Betroffenen und gegebenenfalls mit Ergotherapeuten ausgewählt werden.

8.4.2.6 Kultureller Aspekt und Interaktion

Gemeinsame Mahlzeiten stehen in enger Beziehung zur Umgebung und spiegeln den sozialen und kulturellen Hintergrund des Betroffenen wider. Die Gestaltung des Umfelds bei der Nahrungsaufnahme, die Gesellschaft bei Tisch und die Interaktion zwischen Patient, Bewohner, Pflegefachkraft und der Tischgemeinschaft beeinflusst das Wohlbefinden und den Genuss beim Essen.

Eine verbale Unterstützung und Anleitung und ein geführtes Essen sind zwar zeitintensiv, verbessern jedoch die aufgenommene Nahrungsmenge. Oftmals ist die Interaktion auch abhängig von der Person, die das Essen begleitet. Eine positive Beziehungsgestaltung verbessert die Eigenständigkeit bei der Nahrungsaufnahme und reduziert die Sitzunruhe und Unterbrechungen beim Essen.

❯ Gezielte verbale Verhaltensbeeinflussung und eingreifende Interaktionen, etwa das Berühren des Unterarms oder das sanfte Führen der Hand wirken sich positiv auf die Ernährung aus, wenn ein Macht- bzw. Kontrollbedürfnis von Seiten der Pflegekraft nicht beobachtbar ausgeübt wird.

Ist dies jedoch der Fall, kann dadurch ein ablehnendes Verhalten entstehen und die verzehrte Nahrungsmenge sinkt. Im Einzelfall kann deshalb die verzehrte Nahrungsmenge in Abhängigkeit von der anwesenden Person variieren. Die Kommunikation im Team und die Reflexionsfähigkeit der Mitarbeiter ist somit ein wichtiger Faktor, um derartige Phänomene zu erkennen und darauf zu reagieren.

8.5 Standardkriterium 4

S4a Die Pflegefachkraft verfügt über spezifische Kompetenzen zur Unterstützung der Nahrungsaufnahme einschließlich des

Umgangs mit besonderen Risikosituationen bzw. speziellen Beeinträchtigungen. **S4b** Die Einrichtung sorgt für eine angemessene Personalausstattung und Personalplanung zur Gewährleistung eines bedürfnis- und bedarfsgerechten Ernährungsmanagements. Sie gewährleistet geeignete räumliche Voraussetzungen für eine patienten-/ bewohnerorientierte Mahlzeiten- und Interaktionsgestaltung. **P4** Die Pflegefachkraft gewährleistet eine die Selbstbestimmung und Eigenaktivität des Patienten/Bewohners fördernde Unterstützung und eine motivierende Interaktions- und Umgebungsgestaltung während der Mahlzeiten. Sie berücksichtigt besondere Gesundheitsprobleme von Patienten/Bewohnern. **E4** Der Patient/ Bewohner hat eine umfassende und fachgerechte Unterstützung zur Sicherung der bedürfnisorientierten und bedarfsgerechten Ernährung während und auch außerhalb der üblichen Essenszeiten erhalten. Die Umgebung bei den Mahlzeiten entspricht den Bedürfnissen und dem Bedarf des Patienten/Bewohners.

8.5.1 Implementierung

Das Standardkriterium beschreibt die Maßnahmenplanung bei Menschen mit speziellen Beeinträchtigungen, beispielsweise Schluckstörungen. Das Eindicken von Flüssigkeiten ist mittlerweile üblich, wenig beachtet ist jedoch die Tatsache, dass Menschen mit derartigen Problemen sich bei der Nahrungsaufnahme vor Zuschauern schämen und deshalb eventuell in Gesellschaft weniger essen als alleine. Auch umgekehrt kann eine Beeinträchtigung durch unappetitliche Tischsitten auftreten.

8.5.1.1 Tischgesellschaft

Die Bedeutung der Gestaltung der Umgebung wurde bereits erwähnt, in diesem Zusammenhang soll auch die räumliche Gestaltung der Nahrungsaufnahme bedacht werden. Zunächst muss in Kooperation mit dem Betroffenen und seinen Angehörigen geklärt werden, ob die Nahrungsaufnahme im eigenen Zimmer oder im Speiseraum erfolgen soll.

Möchte der Patient oder Bewohner lieber alleine sein beim Essen, sollte ihm immer wieder ein Angebot zur Einnahme der Mahlzeiten in Gesellschaft unterbreitet werden. Die Organisation der Sitzordnung ist bei der Nahrungsaufnahme von großer Bedeutung.

❯ Gelegentlich entstehen durch Zufall Tischgemeinschaften, die dann unumstößlich weiterbestehen. Dabei ist jedoch zu bedenken, dass die Sitzordnung in der Gemeinschaft förderlich aber auch hinderlich sein kann und deshalb immer wieder neu überdacht werden muss.

Für demente Bewohner ist es meist angenehmer, die Mahlzeiten in einer kleineren Gruppe oder einem abgeschirmten Winkel einzunehmen, da zu große Unruhe oder Unterbrechungen beim Essen den Betroffenen ablenken.

❯ Sofern in Gemeinschaftsräumen Musik gespielt wird, muss berücksichtigt werden, dass sich die Musikauswahl an den Bedürfnissen der Bewohner und nicht der Mitarbeiter orientieren muss. Prinzipiell scheint Musik beim Essen jedoch einen positiven Einfluss auf die Agitation bei dementen Menschen zu haben.

Eine wohnliche Gestaltung der Räume unter Berücksichtigung biografischer Aspekte wird durch die entsprechende musikalische Gestaltung, beispielsweise durch Schlager aus den 1950er Jahren, ergänzt. Dabei ist jedoch der Geräuschpegel im Speiseraum immer kritisch zu beobachten.

8

8.5.1.2 Räumliche Gestaltung

Die räumliche Gestaltung der Nahrungsaufnahme unter biografischen Aspekten
und zur Verbesserung des Appetits beziehungsweise zur Gewährleistung einer an-
sprechenden Atmosphäre wurde bereits besprochen.

Ein weiterer Faktor der räumlichen Gestaltung ist die Reaktion auf motorische
Beeinträchtigungen der Betroffenen durch
geeignete Sitzgelegenheiten, ausreichend
Platz für Gehhilfen, flexible Gestaltung der
Tischgemeinschaften und ausreichend Sitzgelegenheiten für Pflegekräfte, die die Nahrungsaufnahme organisieren, anleiten und
begleiten (◘ Abb. 8.11).

8.5.1.3 Einfluss von Tischsitten

Tischsitten, Höflichkeit und Verhaltens-
normen wirken sich ebenfalls auf die Nahrungsaufnahme aus, vor allem bei dementen Menschen, die die Situation nicht korrekt einordnen können. Wenn ein Mensch
mit kognitiven Defiziten sich in einem Res-
taurant oder bei fremden Menschen zu Besuch vermutet, wird er eventuell aus Gründen der Höflichkeit nicht essen, beispielsweise wenn eine Pflegeperson am Tisch
sitzt, die noch nichts auf dem Teller hat.
Steht der Teller vor der Pflegeperson, wird
er vielleicht nicht essen, weil man nicht von
anderer Leute Teller ist.

Wähnt man sich in einer Gaststätte,
wird man beim Essen auch nicht „den
Wirt" um Hilfe bitten. Vielmehr lässt man
Nahrungsmittel, die man nicht zerkleinern
kann, auf dem Teller liegen. Auch das An-
reichen von Nahrung in der Öffentlich-
keit ist peinlich. Eine Beschwerde über den
Geschmack des Essens gilt auch als unhöf-
lich und wird nach Möglichkeit vermieden.
Auch die fehlende Gewohnheit, ein Tisch-
gebet zu sprechen, kann dazu führen, dass
der Betroffene nicht mit dem Essen beginnt.

Da die personellen Voraussetzungen in
allen Sektoren der Pflege einen Einfluss auf
die Nahrungsaufnahme haben, wurde in
der Aktualisierung des Expertenstandards
auch der Einsatz von geschulten ehrenamt-
lichen Helfern betrachtet.

> Obwohl die Umsetzung gerade im Kran-
> kenhaus schwierig ist, kann die Schulung
> des Personals und die Verbesserung der
> Hilfestellung bei der Nahrungsaufnahme
> zu einer Verbesserung der Ernährungs-
> situation beitragen. Einen Einfluss hat
> auch die Reduktion von Unterbrechun-
> gen während der Mahlzeit.

8.6 Standardkriterium 5

S5 Die Pflegefachkraft verfügt über Infor-
mations-, Beratungs- und Anleitungskom-
petenz zur Sicherung einer bedürfnisorientierten und bedarfsgerechten Ernährung.
P5 Die Pflegefachkraft informiert und berät
den Patienten/Bewohner und seine Angehörigen über Entstehung und Folgen einer
Mangelernährung und Möglichkeiten einer

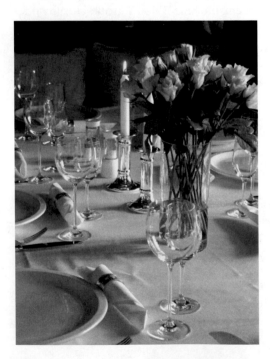

◘ **Abb. 8.11**   Tischkultur. © Rainer Sturm/PIXELIO

angemessenen Ernährung und leitet gegebenenfalls zur Umsetzung von Maßnahmen an. **E5** Der Patient/Bewohner und seine Angehörigen sind über die Entstehung und Folgen einer Mangelernährung und über mögliche Maßnahmen informiert, beraten und gegebenenfalls angeleitet.

8.6.1 Implementierung

Die Umsetzung dieses Standardkriteriums beinhaltet die Beratung, die Anleitung und Schulung von Patienten, Bewohnern und Angehörigen bei allen Problemen, die im Zusammenhang mit der Nahrungsaufnahme auftreten. Die Einrichtung sollte hierfür geeignetes Informationsmaterial zur Verfügung stellen.

❯ Das Standardkriterium meint jedoch nicht die spezielle Ernährungsberatung von Menschen mit spezifischen gesundheitlichen Beeinträchtigungen, etwa bei Diabetes mellitus. Diese Schulungen werden durch Ernährungsberater, Diätassistenten und Ernährungsmediziner durchgeführt.

In diesem Zusammenhang muss noch einmal auf die Notwendigkeit der Dokumentation von Besonderheiten, Beratungsinhalten und Beratungsergebnissen hingewiesen werden.

❯ Dazu gehört auch die Dokumentation der Nahrungsverweigerung.

8.7 Standardkriterium 6

S6 Die Pflegefachkraft verfügt über die Kompetenz, die Angemessenheit und Wirksamkeit der eingeleiteten Maßnahmen zu beurteilen. **P6** Die Pflegefachkraft überprüft gemeinsam mit dem Patienten/Bewohner und seinen Angehörigen in indivi-

duell festzulegenden Abständen den Erfolg und die Akzeptanz der Maßnahmen und nimmt gegebenenfalls eine Neueinschätzung und entsprechende Veränderungen im Maßnahmenplan vor. **E6** Der Patient/Bewohner hat keine Anzeichen für eine drohende oder bestehende Mangelernährung, soweit dies durch eine Sicherung der bedürfnis- und bedarfsgerechten oralen Nahrungsaufnahme möglich ist.

8.7.1 Implementierung

In diesem Standardkriterium wird die Bedeutung der Evaluation hervorgehoben. Für den Bereich des Ernährungsmanagements kann der Gewichtsverlauf ein geeignetes Kriterium darstellen, die Evaluation beschränkt sich jedoch nicht nur auf eine Gewichtszunahme oder das Erreichen einer Stabilität des Körpergewichts.

Vielmehr müssen die individuellen Ziele des Betroffenen berücksichtigt werden. Möchte der Betroffene nicht an Gewicht zunehmen, wird es kaum möglich sein, das geplante Zielgewicht zu erreichen. Dennoch können die geplanten Maßnahmen sinnvoll und korrekt sein. Eine Zielanpassung in Kooperation mit Patient, Bewohner, Angehörigen, gesetzlichem Betreuer, behandelndem Arzt und anderen Berufsgruppen, etwa der Ernährungsberatung, Ergotherapeuten und Logopäden, trägt dazu bei, ein realistisches Ziel zu formulieren.

8.7.2 Evaluation

Das Evaluationsintervall ist abhängig von den formulierten Zielen und muss immer wieder neu bestimmt werden. Dabei ist die Formulierung von Nah- und Fernzielen hilfreich.

Im Rahmen der Evaluation soll jedoch nicht nur die Zielerreichung überprüft werden, alle anderen Bereiche des Pflegeprozesses müssen neu durchlaufen werden.

Gerade bei der Informationssammlung und bei der Berücksichtigung von biografischen Aspekten können Veränderungen beobachtet werden.

> Die Tatsache, dass der Betroffene bisher bestimmte Lebensmittel bevorzugt oder abgelehnt hat, kann sich im Verlauf von Krankheiten deutlich verändern. Bei älteren Menschen mit kognitiven Defiziten beobachtet man häufig, dass der Geschmacksinn variiert.

Plötzlich werden manchmal Speisen bevorzugt, die der Betroffene bisher ablehnte. Dies gilt vor allem für süße Speisen und Getränke und ist Bestandteil des normalen Alterungsprozesses. Es ist deshalb unerlässlich, im Rahmen der Evaluation auch eine Aktualisierung von Vorlieben und Abneigungen vorzunehmen.

Die Zufriedenheit mit der angebotenen Nahrung und mit der Unterstützung bei der Nahrungsaufnahme ist ebenfalls ein wichtiger Bestandteil der Evaluation, der im Übrigen auch problemlos an veränderte Bedingungen angepasst werden kann.

Evaluation:
- Veränderte Vorlieben und Abneigungen
- Veränderungen des Geschmacksinns und des Temperaturempfindens
- Zufriedenheit mit der Nahrung
- Zufriedenheit mit Unterstützungsangeboten
- Zufriedenheit mit Hilfsmitteln
- Geplante Maßnahmen
- Ergebnis, also beispielsweise Gewicht, BMI

Sofern das Ziel nicht erreicht werden kann, müssen Hinweise darauf in der Evaluation zu finden sein.

> Dabei hat die Autonomie und Selbstbestimmung stets Vorrang vor dem Erreichen des festgelegten Bedarfs. Besonders wichtig ist dieser Aspekt in der Palliativsituation, in der die Ablehnung von Nahrung und Flüssigkeit unter Umständen akzeptiert werden muss.

8.8 Dokumentation

Die Pflegedokumentation und die Dokumentation der Ernährungspflege in der gesamten Pflegeeinrichtung ist ein wichtiger Bestandteil des Ernährungsmanagements. Für den einzelnen Pflegebedürftigen müssen verschiedene Formulare vorliegen, die auch im Falle einer juristischen Auseinandersetzung den korrekten Umgang mit Ernährungsproblemen aufzeigen.

Notwendig ist jedoch auch die Erhebung verschiedener Daten für die gesamte Einrichtung, um Defizite in der Versorgung erkennen zu können und entsprechende Korrekturmaßnahmen einzuleiten. Sinnvoll ist es, diese Erhebungen bereichsübergreifend in Kooperation mit dem medizinischen und dem hauswirtschaftlichen Bereich vorzunehmen.

Notwendige Formulare:
- Übersicht über Gewicht und BMI
- Ernährungsanamnese
- Berechnung von Kalorienbedarf, Gesamtflüssigkeitsbedarf und Trinkmenge
- Ernährungsplan
- Ernährungsprotokoll (Anhang 19)
- Trinkplan
- Einfuhrprotokoll (Anhang 19)
- Bilanzierung
- Informationsmaterial

8.9 Organisation

Für alle Pflegeeinrichtungen sind organisatorische Aufgaben im Zusammenhang mit der Ernährung, der Speisenversorgung und der Überprüfung des Ernährungsmanagements wichtig.

Eine dieser Aufgaben ist die Vorgabe zur Durchführung und Auswertung des Risikoassessments durch die Pflegefachkräfte und in der Gesamtbetrachtung durch die Leitungsebene, um Probleme und Mängel zeitnah festzustellen und darauf zu reagieren.

Praxistipp

Ein wichtiger Bestandteil des Ernährungsmanagements ist die Auswertung von Beschwerden im Qualitätsmanagement. Dabei ist es erforderlich, dass Beschwerden überhaupt als solche wahrgenommen werden.

Häufig beklagen Patienten oder Bewohner, dass das Essen nicht gut schmeckt, dass die angebotene Menge nicht ihren Bedürfnissen entspricht und dass die Auswahl mangelhaft ist. Diese Klagen sind allen Mitarbeitern bekannt, werden jedoch oft mit der Aussage abgetan, dass es eben sehr schwierig ist, für viele Menschen zu kochen und dabei zu erreichen, dass alle zufrieden sind. Deshalb wird der größte Teil der Beschwerden gar nicht erhoben und gelangt nicht an die Stelle, die darauf reagieren könnte. Wenn die Küche und die Hauswirtschaft nicht darüber informiert werden, dass Probleme bei der Speisenversorgung vorliegen, können sie diese Probleme auch nicht beheben.

> Sinnvoll ist deshalb zumindest eine Kurzmeldung an die Küche, wenn bei einer Mahlzeit Probleme in Form von Geschmacks- oder Temperaturveränderungen zu beanstanden sind. Dabei muss darauf geachtet werden, dass der bürokratische Aufwand in einem vertretbaren Rahmen bleibt.

Umgekehrt ist es gerade in der Langzeitpflege empfehlenswert, dass der Küchenchef die Wohnbereiche aufsucht und Kritik oder Wünsche direkt erfragt.

8.10 Auswirkungen des Expertenstandards

Die Hochschule Esslingen überprüfte bereits im März 2012 die Auswirkungen des Expertenstandards in einer Studie und kam zu dem Ergebnis, dass Bewohner, die ein Ernährungsmanagement bekamen, ein niedrigeres Risiko für Mangelernährung aufwiesen. Sie schätzten ihre gesundheitsbezogene Lebensqualität höher ein, stürzten seltener, hatten häufigere Arztvisiten und zusätzliche Krankenhausaufenthalte und dadurch eine intensivere Kooperation mit medizinischer Versorgung.

In weiteren Untersuchungen konnte festgestellt werden, dass die Implementierung des Expertenstandards zwar mit einem erkennbaren Aufwand für die Einrichtungen verbunden ist, aber zu einer qualitativen Verbesserung für die Betroffenen führt.

Auch die modellhafte Implementierung ergab eine hohe Relevanz, Praxistauglichkeit und Akzeptanz in den beteiligten Einrichtungen.

Literatur

Deutsches Netzwerk für Qualitätsentwicklung in der Pflege (DNQP) (2017) Expertenstandard Ernährungsmanagement zur Sicherung und Förderung der oralen Ernährung in der Pflege, 1. Aktualisierung 2017, Schriftenreihe des Deutschen Netzwerks für Qualitätsentwicklung in der Pflege, Osnabrück

Biedermann M (2011) 3. A. Essen als basale Stimulation, Vincentz Network, Hannover

Eigenberz I (2014) Torte geht immer: Handbuch Ernährung bei Demenz, Vincentz Network, Hannover

Medizinischer Dienst der Spitzenverbände der Krankenkassen e. V. MDS (Hrsg) (2014) Grundsatzstellungnahme Ernährung und Flüssigkeitsversorgung, MDS, Essen

Schütz T, Valentini L, Plauth M (2005) Screening auf Mangelernährung nach den ESPEN Leitlinien 2002. Aktuelle Ernähr 30: 99–103

Volkert D et al Deutsche Gesellschaft für Ernährungsmedizin (DGEM) (2013) Leitlinie der Deutschen Gesellschaft für Ernährungsmedizin (DGEM) in

Zusammenarbeit mit der GESKES, der AKE und der DGG Klinische Ernährung in der Geriatrie, AWMF-Register-Nr. 073/019, DGEM, Berlin

► www.dnqp.de, ► https://www.dnqp.de/expertenstandards-und-auditinstrumente/#c18467. Zugegriffen: 17. Sept 2023

► www.forum99.ch. Zugegriffen: 17. Sept 2023

► https://md-bund.de/fileadmin/dokumente/Publikationen/SPV/Grundsatzstellungnahmen/_EssenTrinken_im_Alter_Lesezeichen.pdf. Zugegriffen: 17.Sept 2023

► https://www.dgem.de/sites/default/files/PDFs/Screening/Nutritional%20Risk%20Screening.pdf. Zugegriffen: 17. Sept 2023

8

Expertenstandard Beziehungsgestaltung in der Pflege von Menschen mit Demenz

Inhaltsverzeichnis

Ergänzende Information Die elektronische Version dieses Kapitels enthält Zusatzmaterial, auf das über folgenden Link zugegriffen werden kann ▶ https://doi.org/10.1007/978-3-662-68474-0_9.

© Der/die Autor(en), exklusiv lizenziert an Springer-Verlag GmbH, DE, ein Teil von Springer Nature 2024
S. Schmidt, *Expertenstandards in der Pflege - eine Gebrauchsanleitung*,
https://doi.org/10.1007/978-3-662-68474-0_9

Vor etlichen Jahren wurde bereits geplant, einen Expertenstandard „Pflege von demenziell Erkrankten" zu erstellen, sodass die Fachwelt eine Veröffentlichung zu diesem Thema erwartete. Im März 2018 wurde dann der Sonderdruck zum Expertenstandard „Beziehungsgestaltung in der Pflege von Menschen mit Demenz" veröffentlicht. Schon der Titel zeigt, dass der Schwerpunkt des Expertenstandards auf der pflegerischen Kernkompetenz Beziehungsgestaltung liegt und diese wieder in den Vordergrund rückt. Auch die modellhafte Implementierung machte deutlich, dass die Bedeutung von Beziehungsgestaltung und Lebensqualität bei dementen Menschen entscheidend für eine gelungene Umsetzung des Standards ist.

9.1   Pflegebeziehung

In den letzten Jahren oder gar Jahrzehnten hat sich durch die demografische Entwicklung und den zunehmenden Pflegenotstand eine schleichende Veränderung in allen Pflegesektoren ergeben. Durch Zeitdruck und Leistungsorientierung sind ursprüngliche Kernaufgaben der Pflege, wie die Gestaltung einer guten Pflegebeziehung, schwieriger geworden und funktionale Aspekte haben an Bedeutung gewonnen.

Besonders betroffen von dieser Entwicklung sind Patienten und Bewohner, die aufgrund von kognitiven oder kommunikativen Einschränkungen nicht in der Lage sind, angemessen auf die Strukturen in Pflegeeinrichtungen oder ihre Situation zu reagieren und deshalb als „unkooperativ", „störend" und „zeit- bzw. arbeitsaufwändig" betrachtet werden.

> Beziehung und Bindung haben gerade für Menschen mit Demenz eine zentrale Bedeutung. Mit anderen in Kontakt treten, Kommunikation und Interaktion, der Aufbau einer tragfähigen Beziehung und die gemeinsame Entscheidung über

die Durchführung von pflegerischen Interventionen sind Grundvoraussetzungen für die Wahrnehmung der Betroffenen als Person.

Die Wichtigkeit der pflegerischen Kompetenz Beziehungsgestaltung, insbesondere bei Menschen mit Demenz, und die Möglichkeiten der Umsetzung, sowie der Einfluss der Beziehung auf die Lebensqualität kann und soll durch diesen Expertenstandard deutlich werden. In der Präambel wird zunächst die Zielgruppe des Expertenstandards definiert.

Zielgruppe im Expertenstandard

Der Expertenstandard benennt als Zielgruppe zum einen Menschen mit einer diagnostizierten Demenzerkrankung und Menschen, bei denen sich zu Beginn des pflegerischen Auftrages oder im Verlauf der Pflege, Anzeichen einer Demenz zeigen.

Auf spezielle Pflegeinterventionen bei Menschen mit herausfordernden Verhaltensweisen und auf die Palliativversorgung von Menschen mit Demenz wird in diesem Expertenstandard nicht näher eingegangen.

9.2   Standardkriterium 1

S1a Die Pflegefachkraft hat eine person-zentrierte Haltung in der Pflege von Menschen mit Demenz entwickelt. **S1b** Die Pflegefachkraft hat das Wissen und die Kompetenz, Menschen mit Demenz zu identifizieren und damit einhergehende Unterstützungsbedarfe in der Beziehungsgestaltung fachlich einzuschätzen. **S1c** Die Einrichtung fördert und unterstützt eine person-zentrierte Haltung für eine die Beziehung fördernde und -gestaltende Pflege von Menschen mit Demenz sowie ihren Angehörigen und sorgt für eine person-zentrierte Pflegeorganisation. **P1** Die

Pflegefachkraft erfasst zu Beginn des pflegerischen Auftrags sowie anlassbezogen, schrittweise und unter Einbeziehung der Angehörigen bzw. anderer Berufsgruppen kriteriengestützt mit der Demenz einhergehende Unterstützungsbedarfe in der Beziehungsgestaltung, deren Auswirkungen auf seine Lebens- und Alltagswelt sowie Vorlieben und Kompetenzen des Menschen mit Demenz. **E1a** Der Mensch mit Demenz wird durch die person-zentrierte Haltung der Pflegenden in seiner Einzigartigkeit wahrgenommen. **E1b** Die Pflegedokumentation enthält, der Dauer und dem Anlass des pflegerischen Auftrags entsprechend, systematische und konkretisierende Hinweise auf mit der Demenz einhergehende Unterstützungsbedarfe in der Beziehungsgestaltung.

9.2.1 Person-zentrierte Haltung

Verschiedenste Theorien beschäftigen sich mit dem Begriff Beziehung, Bindung und Person-zentrierung. Jedes Individuum hat von Geburt an ein Bedürfnis nach zwischenmenschlichen Kontakten. Das in früher Kindheit geprägte Bindungsverhalten ist entscheidend für die Persönlichkeitsentwicklung. Im Verlauf der Demenz erscheint den Betroffenen die Umwelt zunehmend fremd und bedrohlich. Umso wichtiger sind Beziehungen, die Sicherheit und Geborgenheit vermitteln. Daraus haben sich verschiedene Modelle person-zentrierter Pflege entwickelt, denen gemeinsam ist, dass die Bedürfnisse und Bedarfe der Person im Mittelpunkt stehen.

> **Praxistipp**
>
> Die Ausgestaltung einer person-zentrierten Pflege ist abhängig vom jeweiligen Pflegesektor, sodass kein Pflegemodell explizit empfohlen wird. Im Krankenhaus werden demente Menschen oft

nur wenige Tage behandelt, in der ambulanten Pflege beschränken sich die Kontaktzeiten häufig auf wenige Minuten oder Stunden pro Tag, in der stationären Langzeitpflege schwankt die Verweildauer mittlerweile zwischen wenigen Tagen und vielen Jahren.

Die Rahmenbedingungen sind somit sehr unterschiedlich, sodass die Zielsetzung die spezifische Organisation der Pflege aus Sicht des Pflegebedürftigen sein muss, wobei im Verlauf der Erkrankung Veränderungen berücksichtigt werden müssen.

Die verbreitetsten Modelle person-zentrierter Pflege, die in Deutschland praktiziert werden, sollen in diesem Zusammenhang trotzdem kurz angeführt werden:

Person-zentrierte Pflegemodelle:
- Dementia Care Mapping DCM nach Tom Kitwood
- Validation nach Naomi Feil
- Integrative Validation nach Nicole Richard
- Das mäeutische Pflege- und Betreuungsmodell nach Cora van der Kooij
- Das psychobiografische Pflegemodell nach Erwin Böhm
- Das VIPS-Modell (Value based, Individualized, Perspective, Social environment) von Dawn Brooker
- Die Marte Meo Methode nach Maria Aarts

Zahlreiche weitere Praxiskonzepte beinhalten person-zentrierte Elemente, etwa basale Stimulation, Reminiszenz, Realitätsorientierung, Erinnerungspflege, Kinästhetik und dergleichen mehr. Darüber hinaus existiert eine Vielzahl von Einschätzungsinstrumenten, die eine person-zentrierte Pflege abbilden.

Die ausführliche Beschreibung dieser Modelle und Konzepte ist im Rahmen dieses Kapitels nicht möglich und im Sinne des Expertenstandards auch nicht sinnvoll.

Vielmehr sollte jede Pflegeeinrichtung zunächst für sich selbst festlegen, ob sie nach einem existierenden Modell oder einer Theorie person-zentrierter Pflege arbeiten möchte, oder ob essenzielle Bestandteile aller Modelle, wie Würde, Haltung, Respekt, Kontakt, Individualität, Empathie, soziale Kompetenz, Reflexion etc. als Kernelement des eigenen Pflegekonzepts betrachtet werden.

❯ Dies führt zu einer Rückbesinnung auf ureigene Pflegekompetenzen. Gleichzeitig werden die Inhalte des Expertenstandards dadurch nicht auf eine Auflistung von Prüfkriterien der Kontrollinstanzen, z. B. MDK und Heimaufsicht, reduziert, wie dies bei den vorherigen Expertenstandards zum Teil festzustellen ist.

Auch wenn bei den spezifischen Maßnahmen bestimmte Pflegeinterventionen vorgestellt werden, die im Rahmen einer Qualitätsprüfung hinterfragt werden können, bietet der Expertenstandard kaum explizite Aussagen, die dazu führen können, dass die Implementierung „kontrolliert" werden kann. Vielmehr ist die Umsetzung in den eigenen Standard ein fortwährender Prozess der Reflexion der eigenen Pflegequalität und der Auswirkungen der fachlichen Kompetenz einer Pflegeeinrichtung auf die Lebensqualität der betreuten Menschen.

Dadurch wird einerseits der Dokumentations- und Kontrollaufwand begrenzt und andererseits kann die Verbesserung von Lebensqualität und Wohlbefinden der „Erkrankung Demenz" den oft existierenden Schrecken nehmen, durch den Menschen mit Demenz und deren Bezugspersonen sich oftmals stigmatisiert fühlen.

9.2.2 Identifikation von Menschen mit Demenz oder Anzeichen einer Demenz

In der Dokumentation sollte dennoch erkennbar sein, ob Menschen mit Demenz oder Anzeichen einer Demenz bzw. Hinweise auf mit der Demenz einhergehende Unterstützungsbedarfe in der Beziehungsgestaltung identifiziert wurden.

❯ Dazu empfiehlt die Expertenarbeitsgruppe eine kriteriengestützte Vorgehensweise zum Erkennen von kognitiven Leistungseinbußen, gibt jedoch kein spezielles Screening oder Assessmentinstrument vor.

Die Identifikation der jeweiligen Zielgruppe ist in hohem Maße abhängig vom Pflegesektor.
Mögliche Umsetzung:

Krankenhaus
Demenz ist in der Internationalen statistischen Klassifikation der Krankheiten und verwandter Gesundheitsprobleme ICD-10, Code F00-F03 ein Syndrom als Folge einer meist chronischen oder fortschreitenden Krankheit des Gehirns mit Störung vieler höherer kortikaler Funktionen, etwa Gedächtnis, Denken, Orientierung, Auffassung, Rechnen, Lernfähigkeit, Sprache, Sprechen und des Urteilsvermögens im Sinne der Fähigkeit zur Entscheidung. Das Bewusstsein ist jedoch nicht getrübt. Für die Diagnose einer Demenz müssen die Symptome nach ICD über mindestens sechs Monate bestanden haben. Sinne und Wahrnehmung funktionieren im für die Person üblichen Rahmen. Gewöhnlich werden die kognitiven Beeinträchtigungen begleitet von Auffälligkeiten der emotionalen Kontrolle und der Gemütslage, des Sozialverhaltens oder der Motivation, gelegentlich treten diese Veränderungen früher auf (Anzeichen einer Demenz). Auch der erweiterte Barthel-Index kann zur Beurteilung kognitiver Funktionen erfasst werden.

Die Neuauflage des US-amerikanischen Diagnostic and Statistical Manual of Mental Disorders, DSM-5, verwendet den Begriff der Demenz nicht mehr, sondern spricht von neurokognitiven Störungen und schließt weitgehend alle erworbenen Hirnleistungsstörungen ein, mit Ausnahme kognitiver Beeinträchtigungen bei Psychosen oder Schizophrenie und kognitive Störungen bei Hirnentwicklungsstörungen. Kriterien im DSM-5 sind Veränderungen in den Bereichen Interaktion, komplexe Aufmerksamkeit, exekutive Funktionen, perzeptuell-motorische Fähigkeiten (Auge-Hand-Koordination) und soziale Kognition.

In Deutschland wird der ICD-10 in allen Kliniken verwendet, sodass die Beobachtung der ICD-10 Kriterien sinnvoll und leicht umsetzbar ist. Unterstützung ist üblicherweise auch durch die Codierfachkräfte gegeben. Wichtig für eine schnelle Identifikation der Betroffenen ist deshalb die Zusammenarbeit im multiprofessionellen Team.

Ambulante Pflege

Auch in der ambulanten Pflege können die ICD-10 Kriterien zur Identifikation genutzt werden, zumal gerade im Rahmen des Entlassungsmanagements oft auch die ICD-10 Diagnosen im Entlassungsbrief zu finden sind. Allerdings werden in der ambulanten Pflege auch viele Patienten betreut, von denen ärztliche Diagnosen nicht oder nur unzureichend bekannt sind. Häufig ist auch unklar, inwieweit überhaupt eine genauere Diagnostik stattgefunden hat. Eine Zuschreibung von „Diagnosen" findet nicht selten statt, obwohl der Patient nie ausreichend diagnostiziert oder therapiert wurde. Deshalb ist im ambulanten Bereich neben der multiprofessionellen Zusammenarbeit auch die Kooperation mit Angehörigen und Bezugspersonen und die intensive Krankenbeobachtung essenziell.

Altenpflege + ambulante Pflege

In der Altenpflege, aber auch in der ambulanten Pflege wurde im Jahr 2017 das Neue Begutachtungsinstrument NBA eingeführt, da ein umfassender Pflegebedürftigkeitsbegriff in der Pflegeversicherung gelten sollte. Das Instrument erfasst nicht nur die klassischen Bereiche Körperpflege, Ernährung und Mobilität sowie hauswirtschaftliche Versorgung. Auch die kognitiven und kommunikativen Fähigkeiten, die Verhaltensweisen und psychischen Problemlagen sowie die Gestaltung von Alltagsleben und sozialen Kontakten werden umfassend betrachtet. Im Modul 2 geht es deshalb um grundlegende mentale Funktionen eines Menschen, die auch zur Identifikation von Menschen mit Demenz genutzt werden können (◘ Tab. 9.1):

Folglich wählt die Einrichtung zunächst aus, welches Instrument am besten zu den von ihr betreuten Personen und den strukturellen Rahmenbedingungen passt und welche Aufgaben die einzelnen Berufsgruppen bei der Identifikation von Menschen mit Demenz oder Anzeichen eines Unterstützungsbedarfs übernehmen sollen. Auch ein selbst erstelltes Formular kann genutzt werden, wenn sich die Beobachtungsmöglichkeiten auf einen kurzen Zeitraum beschränken, etwa in somatischen Abteilungen mit kurzer Verweildauer.

⬛ Tab. 9.1	Kognitive Fähigkeit
2.1	Erkennen von Personen aus dem näheren Umfeld
2.2	Örtliche Orientierung
2.3	Zeitliche Orientierung
2.4	Erinnern an wesentliche Ereignisse oder Beobachtungen
2.5	Steuern von mehrschrittigen Alltagshandlungen
2.6	Treffen von Entscheidungen im Alltagsleben
2.7	Verstehen von Sachverhalten und Informationen
2.8	Erkennen von Risiken und Gefahren
2.9	Mitteilen von elementaren Bedürfnissen
2.10	Verstehen von Aufforderungen
2.11	Beteiligen an einem Gespräch
[Modul 2 des Neuen Begutachtungsinstruments]	

9

9.2.3 Person-zentrierte Pflegeorganisation

Die Haltung von Pflegenden ist häufig ein Spiegel der Unternehmenskultur der Pflegeeinrichtung und wird deshalb von vielen Faktoren beeinflusst.

Die Expertenarbeitsgruppe hat für die Umsetzung einer person-zentrierten Organisation der Pflege und Betreuung einige Punkte benannt, die dazu beitragen, eine adäquate Umsetzung des Expertenstandards zu ermöglichen.

Zunächst müssen Schulung und Fortbildungen aller Mitarbeiter stattfinden und zwar je nach Setting zu den Inhalten des Expertenstandards oder zu folgenden Themen, die als Basiswissen für die Umsetzung notwendig sind:

Mögliche Fortbildungsthemen:
- Demenz aus medizinischer Sicht
- Beziehungsgestaltung, Pflegekonzepte, Interaktion

- Kommunikation
- Wahrnehmungsförderung
- Empathie
- Pflegeorganisation, z. B. Bezugspflege, Primary Nursing
- Selbstverantwortung im Team, Kooperation, multiprofessionelle Zusammenarbeit,
- Ggf. sollten Supervisionen angeboten werden

> ❯ Es wird empfohlen in jeder Pflegeeinrichtung mindestens eine gerontopsychiatrische Fachkraft zu beschäftigen.

Wenn Strukturen angepasst und Kompetenzen ausreichend vorhanden sind, sollten folgende Hinweise auf eine person-zentrierte Pflegeorganisation erkennbar sein und regelmäßig überprüft werden:

Kennzeichen einer person-zentrierten Pflegeorganisation:
- Die Person steht im Mittelpunkt
- Beziehungsgeschehen bedeutet Anerkennung, Vertrauen und Respekt
- Der Mensch mit Demenz ist ein gleichberechtigtes Gegenüber
- Es erfolgt eine Abkehr von einer funktionsbezogenen Pflege
- Das Erkennen von objektiven Bedarfen und subjektiven Bedürfnissen ist gewährleistet
- Der Mensch mit Demenz hat das Gefühl gehört, verstanden und angenommen zu werden
- Die Mitarbeiter wissen um seine Einzigartigkeit
- Hinweise auf mit der Demenz einhergehende Unterstützungsbedarfe in der Beziehungsgestaltung werden wahrgenommen und nach Möglichkeit berücksichtigt

> ❯ Wichtig in diesem Zusammenhang ist die Kompetenz der Mitarbeiter im Bereich Kommunikation.

9.2.4 Kommunikation

Um eine gute Pflegebeziehung überhaupt eingehen zu können, ist eine Basiskompetenz die Kommunikationsfähigkeit der Pflegenden. Im Zusammenhang mit Menschen mit Demenz oder kognitiven Problemen müssen verschiedene Grundregeln der verbalen und nonverbalen Kommunikation berücksichtigt, geschult und immer wieder praktiziert werden.

Kommunikationsregeln:
- Nonverbale Kommunikation:
  - Mimik
  - Gestik
  - Körperhaltung, Berührung
  - Symbole ▫ Abb. 9.1
  - Schriftliche Kommunikation
  - Druckschrift bzw. Sütterlinschrift
- Verbale Kommunikation:
  - Telefonische Kommunikation ist schwierig
  - Kurze Sätze formulieren
  - Langsam und deutlich sprechen
  - Keine „Verkindlichung"
  - Respektvolle Ansprache, Duzen nur in begründeten Ausnahmefällen
  - „Ja" oder „Nein"-Fragen verwenden
  - Einsatz von Signalwörtern und Schlüsselreizen
  - Angepasste Lautstärke, nicht schreien
  - Sätze nicht unnötig kompliziert formulieren

- Worte durch Mimik und Gestik untermauern
- Im Gespräch keine Hinweise darauf geben, dass der Betroffene nicht ernst genommen wird
- Keine Kommunikation mit anderen Personen über den Kopf des Betroffenen hinweg

9.2.5 Schmerz und Angst

Ängste, unerfüllte Bedürfnisse und Wünsche, Einsamkeit, und Anzeichen von Schmerzen werden sehr häufig nicht als Auslöser für Unruhe oder Aggression wahrgenommen.

Das Verhalten des Betroffenen wird dann als herausfordernd und störend empfunden, ohne dass die Ursache dafür hinterfragt wird. Aus diesem Grund ist es wichtig, bei allen Betroffenen systematisch auf Hinweise für akute ► Kap. 4 oder chronische Schmerzen im Kap. 9 zu achten und bei Bedarf entsprechende Maßnahmen einzuleiten.

9.2.6 Unternehmensleitbild

Die Bedeutung der Unternehmenskultur für die Umsetzung einer bedürfnisorientierten Pflege und Betreuung wurde bereits erwähnt. Um eine gute Pflegequalität erreichen zu können, ist es deshalb wichtig, gute Arbeitsbedingungen für die Mitarbeiter zu schaffen und dadurch die Motivation zu fördern.

> Wertschätzung, Respekt, Akzeptanz, Bedürfnisorientierung, Förderung und Anerkennung sollten folglich nicht nur den betreuten Patienten oder Bewohnern entgegengebracht werden, sie sind auch den Mitarbeitern gegenüber, entscheidende Werte.

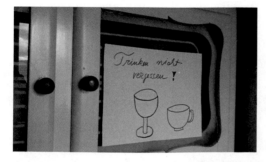

▫ **Abb. 9.1** Schriftliche Kommunikation und Symbole

9.3 Standardkriterium 2

S2a Die Pflegefachkraft verfügt über Kompetenzen zur Planung und Koordination von beziehungsfördernden und -gestaltenden Maßnahmen der Pflege von Menschen mit Demenz. **S2b** Die Einrichtung stellt sicher, dass die Pflege von Menschen mit Demenz auf Basis eines person-zentrierten Konzepts gestaltet wird und verfügt über eine interdisziplinäre Verfahrensregelung, in der die Zuständigkeiten für beziehungsfördernde und -gestaltende Angebote definiert sind. **P2** Die Pflegefachkraft plant auf Basis einer Verstehenshypothese unter Einbeziehung des Menschen mit Demenz und seiner Angehörigen sowie den beteiligten Berufsgruppen individuell angepasste beziehungsfördernde und -gestaltende Maßnahmen. **E2** Eine person-zentrierte, die identifizierten Unterstützungsbedarfe und mögliche fluktuierende Zustände berücksichtigende Maßnahmenplanung liegt vor und ist allen an der Pflege des Menschen mit Demenz beteiligten Personen bekannt.

9.3.1 Planungskompetenz

Auch in diesem Standardkriterium wird zunächst auf das erforderliche Fachwissen der Pflegefachkraft eingegangen. Dieses ist notwendig, um pflegerische Interventionen auf Grundlage der Beziehungsgestaltung zu planen und zu koordinieren.

Wissen und Handlungskompetenz:
- Bedeutung von nonverbaler Interaktion und Kommunikation
- Reflektierte soziale Kompetenz
- Wissen über Demenzformen und Verlauf in Verbindung mit Persönlichkeitsmerkmalen des Menschen mit Demenz und im Kontext seiner Lebensgeschichte, dem sozialen Umfeld und seinen kognitiven, funktionalen, sozialen und emotionalen Fähigkeiten und Ressourcen

- Mitwirkung bei Diagnostik und Therapie
- Beobachtung von Wirkung und Nebenwirkung von Medikamenten

> ❯ Die individuelle Vorstellung von Lebensqualität des Menschen mit Demenz ist in diesem Zusammenhang immer ausschlaggebend für die Bewertung durch die Pflegefachkraft.

Folglich werden auch in diesem Standardkriterium noch einmal auf die Aufgaben der Pflegeeinrichtung hingewiesen, die strukturellen und kulturellen Rahmenbedingungen hierfür zu schaffen.

Dazu gehört nach Ansicht der Expertenarbeitsgruppe die Teamarbeit und die interne und externe Kooperation, sowie klare Informations- und Kommunikationsstrukturen.

Voraussetzungen für ein Person-zentriertes Konzept:
a. Es erfolgt eine Fokussierung auf personbezogene Aspekte (durch verschiedene Modelle und Theorien)
b. Die Orientierung an der Zielgruppe Betroffener und Bezugsperson und eine interdisziplinäre Teamarbeit sind vorhanden
c. Es existieren Angebote zur Beziehungsförderung, z. B. zum Aufbau einer vertrauensvollen Beziehung
d. Es existiert eine Verfahrensregel zur Kooperation der Berufsgruppen, mit Aussagen zu Verantwortlichkeit, Qualifizierung, Informations- und Kommunikationsstrukturen
e. Die Ergebnisse werden in Pflegevisiten und/oder Mitarbeitergesprächen erfasst

> Außerdem kann eine angemessene Maßnahmenplanung nur dann entstehen, wenn auch das Feedback des Betroffenen und seiner Bezugspersonen eingeholt und berücksichtigt wird.

Die Beteiligung von Menschen mit Demenz, am ehesten in Form einer assistierten Selbstständigkeit und Selbstbestimmung, auch wenn eine Person nicht mehr vollumfänglich entscheidungsfähig ist, wird sehr ausführlich in der Stellungnahme „Demenz und Selbstbestimmung des Deutschen Ethikrats beschrieben, weshalb die Expertenarbeitsgruppe auch explizit auf diese Veröffentlichung hinweist.

Prinzipiell kann festgestellt werden, dass die Formulierung von Pflegeplanungen sich über die Jahre hinweg unter Berücksichtigung folgender Bereiche etabliert hat:

Die Pflegefachkraft kann:
- Informationen sammeln
- Ziele formulieren
- Probleme identifizieren
- Maßnahmen planen
- Evaluieren

Inhaltlich und qualitativ sind diese Fähigkeiten unterschiedlich ausgeprägt und auch in der Strukturierten Informationssammlung SIS® wird deutlich, dass es häufig schwer fällt, die Eigenwahrnehmung des Patienten/Bewohners, soweit möglich in wörtlicher Rede wiederzugeben und sofern die persönlichen Einschätzungen des Patienten/Bewohners nicht mit der pflegefachlichen Einschätzung übereinstimmen, ggf. weitere Maßnahmen im Rahmen eines Verständigungsprozesses auszuhandeln.

Die Pflegefachkraft sollte im Rahmen der Pflegeplanung/SIS®:
- Emotionen erkennen und einsetzen
- Beziehungen eingehen
- Ziele des Betroffenen formulieren
- Autonomie fördern
- Verhalten analysieren
- Lösungen suchen und ausprobieren
- Reflektieren

9.3.2 Verstehenshypothese

Grundlage hierfür ist die Formulierung einer Verstehenshypothese. Da dieser Begriff im Rahmen der Implementierung häufig für Verständnisschwierigkeiten sorgt, wird kurz erläutert, was damit gemeint ist.

> In der Verstehenshypothese wird das Verhalten des Menschen mit Demenz beobachtet und im (multiprofessionellen) Team besprochen und analysiert. Dabei sollen die möglichen Ursachen des Verhaltens erkannt werden. Verhalten, dessen Ursachen bekannt sind, kann besser nachvollzogen und akzeptiert werden. Auf Grundlage der Verstehenshypothese können beziehungsfördernde Maßnahmen (gemeinsam mit dem Betroffenen oder seinen Bezugspersonen) geplant werden. Dabei ist jedoch sehr wichtig zu bedenken, dass es sich lediglich um eine Hypothese, also eine Vermutung handelt. Wenn sich zeigt, dass die Annahme falsch war oder die abgeleitete Maßnahme nicht effektiv ist, sollte eine Evaluation mit dem Ziel einer neuen Verstehenshypothese durchgeführt werden.

Im Idealfall wird die Verstehenshypothese im Team zum Beispiel in Form einer Fallbesprechung erstellt und dokumentiert. Dazu können folgende Fragen gestellt werden:

Fragen zur Erarbeitung einer Verstehenshypothese:
- Wie erlebt die Person sich selbst, andere Menschen, ihre Welt?
- Aus welchem Denken, Fühlen, Erleben heraus ergeben Verhaltensweisen einen subjektiven Sinn?
- Was ist die Funktion von Verhaltensweisen, was wird mit dem Verhalten kompensiert?

Diese Informationen sollen mit den Symptomen einer Demenz bzw. einer psychischen Erkrankung und Persönlichkeitsmerkmalen in Verbindung gebracht werden. Durch die Verstehenshypothese wird das Verhalten nachvollziehbar. Es ist für den Betroffenen sinnvoll und problemlösend.

❶ Vorsicht: es dürfen keine allgemeinen Zuschreibungen formuliert und keine Absicht unterstellt werden.

Hypothesen sollten also in Fallbesprechungen, Teamsitzungen oder auch in Übergaben analysiert und bei Bedarf neu bewertet werden. Dadurch wird das Verhalten für das Team und die Umgebung als weniger belastend empfunden.

EyeCatcher

Zunächst sollten Ziele definiert werden, die für den Patienten bedeutsam sind. Dazu ist ein Perspektivwechsel erforderlich.
Bedeutsam sind für den dementen Menschen ggf. Bedürfnisse nach Nähe/Distanz, Sicherheit, Einbeziehung, Hoffnung, und Trost, da seine Gefühlswelt erhalten bleibt.
Umgang mit herausforderndem Verhalten ist ein bewusster Lernprozess, der Offenheit im Team erfordert und persönliche Grenzen respektiert.
Beziehungsfördernde Maßnahmen werden in alltägliche Aufgaben integriert.

Die Maßnahmen berücksichtigen nach Möglichkeit fluktuierende Bedürfnisse, d. h. Schwankungen der Fähigkeiten im Verlauf der Erkrankung und im Tagesverlauf, sofern dies im jeweiligen Pflegesetting möglich ist.

Krankenhaus
Im Krankenhaus stehen Orientierungshilfen, Angstminderung und Vertrauensaufbau im Vordergrund. Dabei ist im Rahmen der hygienischen und brandschutzrechtlichen Vorgaben auch die Umgebungsgestaltung zu bedenken, vor allem in der Aufnahmesituation. Die Identifikation der Betroffenen ist stark abhängig von der Ausrichtung der Station und die Bildung einer Verstehenshypothese von der Verweildauer.

Altenpflege
In der stationären Langzeitpflege kann ein Schwerpunkt der Beziehungsgestaltung in Form von Gruppen- und Einzelangeboten stattfinden. Dabei sind jedoch individuelle Bedürfnisse, Teilhabe und Inklusion und die soziale Identität ausschlaggebend. Auch die Einbeziehung von Angehörigen stellt einen wichtigen Bereich der Unterstützung dar ► Abschn. 9.4.1. Die Milieugestaltung und die Umsetzung person-zentrierter Konzepte ist in vielen Pflegeheimen mittlerweile weit fortgeschritten.

Ambulante Pflege
Der Schwerpunkt des Expertenstandards liegt im ambulanten Bereich einerseits auf der Identifikation von Menschen mit Demenz oder Anzeichen für eine Demenz ► Abschn. 9.2.2.
Abhängig vom Versorgungsumfang ist außerdem die Information und Beratung des Betroffenen und die Anleitung der Angehörigen ein wichtiges Element der Umsetzung ► Abschn. 9.4.1.

9.4 Standardkriterium 3

S3a Die Pflegefachkraft verfügt über Wissen und Kompetenzen zur Information, Anleitung, Schulung und Beratung über beziehungsfördernde und -gestaltende Angebote sowie deren Einbindung in Alltagssituationen. **S3b** Die Einrichtung schafft Rahmenbedingungen für individuelle

Anleitungen und Schulungen von Angehörigen und stellt zielgruppenspezifische Materialien für Information, Anleitung, Schulung und Beratung über beziehungsgestaltende Maßnahmen zur Verfügung. **P3a** Die Pflegefachkraft informiert, leitet an oder berät den Menschen mit Demenz entsprechend seiner Fähigkeiten über beziehungsfördernde und -gestaltende Angebote. **P3b** Die Pflegefachkraft informiert, leitet an, schult und berät die Angehörigen proaktiv und anlassbezogen über beziehungsfördernde und -gestaltende Maßnahmen in Alltags- und Ausnahmesituationen. **E3a** Information, Anleitung oder Beratung des Menschen mit Demenz und seine Reaktionen auf das Angebot sind dokumentiert. **E3b** Die Angehörigen des Menschen mit Demenz kennen die Notwendigkeit und Bedeutung beziehungsfördernder und -gestaltender Maßnahmen.

9.4.1 Information, Anleitung und Beratung

In diesem Standardkriterium wird die Bedeutung der Beratung und der Schulung von Menschen mit Demenz und ihren Angehörigen bzw. Bezugspersonen genauer beschrieben. Besonders wichtig ist die Beratung natürlich auch bei Anzeichen einer Demenz.

> Sobald Anzeichen einer Demenz vom Betroffenen und/oder seinem Umfeld wahrgenommen werden, sollte ein proaktiver Beratungsansatz berücksichtigt werden, da die Diagnose mit Scham und Verleugnung besetzt ist.

Gerade zu Beginn der Erkrankung ist es besonders wichtig Informationen anzubieten, insbesondere dann, wenn konkrete Fragen auftreten. Dies haben sowohl von Seiten des Betroffenen uns besonders von Seiten der Angehörigen oft mit der Diagnosestellung zu tun. Viele Angehörige berichten über Schwierigkeiten, gemeinsam einen Arzt oder eine Gedächtnisambulanz aufzusuchen. Beratung von Betroffenen ist besonders zu Beginn der Erkrankung mit Angst, Frustration, Wut und Verzweiflung verbunden.

In diesem Fall sind mündliche oder schriftliche Informationsangebote, z. B. Flyer, entsprechend dem Bedarf hilfreich.

Im weiteren Verlauf sollten immer wieder Beratungsangebote in Form eines ergebnisoffenen Prozesses stattfinden, mit dem Ziel, den Ratsuchenden und sein Umfeld zur Problemlösung zu befähigen. Dabei ist zu bedenken, dass der Informationsbedarf oft über pflegerische Interventionen hinausgeht.

> Spezielle Fragestellungen betreffen oftmals auch juristische Aspekte, die von den Angehörigen eher wahrgenommen werden als von den Betroffenen selbst, etwa wenn es um Themen wie Vollmacht, Betreuung und andere Aspekte der Vorsorge geht, aber auch um finanzielle Fragen und Versorgungsangebote, Wohnformen und Entlastungsmöglichkeiten. Gerade für Angehörige ist hier ein entsprechender Kurs oder der Kontakt zu Pflegestützpunkten oder Beratungsstellen wichtig.

Die Bereiche Anleitung und Schulung beinhalten meistens die Vermittlung von Wissen in alltäglichen Situationen, die Planung und Durchführung von pflegerischen Interventionen und beziehungsgestaltenden Maßnahmen und das Erkennen von Risiken mit entsprechenden Maßnahmen oder Hilfsmitteln. Bei der Anleitung liegt der Schwerpunkt auf dem gemeinsamen Handeln und der Reflexion durch den Betroffenen und seine Bezugsperson. Angehörige sind dabei wichtige Partner bei der Einschätzung und Verbesserung der Beziehungsqualität.

9

Krankenhaus

Beratung ist besonders wichtig, wenn durch den Umgebungswechsel bei einer stationären Aufnahme erstmals kognitive Beeinträchtigungen auftreten. Berücksichtigung finden sollte auch das gesamte Betreuungssetting nach dem Krankenhausaufenthalt und die zu erwartende Belastung der Angehörigen in Kooperation mit dem Entlassungsmanagement ▶ Kap. 3.

Eine wichtige Voraussetzung für eine gelingende Beratung und Anleitung ist die Fort- und Weiterbildung von Mitarbeitern in Kommunikations- und Interaktionsfähigkeit.

Gespräche sollten nach Möglichkeit in einer angenehmen Atmosphäre stattfinden, auch dann, wenn die räumlichen Gegebenheiten hierfür nicht immer optimal sind, etwa, wenn der Patient oder Bewohner in einem Doppelzimmer untergebracht ist.

Wichtige Inhalte von Information und Beratung aus Sicht von Angehörigen betreffen häufig die Themen Kommunikation, Gedächtnis, Erinnerungspflege und Umgang mit Belastungen.

Tipp

Die Expertenarbeitsgruppe empfiehlt dazu auch zwei Internetangebote, die für Betroffene und Bezugspersonen besonders hilfreich sind: ▶ www.deutsche-alzheimer.de das Angebot der Deutschen Alzheimer Gesellschaft e. V. Und ▶ www.wegweiser-demenz.de das Angebot des Bundesministeriums für Familie, Senioren, Frauen und Jugend BMFSFJ.

9.5 Standardkriterium 4

S4a Die Pflegefachkraft kennt beziehungsfördernde und -gestaltende Angebote und ist in der Lage, die Pflege von Menschen mit Demenz darauf auszurichten. **S4b** Die Einrichtung schafft Rahmenbedingungen für person-zentrierte, beziehungsfördernde und -gestaltende Angebote und sorgt für einen qualifikationsgemäßen Kenntnisstand aller an der Pflege Beteiligten. **P4** Die Pflegefachkraft gewährleistet und koordiniert das Angebot sowie die Durchführung von beziehungsfördernden und -gestaltenden Maßnahmen. Gegebenenfalls unterstützt sie andere an der Pflege des Menschen mit Demenz Beteiligte. **E4** Die Pflege des Menschen mit Demenz wird beziehungsfördernd und -gestaltend durchgeführt.

9.5.1 Maßnahmenplanung

Übergeordnetes Ziel der Maßnahmenplanung und Durchführung ist immer ein Höchstmaß an Selbst- und Mitbestimmung bzw. Mitwirkung des Menschen mit Demenz. Dabei sollten folgende Punkte berücksichtigt werden:

Grundlagen der Planung:
- Situationsbedingt reagieren
- Soziale Teilhabe ermöglichen
- Einen lebendigen, gemeinsamen Alltag gestalten
- Wissen über Bedürfnisse erlangen, Fähigkeiten und Eigenaktivitäten in den Alltag einbinden
- Mit Wahrnehmungseinschränkungen situationsadäquat umgehen
- Ein wahrnehmungsförderndes Umfeld gestalten: anregend aber nicht überfordernd, im Krankenhaus ist dies besonders in der Aufnahmesituation wichtig

Diese Bedingungen können nur erreicht werden, wenn alle Mitarbeiter durch Fortbildungen entsprechend geschult werden und sich weiterentwickeln können und ggf. auch wollen.

Die Angebote der Interventionen beinhaltet verschiedene Bereiche der Pflege. Bei der Maßnahmenplanung sollten folgende Angebote und Interventionen in Erwägung gezogen und ausprobiert werden:

Pflegerische Interventionen:

Lebensweltorientierung: Biographie-geleitete Gestaltung des Alltags und der Umgebung, z. B. Helligkeit, Geräusche, Gerüche, Gestaltung einer anregenden Umgebung, bei eingeschränkter Handlungsfähigkeit Angebote in Griffweite des Betroffenen unter Berücksichtigung von Einschränkungen des räumlichen Sehens bzw. von barrierefreien Laufwegen.

Beziehungsfördernde Gestaltung des Alltags, das bedeutet Interaktionen verlangsamen, positiv wahrgenommene Bezugsperson bieten Interventionen an, Abläufe werden möglichst „familiär" gestaltet, z. B. gemeinsame Mahlzeiten, Planung der Tagesstruktur.

Wahrnehmungsförderung: Einsatz von Hilfsmitteln, Kommunikation in Augenhöhe, Aktiv zuhören, Unterstützung der Kommunikation durch den gezielten Einsatz von Mimik, Gestik, Körpersprache und ggf. Körperkontakt, Berücksichtigung von Lautstärke, Wortwahl, Satzlänge etc.

Spezielle Wahrnehmungsförderung, z. B. durch basale Stimulation oder multisensorische Alltagsangebote.

Vermeiden von Überstimulation, etwa durch Fernseher, Radio, medizinische Geräte.

Wertschätzung und Zuwendung Nach Möglichkeit Zuordnen einer vertrauten Bezugsperson, Integration von Angehörigen, Berücksichtigung von Kontinuität, Möglichkeiten der Teilhabe am sozialen Leben.

Situationsbezogen auf subjektive Realität reagieren etwa bei Äußerungen wie „Ich muss jetzt nach Hause gehen"

Familienorientierte Pflege oder „Ersatzfamilie", beispielsweise im Rahmen der Mahlzeiten.

Spezifische Maßnahmen Singen, auch bei der Körperpflege, Musik, Tanz, Theater Tiergestützte Interventionen, Puppen und Stofftiere ◘ Abb. 9.2. Dabei ist streng darauf zu achten, dass eine Stigmatisierung vermieden wird.

Schließlich werden im folgenden Abschnitt auch die Inhalte der S3-Leitlinie Demenz zusammengefasst. Diese gehen zwar über die Inhalte des Expertenstandards hinaus, sind aber für die Umsetzung einer Kooperation im multiprofessionellen Team notwendig und hilfreich.

9.5.2 S3-Leitlinie „Demenzen"

Die Deutsche Gesellschaft für Psychiatrie, Psychotherapie und Nervenheilkunde (DGPPN), die Deutsche Gesellschaft für Neurologie (DGN) und weitere Fachgesellschaften haben in Zusammenarbeit mit der Deutschen Alzheimer Gesellschaft e. V. – Selbsthilfe Demenz im Januar 2016 eine Aktualisierung der Leitlinie zur Behandlung der Demenzen herausgegeben. Neben der

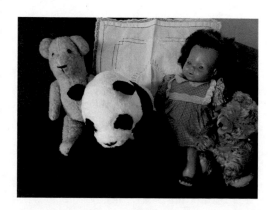

◘ **Abb. 9.2** Puppen und Stofftiere

Beschreibung der medikamentösen Therapie beinhaltet die Leitlinie zahlreiche Verfahren zur nicht-medikamentösen Behandlung von Menschen mit Demenz.

9.5.2.1 Psychosoziale Interventionen

Dabei handelt es sich um einen sehr wichtigen Bestandteil der Betreuung von dementen Menschen unter Einbezug ihrer Angehörigen, da diese in der alltäglichen von Situation eine wichtige Rolle spielen. Zum Einsatz kommen beispielsweise psychotherapeutische Verfahren, die zum einen angewendet werden um eine Depression beim Erkrankten zu behandeln, zum anderen werden verhaltenstherapeutische Verfahren eingesetzt, um die Belastung der pflegenden Angehörigen zu reduzieren.

9.5.2.2 Kognitive Verfahren

Dabei handelt es sich um verschiedene Methoden des kognitiven Trainings bzw. Interventionen, zur Aktivierung kognitiver Funktionen, etwa Gedächtnis, Aufmerksamkeiten oder Sprache. Unter Berücksichtigung des aktuellen Forschungsstandes werden unterschiedliche Methoden eingesetzt.

Methoden:
- Kognitives Training, Übungen zur Verbesserung der kognitiven Funktionen
- Kognitive Stimulation, Anregung kognitiver Fähigkeiten durch Aktivierung und Gespräche
- Kognitive Rehabilitation, Kombination aus den ersten beiden Methoden
- Realitätsorientierungstraining, Verbesserung der Orientierung durch Orientierungshilfen
- Reminiszenz bzw. autobiographische Arbeit, Aktivierung durch emotional positiv besetzte autobiographische Inhalte

Dabei kommen die Trainings- und Rehabilitationsverfahren vor allem zu Beginn der Erkrankung zum Einsatz, die biografieorientierten Methoden können im gesamten Verlauf der Erkrankung eingesetzt werden.

Auch wenn die Effekte des Trainings gering sind, tragen sie zu einer Verbesserung der Alltagsfunktionen bei, bei den anderen Verfahren ist vor allen ein Einfluss auf das Wohlbefinden der Betroffenen erkennbar.

9.5.2.3 Ergotherapie

Eine Ergotherapie dient zur Verbesserung oder zum Erhalt von alltäglichen Aktivitäten mit dem Ziel einer größtmöglichen Autonomie und Selbstständigkeit und dadurch mit der Erhaltung der gesellschaftlichen Teilhabe und der Lebensqualität.

Die Wirksamkeit der Ergotherapie konnte vor allem im häuslichen Umfeld der Betroffenen beobachtet werden und vor allem dann, wenn Angehörige oder Bezugspersonen in die Behandlung mit einbezogen werden.

9.5.2.4 Körperliche Aktivität

Die körperliche Aktivierung beeinflusst nicht nur die Beweglichkeit und den Gleichgewichtssinn, sie hat auch Auswirkungen auf kognitive Fähigkeiten, auf Alltagsfunktionen, auf das Schlafverhalten, auf das Verhalten im Allgemeinen und auf die Ausprägung einer depressiven Stimmungslage.

Dabei spielt es keine Rolle, welche Art der körperlichen Aktivierung zum Einsatz kommt, vielmehr sollte sich das Angebot an den individuellen Vorlieben des Betroffenen orientieren.

> Sportliche Aktivitäten, die der Betroffene früher regelmäßig ausgeübt hat, können jederzeit abgerufen werden. Wer immer gern getanzt hat, kann durch Tanzen aktiviert werden, der passionierte Radfahrer fühlt sich auch im Verlauf der Demenz auf dem Fahrrad wohl und Betroffene, die früher regelmäßig schwimmen gegangen sind, werden dies auch mit einer fortgeschrittenen Demenz noch mit Vergnügen machen.

9.5.2.5 Künstlerische Therapien

Bei diesen Therapieformen werden Ressourcen aktiviert, die unabhängig von der Sprachfähigkeit des Betroffenen vorhanden sind. Menschen mit Demenz profitieren von der Möglichkeit auf nonverbaler Ebene aktiviert zu werden, und dadurch die Wahrnehmung und andere Ressourcen zu stärken.

Die häufigsten Formen der künstlerischen Therapien können sowohl im stationären als auch im ambulanten Bereich eingesetzt werden.

9.5.2.5.1 Musiktherapie

Der Vorteil der Musiktherapie ist die Möglichkeit, biographische Elemente in der Therapie zu berücksichtigen. Dabei kann entweder Musik aus der Vergangenheit des Betroffenen vorgespielt werden und dadurch das Wohlbefinden gesteigert und Aggressionen reduziert werden oder der demente Mensch bekommt die Möglichkeit, selbst Musik zu machen, indem ihm verschiedene Instrumente angeboten werden.

Auch das Singen ist ein Bestandteil der Musiktherapie, da es nachgewiesenermaßen das Wohlbefinden steigert. Ohne Aufwand kann alleine oder in einer Gruppe gesungen werden.

> Es gibt Hinweise, dass aktive Musiktherapie günstige Effekte auf psychische und Verhaltenssymptome bei Menschen mit Demenz hat, insbesondere auf Angst.

9.5.2.5.2 Kunsttherapie

Auch wenn die Studienlage nicht eindeutig ist, kann man davon ausgehen, dass ein Teil der Betroffenen von der Kunsttherapie profitiert. Die Möglichkeit, durch Kreativität und verschiedene Materialien die eigenen Gefühle zum Ausdruck zu bringen, ohne kommunizieren zum müssen, ist für manche Betroffene hilfreich.

Ein weiterer Vorteil der Kunsttherapie ist, dass das dabei entstehende Produkt für ein positives Feedback sorgen kann und man außerdem die Möglichkeit hat, darüber ins Gespräch zu kommen.

9.5.2.5.3 Tanztherapie

Durch Initiativen, wie „Wir tanzen wieder" und die spezifische Weiterbildung von Tanzlehrern hat sich die Tanztherapie in einigen Regionen bereits etabliert. Zum einen konnte festgestellt werden, dass auch Menschen, die nicht mehr gut gehen können oder gar im Rollstuhl sitzen, dennoch tanzen können und Freude an der Bewegung empfinden.

Zum anderen werden mittlerweile auch Tanzveranstaltungen für Menschen mit Demenz und deren Angehörige angeboten, von denen beide Gruppen profitieren, da sie dadurch aus dem oft „festgefahrenen" Pflegealltag ausbrechen können und gemeinsam ein positives Erlebnis teilen.

9.5.2.5.4 Theatertherapie

Die Theatertherapie ist noch nicht sehr verbreitet, sodass es bisher auch keine eindeutigen Ergebnisse zum Nutzen dieser Therapieform gibt. Dennoch können damit sicherlich einige Betroffene emotional erreicht werden, insbesondere dann, wenn es in der Biographie schon einen eindeutigen Bezug zum Theater gab. Manche Menschen profitieren auch von dem Gefühl, einer Gruppe anzugehören.

9.5.2.6 Sensorische Verfahren

Darunter werden alle Interventionen zusammengefasst, die die gezielte Aktivierung von Sinnesorganen beinhalten. Auch hier sind kommunikative Fähigkeiten keine Voraussetzung, jedoch sollte der Betroffene keine Einschränkungen des Hörens, des Riechens bzw. Veränderungen des taktilen Empfindens haben.

9.5.2.6.1 Aromatherapie

Die Beeinflussung des Wohlbefindens durch Gerüche ist bei vielen Menschen möglich. Auch hier ist es von Vorteil, biographische Kenntnisse über Vorlieben und Abneigungen des Betroffenen zu erheben. In einer Studie wurde Melissenöl auf den Arm und das Gesicht von Pflegeheimbewohnern mit Demenz täglich über vier Wochen aufgetragen. Es konnte eine signifikante Wirksamkeit auf agitiertes Verhalten und allgemeine Verhaltenssymptome im „Cohen-Mansfield Agitation Inventory", CMAI gezeigt werden.

9.5.2.6.2 Snoezelen

Beim Snoezelen handelt sich um ein multisensorisches Verfahren, bei dem gleichzeitig mehrere Sinne angesprochen werden.

Snoezelen ist ein Kunstwort aus dem Niederländischen, das sich aus den Begriffen »snuffelen« (schnüffeln) und »doezelen« (dösen) zusammensetzt. Es wurde in den 70 er Jahren in den Niederlanden in Einrichtungen für schwer behinderte Menschen entwickelt. Hinter Snoezelen steht ein multifunktionales Konzept: In einem ansprechend gestalteten Raum werden über Licht-, Klang- und Tonelemente, Aromen und Musik Sinnesempfindungen ausgelöst. Diese wirken auf die verschiedensten Wahrnehmungsbereiche nach Bedarf entspannend, aber auch aktivierend.

Viele stationäre Einrichtungen hatten Snoezelen-Räume eingerichtet, was durch die technische Ausstattung mit einem Wasserbett und einem Projektor relativ kostspielig ist. Man stellte dann jedoch fest, dass die Räume nicht von allen Betroffenen in Anspruch genommen werden.

> Demente Menschen haben oftmals Ängste, Snoezelen-Räume zu betreten, alternativ werden heute oft sogenannte Sinnesecken oder mobile Einheiten zum Snoezelen genutzt.

9.5.2.7 Massagen

Massagen und körperliche Berührungen haben einen nachweislich beruhigenden Effekt und dienen in diesem Fall als Kommunikationsmittel. Dabei ist jedoch zu berücksichtigen, dass das individuelle Empfinden von Nähe und Distanz eines jeden Betroffenen variabel ist.

Berührungen sind im Umgang mit dementen Menschen immer ein wichtiges Element. Es ist allerdings zu bedenken, dass die Berührung für beide Interaktionspartner angenehm oder unangenehm sein kann.

> ❶ Berührungen dürfen bei dementen oder psychisch veränderten Menschen niemals unangekündigt bzw. unvorbereitet stattfinden.

Einige Demenzerkrankte reagieren abwehrend oder gar aggressiv, wenn sie unvorbereitet angefasst werden.

Demente Menschen können häufig die Person, die ihnen gegenüber steht, nicht einordnen und fühlen sich bedroht, wenn eine ihnen fremde Person sie unangekündigt berührt. Alltägliche und sozial akzeptierte Körperkontakte, etwa Händeschütteln zur Begrüßung oder jemanden anerkennend auf die Schulter klopfen, werden normalerweise toleriert.

> Rumpfferne Berührungen werden besser toleriert als rumpfnahe Körperkontakte!

9.5.2.8 Lichttherapie

Helles Licht soll bei dementen Menschen einen positiven Einfluss auf Verhalten, Wohlbefinden und den Schlaf-Wachrhythmus haben. Die Studienlage ist diesbezüglich jedoch nicht eindeutig, sodass eine Empfehlung in der S. 3-Leitlinie nicht ausgesprochen wird.

9.5.3 Psychosoziale Interventionen bei spezieller Indikation

Vor allem bei psychischen und Verhaltenssymptomen kommen psychosoziale Interventionen zum Einsatz.
  Mögliche Interventionen:
- Patientenzentriertes Verhaltensmanagement
- Schulungsprogramme für Mitarbeiter in Pflegeeinrichtungen
- Angehörigenedukation
- Kognitive Stimulation

Die Leitlinie führt an dieser Stelle auch die Rahmenempfehlungen des Bundesministeriums für Gesundheit (BMG) im Bereich der stationären Pflege für den Umgang mit psychischen und Verhaltenssymptomen bei Demenzerkrankten auf.
  Übersicht über die Inhalte der Rahmenempfehlung des BMG:
- Verstehende Diagnostik zur Identifizierung von Bedingungsfaktoren
- Einsatz von Assessment-Instrumenten zur systematischen Aufdeckung und Dokumentation von herausforderndem Verhalten
- Validierendes Verhalten
- Erinnerungspflege
- Basale Stimulation, Snoezelen, körperliche Berührung
- Bewegungsförderung
- Handeln in Krisensituationen mit Selbst- und Fremdgefährdung

Diese Maßnahmen werden auch im zweiten Abschnitt dieses Kapitels eingehender betrachtet.

9.5.3.1 Bewegungsdrang

Bei einem erhöhten Bewegungsdrang dem sogenannten „Wandering" kommen verschiedene Interventionen zum Einsatz, die in der Leitlinie jedoch wegen fehlender Evidenz nicht konkretisiert werden.

9.5.3.2 Verbesserung des Schlafrhythmus

Die wichtigste Maßnahme zur Verbesserung eines angemessenen Tag-Nachtrhythmus sind Aktivierungsangebote im Tagesverlauf, wobei in der Leitlinie angeführt wird, dass diese Angebote über die etwa 1 bis 2 h pro Tag stattfinden sollen. Dabei ist jedoch zu bedenken, dass der Zeitrahmen von den individuellen Bedürfnissen des Betroffenen geprägt wird. Bei Fortschreiten der Demenz mit kürzeren Phasen von Konzentration und Ausdauer, sollten die Angebote entsprechend in kürzere Intervalle aufgeteilt werden, beispielsweise im Rahmen der 10-Minutenaktivierung.

9.5.3.3 Entlastung pflegender Angehöriger

Sämtliche Interventionen zur Vermeidung einer Psychopharmakamedikation sind nur dann erfolgreich, wenn auch die Angehörigen in die Maßnahmen einbezogen werden. Hilfreich sind alle Maßnahmen, die dazu beitragen Angehörige aufzuklären, Angehörige zu unterstützen, Angehörige zu entlasten, Angehörige zu beraten oder psychotherapeutisch zu betreuen.

> Besonders effektiv sind aufsuchende oder telefonbasierte Interventionen, da viele Angehörige ihren Betroffenen nicht alleine lassen möchten. Auch Internetangebote werden zunehmend genutzt.

9.5.3.4 Rehabilitation

Menschen mit Demenz werden bei körperlichen Erkrankungen seltener rehabilitiert als nicht-demente Menschen. Dabei könnten auch Betroffene mit einer fortgeschrittenen Demenzerkrankung von Fachrehabilitationsprogrammen nachweislich profitieren.

Auch in der stationären Altenhilfe können ambulante Rehabilitationsmaßnahmen eingesetzt werden.

Im folgenden Abschnitt werden weitere Verfahren beschrieben, die bei dementen oder psychisch veränderten Menschen zum Einsatz kommen können.

9.5.4 Weitere Maßnahmen

In der Rahmenempfehlung des Bundesgesundheitsministeriums wird explizit das Verfahren der Validation aufgeführt. Zum besseren Verständnis soll eine praktische Erläuterung ergänzt werden.

9.5.4.1 Validation

Der Begriff Validation stammt aus dem Englischen und wurde von der amerikanischen Sozialarbeiterin Naomi Feil begründet. In der Übersetzung versteht man darunter „Wertschätzung" bzw. „Etwas für gültig erklären".

Validation ist eine Methode, um mit desorientierten Menschen zu kommunizieren. Validation basiert auf einem empathischen, also einfühlenden Ansatz und einer ganzheitlichen Erfassung des Individuums. Indem man „in die Schuhe" eines anderen Menschen schlüpft" und „mit seinen Augen sieht", kann man in seine Welt vordringen und die Gründe für ein manchmal seltsames Verhalten enträtseln.

Naomi Feil wuchs in einem Pflegeheim in Cleveland, Ohio auf, da ihre Eltern dort beide arbeiteten, nachdem sie als Juden 1936 aus Deutschland geflohen waren. Sie wurde genau wie ihre Mutter Sozialarbeiterin und entwickelte zwischen 1963 und 1980 die Methode der Validation.

Grundlage der Methode ist der Gedanke, dass Verhaltensauffälligkeiten dadurch entstehen, dass der Demenzerkrankte unerledigte Dinge seines Lebens noch aufarbeiten muss. Der Validationsanwender (VA) hilft ihm durch spezielle Gesprächstechniken dabei, Stress abzubauen, und ermöglicht es dadurch, Würde und Glück wiederzuerlangen.

▶ **Validationsbeispiel**

Frau Weber: »Ich muss dringend nach Hause.«

VA (Validationsanwender): »Sie müssen nach Hause?«

Frau Weber: »Selbstverständlich, mein Mann und meine Kinder warten doch auf mich. Ich habe jetzt wirklich keine Zeit mehr.«

VA: »Ihr Mann und Ihre Kinder warten also.«

Frau Weber: »Genau, deshalb muss ich mich jetzt sehr beeilen, ich muss etwas zu essen machen.«

VA: »Sie sind wohl eine sehr gute Köchin?«

Frau Weber: »Doch, das kann man wohl sagen. Bei mir hat es immer allen gut geschmeckt, und das war wahrhaftig nicht immer leicht, vor allem in den schlechten Zeiten, etwas Gutes auf den Tisch zu bringen. Das können Sie mir glauben.«

VA: »Das glaube ich Ihnen, Sie haben sicher schwierige Zeiten hinter sich gebracht.«

Frau Weber: »Das habe ich wohl, mein Mann ist ja im Krieg gefallen, mein Bruder Josef auch und ich musste die Kinder ganz alleine großziehen.«

VA: »Das war eine schwierige Aufgabe und Sie haben sie gut bewältigt.«

Frau Weber: »Das war keine leichte Aufgabe, aber es ist aus allen etwas geworden und ich bin froh, dass meinen Buben erspart geblieben ist, dass sie auch in den Krieg ziehen mussten. Sie waren ja noch so klein, der Große war gerade 14 geworden und der Kleine war ja auch erst zwölf Jahre alt.«

VA: »Da hatten Sie sicher große Sorgen.«

Frau Weber: »Oh ja, ich hatte große Angst um meine Kinder. Auch dass sie im Krieg krank werden könnten.«

VA: »Das kann ich mir gut vorstellen.«

Frau Weber: »Aber ich habe immer gut aufgepasst und habe mir das Essen vom Mund abgespart. Und nebenher habe ich immer noch genäht, damit ich den Kindern ein bisschen Wurst oder ein paar Eier kaufen konnte.«

VA: »Ihr Mann wäre sicher sehr stolz auf Sie, dass Sie so fleißig und mutig waren.«

Frau Weber: »Das kann gut sein.«

VA: »Da hat er auch allen Grund dazu.« ◄

Auf dem Prinzip der Wertschätzung basiert auch die Integrative Validation IVA nach Nicole Richard, bei der vorhandene Ressourcen gezielt genutzt werden sollen. Der emotionale Gehalt von Aussagen und Verhalten eines dementen Menschen werden bei dieser Methode aufgegriffen und validiert, um einen Zugang zu seiner Erlebniswelt zu gewinnen. Voraussetzung hierfür ist das Vorhandensein der Sprachfähigkeit.

Orientierungshilfen

Zusätzlich zur räumlichen Orientierung benötigen die Betroffenen Unterstützung bei der zeitlichen Orientierung. Gerade im Tagesverlauf passiert es immer wieder, dass die Betroffenen die Tageszeit falsch einschätzen, besonders wenn sie kurz geschlafen haben.

> Deshalb ist es wichtig, in den Räumen, in denen der Betroffene sich häufig aufhält, für Hinweise zu sorgen, die die Orientierung in der Zeit erleichtern.

Mögliche Orientierungshilfen:
- Jahreszeitliche Gestaltung
- Gut sichtbarer Kalender, große Uhr

- Große Tafeln mit Datum und anderen Hinweisen (Speiseplan, Angebote)
- Plakate mit Tag, Monat und Jahr und entsprechenden jahreszeitlichen Elementen
- Türschilder zur räumlichen Orientierung

> Ein Kalender mit Jahresangabe kann für demente Menschen auch beängstigend sein, vor allem dann, wenn sie sich in einer ganz anderen Zeit ihres Lebens befinden und dann immer wieder daran erinnert werden, dass sie mittlerweile alt geworden sind. Ähnlich verhält es sich mit Spiegeln, die einerseits zur persönlichen Orientierung beitragen können, andererseits Ängste auslösen, wenn der Betroffene sein eigenes Spiegelbild nicht erkennt und sich eventuell beobachtet fühlt. Derartige Orientierungshilfen müssen aus diesem Grund individuell ausgewählt werden.

Dadurch entsteht nicht nur ein Bezug zur Jahreszeit, sondern auch zu Ereignissen des Jahres, wie beispielsweise Ostern oder Weihnachten.

Bei der jahreszeitlichen Gestaltung muss darauf geachtet werden, dass keine kindlichen Motive verwendet werden, etwa Window Color o. Ä. Geeignet sind Dinge aus der Natur, die die Jahreszeit in typischer Weise widerspiegeln, z. B. Schneeglöckchen, Narzissen und Tulpen, Muscheln, Laub und Kastanien, Weihnachtsbaum.

9.6 Standardkriterium 5

S5 Die Pflegefachkraft verfügt über das Wissen und die Kompetenz zur Evaluation beziehungsfördernder und -gestaltender Pflege. **S5b** Die Einrichtung stellt sicher, dass die Pflegefachkraft sowie andere an der Pflege Beteiligte ihre Beziehungsgestaltung zu den Menschen mit Demenz reflektieren können. **P5** Die Pflegefachkraft überprüft laufend die Wirksamkeit der beziehungsfördernden und -gestaltenden Maßnahmen. Sie nimmt in Absprache mit dem Menschen mit Demenz, seinen Angehörigen sowie allen an der Pflege Beteiligten gegebenenfalls Änderungen am Maßnahmenplan vor. **E5a** Der Mensch mit Demenz zeigt Anzeichen für den Erhalt und die Förderung seines Gefühls, gehört, verstanden und angenommen zu werden sowie mit anderen Personen verbunden zu sein. **E5b** Verlaufsbeobachtungen dieser Anzeichen sind nachvollziehbar dokumentiert und Änderungen im Maßnahmenplan sind bei Bedarf vorgenommen.

9.6.1 Evaluation

Im Expertenstandard wird ausdrücklich festgelegt, dass die Festlegung eines genauen Zeitrahmens für die Evaluation nicht sinnvoll ist. Vielmehr ist die Zeitspanne vor allem abhängig vom Wohlbefinden und Unterstützungsbedarf des Betroffenen.

Prinzipiell sollte das Unterstützungsangebot jedoch täglich hinterfragt werden. Üblicherweise findet diese Form von Evaluation bei jeder Übergabe statt und das Ergebnis wird im Pflegebericht dokumentiert. Eine Beobachtung und Besprechung von Verhalten und Veränderungen kann sich dann möglichst täglich an folgenden Aspekten orientieren:
Evaluation:

Stimmung und Affekt Hinweise: Schreien, Aggression, Rückzug oder Lächeln, Mitlachen, Teilnehmen

Beziehung und Interaktion Hinweise: Angst, Agitiertheit oder Entspannung, Wohlbefinden

Betätigung und Eingebunden sein Hinweise: Rückzug oder Kontakt zu anderen, sich beschäftigen, sinnvolle Tätigkeiten ausüben

Gefühl von Sicherheit und Geborgenheit Hinweise: Rufen, Schimpfen, Wortwiederholungen, unruhige Bewegungen, Klopfen oder Entspannung

9.7 Dokumentation

Prinzipiell muss zunächst festgelegt werden, ob spezielle Formulare für die Implementierung des Expertenstandards überhaupt erforderlich sind, oder ob die bisher genutzten Formulare die notwendigen Inhalte bereits abbilden.

Folgende Formulare können für die Dokumentation der Standardinhalte genutzt werden.
Formulare:
- Risikoassessment nach Bedarf des Pflegesettings, Pflegeanamnese bzw. SIS®
- Pflegeplanung bzw. Tagesstruktur
- Pflegeberichte
- Informations- und Schulungsmaterial
- Beratungsformular
- Fallbesprechung, ggf. mit Verstehenshypothese

9.8 Organisation

Hinweise auf organisatorische Besonderheiten, die für die Umsetzung des Expertenstandards notwendig sind, beinhaltet das Standardkriterium 2 ► Abschn. 9.2.3.

Auswirkungen hat der Expertenstandard in folgenden Bereichen

1. Identifikation von Menschen mit Demenz oder Anzeichen einer Demenz: Beinhaltet die Pflegeanamese oder die Strukturierte Informationssammlung SIS® bereits wichtige Informationen, etwa zu Veränderungen von Gedächtnis, Orientierung, Denken, Auffassung, Sprache, Urteilsvermögen etc. oder soll ein spezielles Risikoformular ergänzt werden?
2. Werden in der Pflegeplanung beziehungsgestaltende Interventionen erfasst?
3. Ist in den Berichten erkennbar, ob Interventionen evaluiert wurden?
4. Finden Fallbesprechungen statt, in denen die Verstehenshypothese erkennbar ist?
5. Wird die Beratung des Betroffenen und seiner Angehörigen dokumentiert?

9.9 Auswirkungen des Expertenstandards

Die modellhafte Implementierung des Expertenstandards hat ergeben, dass der Expertenstandard sehr gut geeignet ist, die Beziehungsgestaltung in der Pflege von Menschen zu verbessern. Die beteiligten Einrichtungen konnten eine Veränderung der Haltung und der Pflegekultur in den Modellstationen beobachten.

Der Expertenstandard kann jedoch als „Daueraufgabe" einer person-zentrierten Pflegeorganisation betrachtet werden, da die Praxistauglichkeit und Akzeptanz des Expertenstandards insbesondere durch die Rahmenbedingungen in den Einrichtungen beeinflusst wird.

Die Förderung einer person-zentrierten Haltung gelingt:

- Durch ein lebendiges Konzept zur person-zentrierten Pflege
- Gezielte Personalentwicklung
- Teamentwicklungsprozesse

Wissensvermittlung alleine reicht nicht aus, es braucht praktische Erfahrung und Praxisbegleitung. Diese Feststellung trifft allerdings prinzipiell auf die Implementierung alles Expertenstandard und generell auf alle Veränderungsprozesse zu.

❯ Die modellhafte Implementierung des Expertenstandards Beziehungsgestaltung in der Pflege von Menschen mit Demenz hat in einigen Einrichtungen auch ergeben, dass ein großer Teil der Inhalte auf Betroffene mit anderen psychischen Veränderungen oder möglicherweise auf die Pflege von allen Patienten und Bewohnern übertragbar ist. Haltung, Person-zentrierung, Beziehungsgestaltung und Verstehen(shypothesen) sind unabhängig vom Vorhandensein einer Demenz immer eine Kernkompetenz der Pflege.

9.9.1 Vorgehen bei der Implementierung

Für die Implementierung des Expertenstandards kann das folgende Vorgehen hilfreich sein. Es sollte allerdings an die jeweilige Einrichtung angepasst werden.

Mögliches Vorgehen:
- Fortbildungen zu den Inhalten des Standards für alle Mitarbeiter, das bedeutet es sollten sämtliche Berufsgruppen der Einrichtung einbezogen werden
- Eine Projektarbeitsgruppe bearbeitet die einzelnen Standardkriterien und die Umsetzungsmöglichkeiten im Alltag, wichtig ist die Auswahl der Teilnehmer der Arbeitsgruppe
- Parallel muss die Dokumentation, Papier oder EDV, angepasst werden, ggf.

ist die Erstellung einer Standardpflege-planung hilfreich
- Das Auditformular des DNQP ist für den Abschluss der Implementierung sehr hilfreich, es kann zukünftig für alle Expertenstandards über die Homepage als eAudit angefordert werden
- Die Ergebnisse des Audits zeigen deutlich, in welchen Bereichen ein Handlungsbedarf besteht

Literatur

Deutsches Netzwerk für Qualitätsentwicklung in der Pflege DNQP (Hrsg.) (2018) Expertenstandard Beziehungsgestaltung in der Pflege von Menschen mit Demenz - Sonderdruck, Schriftenreihe des Deutschen Netzwerks für Qualitätsentwicklung in der Pflege (DNQP), Osnabrück

Ethikrat D (Hrsg) (2012) Stellungnahme Demenz und Selbstbestimmung. Deutscher Ethikrat, Berlin

Deutsche Gesellschaft für Psychiatrie und Psychotherapie, Psychosomatik und Nervenheilkunde (DGPPN), Deutsche Gesellschaft für Neurologie (DGN) (Hrsg.) (2016) S3-Leitlinie „Demenzen", Langversion, AWMF-Registernummer: 038/013

► www.dnqp.de, ► https://www.dnqp.de/expertenstan-dards-und-auditinstrumente/#c4624162. Zugegriffen: 17. Sept 2023

► www.deutsche-alzheimer.de. Zugegriffen: 17. Sept 2023

► www.wegweiser-demenz.de. Zugegriffen: 17. Sept 2023

► www.awmf.org, ► https://register.awmf.org/assets/guidelines/038-013l_S3-Demenzen-2016-07.pdf. Zugegriffen: 17. Sept 2023

9

Expertenstandard Förderung der Mundgesundheit in der Pflege

Inhaltsverzeichnis

Ergänzende Information Die elektronische Version dieses Kapitels enthält Zusatzmaterial, auf das über folgenden Link zugegriffen werden kann ▶ https://doi.org/10.1007/978-3-662-68474-0_10.

© Der/die Autor(en), exklusiv lizenziert an Springer-Verlag GmbH, DE, ein Teil von Springer Nature 2024
S. Schmidt, *Expertenstandards in der Pflege - eine Gebrauchsanleitung*,
https://doi.org/10.1007/978-3-662-68474-0_10

Trailer

Der Expertenstandard Förderung der Mundgesundheit in der Pflege wurde im Januar 2023 vom Deutschen Netzwerk für Qualitätsentwicklung in der Pflege DNQP veröffentlicht. Besonderheit dieses Standards ist die interprofessionelle Entwicklung, da es sich in der Praxis bei der Mundhygiene auch um eine interprofessionelle Aufgabe handelt. Kooperationspartner für die Entwicklung des Expertenstandards waren die Bundeszahnärztekammer, die Deutsche Gesellschaft für Alterszahnmedizin und die Arbeitsgemeinschaft Zahnmedizin für Menschen mit Behinderungen oder besonderem medizinischen Unterstützungsbedarf. Dadurch bietet dieser Expertenstandard hilfreiche Informationen bei der Implementierung des Fachwissens in die Alltagspraxis aller Pflegeeinrichtungen.

Mundschleimhaut sowie Komplikationen im Zusammenhang mit Zahnersatz vorzubeugen. Bei bestehenden Problemen ist das Ziel die Verbesserung der Mundgesundheit und der Funktionalität von Zähnen und Zahnersatz bzw. die Verhinderung einer weiteren Verschlechterung.

Dadurch können erhebliche Beeinträchtigungen des subjektiven Wohlbefindens und der Gesundheit vermieden werden. Diese nicht selten auftretenden Probleme können durch eine frühzeitige Identifikation des Unterstützungsbedarfs bei der Pflege von Mund, Zähnen und Zahnersatz, durch eine sorgfältige Einschätzung der Mundgesundheit und der Funktionalität der Zähne und des Zahnersatzes sowie durch eine sinnvolle Planung, Durchführung und Evaluation von individuellen Maßnahmen erreicht werden.

10.1 Grundlagen der Mund- und Zahngesundheit

Laut Expertenstandard wirkt sich Mundgesundheit auf die Fähigkeiten Kauen und Essen, Sprechen und Lächeln aus, sodass bei der Förderung der Mundgesundheit unterschiedliche Professionen beteiligt sein können. Neben Pflegefachpersonen und Zahnmedizinern sind dies beispielsweise Zahnmedizinische Fachangestellte (ZFA), Physiotherapeuten, Logopäden und Ernährungsberater. Koordiniert wird die Mundhygiene aufgrund der zeitlichen Präsenz in der Versorgung von der Pflegefachkraft, analog könnten aber auch Heilerziehungspfleger oder Fachkräfte in anderen Bereichen eine steuernde Rolle in der Steuerung der Mundhygiene von Menschen mit besonderem Unterstützungsbedarf in diesem Bereich übernehmen.

Ziel der Maßnahmen ist es, Erkrankungen der Zähne und des Zahnhalteapparates, Entzündungen, unerwünschte Veränderungen oder Verletzungen von Mund und

10.2 Standardkriterium 1

S1a Die Pflegefachkraft verfügt über die Kompetenz zur Identifikation eines pflegerischen Unterstützungsbedarfs bei der Mundpflege. **S1b** Die Einrichtung stellt sicher, dass erforderliche Materialien für die Einschätzung und Dokumentation der Mundgesundheit zur Verfügung stehen. Sie sorgt dafür, dass bei Bedarf weitere Expertise hinzugezogen werden kann. **P1a** Die Pflegefachkraft erhebt zu Beginn des pflegerischen Auftrags mittels einer ersten Einschätzung (Screening), ob Probleme im Mundbereich oder Risiken hierfür bestehen. Die Einschätzung wird in settingspezifischen sowie individuell festzulegenden Zeitabständen wiederholt. **P1b** Die Pflegefachkraft führt bei festgestellten oder zu erwartenden Problemen im Mundbereich ein Assessment durch und zieht bei Bedarf weitere Expertise hinzu. **E1** Für Menschen mit einem pflegerischen Unterstützungsbedarf bei der Durchführung der Mundpflege oder mit zu erwartenden Problemen im

Mundbereich liegt eine aktuelle, systematische und zielgruppenspezifische Einschätzung der Mundgesundheit vor.

> Auch die erforderlichen Hilfsmittel und deren Beschaffung spielen bei der Qualität der Versorgung im Bereich Mundhygiene eine wichtige Rolle.

10.2.1 Initiale Einschätzung

Um eine Unterstützungsbedarf im Bereich Mund- und Zahnhygiene erkennen zu können, findet zunächst eine initiale Einschätzung statt. Dafür benötigt die Pflegefachkraft einerseits Fachkompetenz und andererseits personale Kompetenz, um Hinweise bzw. vorhandene Risikofaktoren zu identifizieren.

Risikofaktoren für Beeinträchtigungen der Mundgesundheit:
- Unzureichende Mundhygiene, mit den Folgen Zahnbelag, Biofilm bzw. Zahnstein, Karies, Gingivitis, Parodontitis und Zahnverlust, auch bei Menschen mit Sondenernährung; Ursachen können fehlendes Wissen zur Mundhygiene, eingeschränkte Fähigkeiten bei der Durchführung oder schwierige soziale Situationen sein
- Kauprobleme
- Vernachlässigte äußere Erscheinung oder reduzierter Allgemeinzustand
- Alter
- Rauchen
- Medikamentennebenwirkungen
  - Gerinnungshemmende Medikamente – Zahnfleischbluten
  - Phenytoinpräparate, Amlodipin, Ciclosporin A, - Zahnfleischwucherungen
  - Antihypertonika, Antidepressiva, Diuretika, Gerinnungshemmer – Mundtrockenheit
  - Bisphosphonate – Wundheilungsstörungen im Mund

- Diabetes mellitus – Risiko für Parodontitis
- Mundtrockenheit (Xerostomie) – Kau- und Schluckprobleme, Mundgeruch, Infektanfälligkeit, Karies, Borken, z. B. bei Menschen, die durch den Mund atmen, durch Medikamente (s. o.), nach Strahlentherapie oder Operationen
- Mundgeruch (Halitosis) durch exogene Einflüsse, etwa Rauchen, Alkohol, bestimmte Lebensmittel oder durch Schwefelverbindungen durch Bakterien auf der Zungenoberfläche
- Zähneknirschen, Zähnepressen (Bruxismus) – Abrasionen an den Zahnflächen, Verhärtungen der Kiefermuskulatur, etwa bei Stress, Nikotin, Alkohol, Koffein, bestimmten Medikamenten (dopaminhaltige Medikamente, Antidepressiva) und einigen Syndromen (z. B. Rett-Syndrom, Prader-Willi-Syndrom, Angelman-Syndrom)

Menschen mit einem erhöhten Risiko für Beeinträchtigungen der Mundgesundheit:
- Körperliche Beeinträchtigung, z. B. Schluckstörung, Lähmung, Sehschwäche, Gebrechlichkeit
- Kognitive Beeinträchtigung, z. B. Demenz, psychiatrische Erkrankung, geistige Behinderung, Bewusstseinstrübung
- Neurologische Erkrankung, z. B. Parkinson, Apoplex
- Polypharmazie
- Reduzierte oder fehlende Nahrungsaufnahme
- Trinknahrung, Nahrungsergänzung
- Kontinuierliche Sauerstoffgabe, Beatmung
- Strahlentherapie (im Kopf-Hals-Bereich)
- Chemotherapie
- Erkrankungen oder Operationen im Mundbereich
- Immunsuppression
- Terminale Lebensphase
- Substanzabhängigkeit
- Prekäre Lebenssituation, z. B. Obdachlosigkeit, Armut

Entsprechend dieser Risikofaktoren sollte zu Beginn des pflegerischen Auftrags eine Einschätzung samt Dokumentation erfolgen. Das erforderliche Material muss vorhanden sein. Idealerweise wird das Material griffbereit, etwa in einer Box oder auf einem geschlossenen Tablett aufbewahrt.

> **Material zur Inspektion der Mundhöhle**
>
> — Handschuhe
> — Mundschutz
> — Licht bzw. Taschen- oder Stirnlampe
> — Spatel (Holz oder Kunststoff)
> — Bei Bedarf zahnärztlicher Spiegel, Visier, Schutzbrille

Wenn erforderlich sollte weitere Fachexpertise, etwa Zahnmedizin, Medizin, gerontopsychiatrische Pflege, Logopädie oder Ernährungsberatung hinzugezogen werden. Wichtig sind außerdem regelmäßige zahnärztliche Kontrollen. Das Screening berücksichtigt zusammengefasst folgende Schritte oder Kriterien.

Kriterien des Screenings:
1. Zugehörigkeit zu einer Risikogruppe
2. Objektiv wahrnehmbarer bzw. subjektiv geäußerter Unterstützungsbedarf sowie Probleme im Mund-, Kiefer-, Gesichtsbereich z. B.:
   – Schmerzen, Schwellungen, Verletzungen
   – Probleme mit Zahnersatz
   – Probleme bei der Mundpflege
   – Trockene, rissige Lippen, Rhagaden
   – Mundtrockenheit
   – Mundgeruch

Sofern diese Kriterien auffällig oder gegeben sind, sollte im nächsten Schritt eine tiefergehende Einschätzung erfolgen. Die Ergebnisse der Einschätzung können in der Pflegeanamnese, SIS oder in einem separaten Risikoformular dokumentiert werden. Der Umfang ist abhängig von der Ausrichtung der Pflegeeinrichtung.

> Im Krankenhaus steht oftmals die Bewältigung einer akuten Erkrankung im Vordergrund und das Screening kann möglicherweise orientierend erfolgen, wohingegen in der Langzeitpflege durch andere Interventionsmöglichkeiten eine ausführlichere Dokumentation sinnvoll erscheint.

10.2.2 Assessment

Für die tiefergehende Einschätzung der Mundgesundheit gibt es verschiedene Assessments. Am weitesten verbreitet sind:
— Oral Assessment Guide (OAG)
— Revised Oral Assessment Guide (ROAG)
— Oral Health Assessment Tool (OHAT)

Diese Assessments schätzen die Mundgesundheit anhand des Zustandes konkreter anatomischer Strukturen, z. B. Lippen, Zähne, Zahnfleisch, Schleimhäute und Zunge ein und ordnen über vorgegebene Beschreibungen, z. B. feucht, trocken, rissig, bestimmte Kategorien, z. B. gesund, verändert, krankhaft, zu.

Der ROAG erfasst gegenüber dem OAG zusätzliche Aspekte zu Zahnprothesen, z. B. Passung, Halt, Beschädigungen. Der OHAT erfasst gegenüber dem OAG und dem ROAG zusätzlich das Kriterium Schmerz.

Andere Assessments für die Mundgesundheit fokussieren auf funktionellen Einschränkungen (Kauprobleme, Schluckprobleme, Schmerzen, Unzufriedenheit mit dem ästhetischen Erscheinungsbild). Hier stehen also das Wohlbefinden und die mundgesundheitsbezogene Lebensqualität im Vordergrund.
— Oral Health Impact Profil (OHIP-49-21-14-5) – Versionen mit 49, 21, 14 bzw. 5 Fragen
— Geriatric Oral Health Assessment Index (GOHAI)

Alle aufgeführten Assessments sind auch in deutscher Übersetzung und zum Teil mit erweiterten Kriterien verfügbar.

❯ Die Nutzung eines Tools wird von der Einrichtung entsprechend dem Bedarf der betreuten Menschen ausgewählt. In Akutbereichen ist dies oft nicht möglich, abhängig von der Verweildauer.

Wenn kein Instrument genutzt wird, werden im Expertenstandard Kriterien für das Assessment der Mundgesundheit benannt, die die Einrichtung anhand ihrer Ausrichtung auswählen und nutzen kann ◘ Tab. 10.1.

Anhand dieser Kriterien kann ein Handlungsbedarf eingeschätzt und ggf. weitere Expertise hinzugezogen werden.

❯ Dabei ist jedoch zu beachten, dass der Mund oft als intimer Bereich empfunden wird und die Inspektion eventuell unangenehm ist, Ängste auslöst oder abgelehnt wird. Entsprechend sind personale Kompetenzen der Pflegefachkraft in Standardkriterium zwei genauer beschrieben.

◘ **Tab. 10.1** Kriterien für das Assessment der Mundgesundheit

Kriterien	Ja
Probleme im Bereich Mund, Mundhöhle, Zähne: – Lippen, Mundwinkel, Mundschleimhaut bzw. Zunge sind belegt, gerötet, geschwollen, verletzt, trocken/rissig, auffällige verändert – Zahnfleisch ist geschwollen, gerötet, blutet, auffällig verändert – Zähne, Zahnzwischenräume, Zahnersatz zeigen weiche bzw. harte Beläge oder Speisereste – Zähne sind stark beweglich, stark verfärbt, defekt, abgebrochen, scharfkantig, auffällig verändert oder fehlen – Bei Schmerzen, Schwellungen oder Verletzungen: Lokalisation und gegebenenfalls Ursache	
Probleme mit dem Zahnersatz: – Zahnersatz fehlt oder wurde längere Zeit nicht getragen – Zahnersatz ist beschädigt, scharfkantig, gesprungen, gebrochen – Herausnehmbarer Zahnersatz sitzt zu locker bzw. Probleme bei Ein- bzw. Ausgliederung – Herausnehmbarer Zahnersatz hält auch mit angemessener Menge Haftcreme nicht oder verursacht Druckstellen	
Mundtrockenheit und reduzierter Speichelfluss: – Flüssigkeitsaufnahme unzureichend – Medikamente mit Nebenwirkung – Mundatmung aufgrund gestörter Nasenatmung – Speicheldrüsen-Funktion beeinträchtigt	
Mundgeruch: – Nahrungsmittel, Diäten – Auffälligkeiten, vor allem Beläge an Zähnen, Zahnfleisch, Zahnersatz – Auffälligkeiten im Bereich der Zunge bzw. der Mundschleimhaut – Diabetes, Reflux, Antibiotika, Tumor	
Pflegerischer Unterstützungsbedarf bei der Mundpflege: – Körperlich bzw. kognitiv bedingte Beeinträchtigung – Erschwerter Zugang zur Mundhöhle – Fehlende oder nicht angemessene Hilfsmittel und Pflegemittel oder auch nicht angemessener Umgang mit diesen	

10.3 **Standardkriterium 2**

S2a Die Pflegefachkraft verfügt über Kompetenzen zur Planung und Koordination von Maßnahmen zur Förderung der Mundgesundheit. **S2b** Die Einrichtung verfügt über eine Verfahrensregelung zur Förderung der Mundgesundheit, in der Vorgehen, Zuständigkeiten und Schnittstellen benannt sind. **P2** Die Pflegefachkraft plant gemeinsam mit dem Menschen mit einem pflegerischen Unterstützungsbedarf und ggf. seinen Angehörigen sowie den an der Versorgung beteiligten weiteren Berufsgruppen Maßnahmen zur Förderung der Mundgesundheit. Die Planung erfolgt auf Grundlage des Assessments unter Berücksichtigung von individuellen Vorlieben, Abneigungen, Gewohnheiten und vorhandenen Selbstmanagementkompetenzen.**E2** Eine individuelle Maßnahmenplanung, welche die aktuellen Probleme im Mundbereich, mögliche Risiken, die individuellen Pflegeziele und die Selbstmanagementkompetenzen des Menschen mit einem pflegerischen Unterstützungsbedarf bei der Durchführung der Mundpflege berücksichtigt, liegt vor.

10.3.1 **Verfahrensregel**

Gerade im Bereich der Mundgesundheit ist sowohl die fachliche, als auch die personale Kompetenz der Pflegeperson ein entscheidender Faktor. Eine Inspektion der Mundhöhle ist vor allem bei Menschen mit kognitiven Problemen nur möglich, wenn eine vertrauensvolle Beziehung aufgebaut wurde. Zusätzlich wird sehr detailliertes Wissen benötigt.

In einer Verfahrensregel muss deshalb zum einen die personale Kompetenz gewährleistet werden, in diesem Fall die Gewährleistung einer entsprechenden personellen Besetzung, die für den Beziehungsaufbau unerlässlich ist, und andererseits muss der Wissenstransfer geregelt werden.

> **Pflegeheim**
>
> In Einrichtungen, die mit einem Zahnarzt kooperieren ist einerseits die Erreichbarkeit der zahnärztlichen Expertise vorhanden und andererseits kann durch den Kooperationszahnarzt ein Wissenstransfer durch gezielte Fortbildung und Anleitung der Mitarbeiter stattfinden. Zusätzlich sind regelmäßige Vorsorgeuntersuchungen umsetzbar.

In der Verfahrensregel würde entsprechend festgelegt:

- Vorgehen bei der Einschätzung
- Schnittstellenmanagement
- Einsatz von Informationsmaterial
- Vorgehen bei der Durchführung von Maßnahmen
- Vorgehen bei der Evaluation

Für Einrichtungen, die nicht über einen Kooperationszahnarzt verfügen, sollten diese Inhalte in der Verfahrensregel analog festgeschrieben werden.

> Um dies zu unterstützen, wurde durch das das Projekt „mund-pflege.net" eine Informations-, Schulungs- und Beratungsplattform zum Thema Mundpflege entwickelt, gefördert vom Bundesministerium für Bildung und Forschung. Auf der Seite ► Mundpflege | Startseite (mund-pflege.net) sind zahlreiche Informationen zu allen Bereichen der Mundpflege zu finden.

Die Themenbereiche reichen von der Anatomie über die Einschätzung und Durchführung von Maßnahmen bis hin zur Unterstützung in besonderen Situationen, etwa bei Säuglingen oder Menschen mit kognitiven Einschränkungen. Ergänzt wird das Angebot durch die Auflistung von Ansprechpartnern oder das Verhalten bei Notfällen. Die Seite ist durch Abbildungen und Videos bei Fortbildungen oder akuten Problemen hilfreich, beispielsweise bei der Identifizierung verschiedenster Arten von Zahnersatz. Dadurch bietet dieses Projekt hilfreiche Informationen für Einrichtungen, bei denen eine Kooperation mit einem Zahnarzt bei der Leistungserbringung nicht vorgesehen ist und unterstützt zusätzlich die Fortbildung der Pflegefachkraft sowie die Beratung von Pflegebedürftigen und Angehörigen.

Inhalte der Maßnahmenplanung werden in diesem Standardkriterium beschrieben, wobei diese, abhängig vom Unterstützungsbedarf der betreuten Personen, gegebenenfalls in Kooperation mit Angehörigen erstellt wird, um bisherige Vorlieben berücksichtigen zu können:

— Welche Maßnahmen sollen zum Einsatz kommen
— Wann und wie oft werden Maßnahmen durchgeführt
— Wer ist für die Durchführung zuständig
— Welche individuellen Besonderheiten müssen beachtet werden, etwa der Umgang mit Zahnersatz (herausnehmbar oder fest), Vorgehen bei erschwertem Zugang zur Mundhöhle oder Abwehr, besondere Risiken, beispielsweise Aspirationsgefahr, Allergien
— Welche Hilfsmittel werden verwendet
— Maßnahmen bei Informations-, Schulungs- oder Beratungsbedarf

> **Wichtig**
> Bei folgenden Problemen sollte eine zahnärztliche Konsultation zeitnah organisiert werden:
> — (anhaltende) Schmerzen
> — Schwellungen (Mund, Gesicht, Kiefer)
> — Lockere, abgebrochene oder scharfkantige Zähne
> — Kauprobleme
> — Schlechtsitzender, defekter oder fehlender Zahnersatz

10.4 Standardkriterium 3

S3a Die Pflegefachkraft verfügt über die Kompetenz zur Information, Schulung und Beratung in Bezug auf die Förderung der Mundgesundheit. **S3b** Die Einrichtung stellt entsprechendes Informations-, Schulungs- und Beratungsmaterial zur Verfügung. **P3a** Die Pflegefachkraft informiert, schult und berät den Menschen mit einem pflegerischen Unterstützungsbedarf und ggf. seine Angehörigen bei der Durchführung der Mundpflege. Sie unterstützt und fördert dabei die Selbstmanagementkompetenzen. Die Information, Schulung und Beratung erfolgt in enger Abstimmung mit den an der Versorgung beteiligten Berufsgruppen und auf Basis der vereinbarten Ziele. **P3b** Die Pflegefachkraft zieht bei speziellem Informations-, Schulungs- und Beratungsbedarf weitere Expertise hinzu. **E3** Der Mensch mit einem pflegerischen Unterstützungsbedarf bei der Durchführung der Mundpflege und ggf. seine Angehörigen sind über die Bedeutung von Mundgesundheit sowie Maßnahmen zu ihrer Förderung informiert, geschult und beraten. Die Selbstmanagementkompetenz zur eigenständigen Durchführung der Mundpflege ist im Rahmen der vereinbarten Ziele unterstützt und gefördert.

10.4.1 Information, Schulung und Beratung

Von der Einrichtung müssen angemessene Schulungs- und Informationsmaterialien angeboten werden. Besonders relevant ist in diesem Zusammenhang die fachliche Kompetenz der Pflegefachkraft sowie die Beratung und Schulung von Menschen mit Unterstützungsbedarf und deren Angehörigen, im Falle von Säuglingen und Kindern auch die Eltern.

10

Aus diesem Grund befindet sich in Anhang 1 des Expertenstandards eine Auflistung von Informations- und Beratungsmaterial für die unterschiedlichen Zielgruppen, das den Anforderungen des Expertenstandards entspricht, das bedeutet frei ist von kommerziellen Interessen, verständlich und in passender Form und für die Zielgruppe abrufbar. Dazu gehören zahlreiche Flyer und Printprodukte verschiedener Zahnärztekammern, aber auch Erklärvideos und Anleitungen von Zahnärztekammern, vom Zentrum für Qualität in der Pflege ZQP und vom Gemeinsamen Bundesausschuss GBA. Der Anhang ist auch auf der Homepage des DNQP veröffentlicht ▶ Mund_Anhang-Informations-Beratungsmaterialen.pdf (dnqp.de). Zusätzlich gibt es hier auch einen Link zur Kariesprävention bei Säuglingen und Kindern des Bundeszentrums für Ernährung BZfE ▶ Mund_Anhang_Kariespraevention.pdf (dnqp.de).

Außerdem ist die Information, Beratung und Schulung von Menschen mit Ängsten oder kognitiven Einschränkungen eine wichtige Aufgabe der Pflegefachkraft, insbesondere bei pflegebedürftigen Menschen, die Angst vor dem Zahnarztbesuch haben. Bei diesem Personenkreis ist oftmals die Durchführung von zahnärztlichen Vorsorgeuntersuchungen oder einer Zahnprophylaxe nur eingeschränkt oder gar nicht möglich.

Bei ängstlichen Personen ist oft die Anwesenheit einer Bezugs(-pflege)person hilfreich, bei Menschen mit kognitiven Einschränkungen können zusätzlich spezielle Hilfsmittel, beispielsweise dreiseitige Dreikopf-Zahnbürsten, Fingerzahnbürsten, besonders weiche, Kurzkopf- oder Kinderzahnbürsten, Mund-

duschen und andere Spezialzahnbürsten zum Einsatz kommen. Möglicherweise ist für Zahnbehandlungen eine zusätzliche Maßnahme für Angstpatienten notwendig, etwa Lachgas, Hypnose oder gar Narkose. Die Beratung diesbezüglich unterstützt bzw. übernimmt der zahnärztliche Experte.

10.5 Standardkriterium 4

S4a Die Pflegefachkraft verfügt über die Kompetenz zur Umsetzung von pflegerischen Maßnahmen zur Förderung der Mundgesundheit. **S4b** Die Einrichtung trägt dafür Sorge, dass Hilfsmittel, Materialien sowie geeignete räumliche Voraussetzungen zur Durchführung der Mundpflege verfügbar sind. **P4a** Die Pflegefachkraft führt in Abstimmung mit dem Menschen mit einem pflegerischen Unterstützungsbedarf bei der Mundpflege und ggf. seinen Angehörigen die pflegerischen Maßnahmen zur Förderung der Mundgesundheit durch. **P4b** Die Pflegefachkraft koordiniert die Zusammenarbeit der beteiligten Berufsgruppen. **E4** Die Maßnahmen sind mit allen Beteiligten abgestimmt und gemäß der Maßnahmenplanung durchgeführt worden.

10.5.1 Maßnahmenplanung

In Kooperation mit allen Beteiligten koordiniert die Pflegefachkraft eine individuelle Planung der Maßnahmen unter Berücksichtigung der individuellen Wünsche und Gewohnheiten bzw. Vorlieben.

❯ Unter Berücksichtigung der Selbstmanagementkompetenzen werden die zuvor festgelegten Maßnahmen beschrieben und das dafür erforderliche Material erwähnt.

Bei Menschen mit erheblichem Unterstützungsbedarf kommt bevorzugt ein Mundpflegeset zum Einsatz. Dadurch ist gewährleistet, dass das erforderliche Material hygienisch einwandfrei zur Verfügung steht, sofern das Mundpflegeset auch regelmäßig aufbereitet wird.

Mundpflegeset - Die Basisausstattung für die Mundpflege besteht aus:
- Handtuch
- Zahnpasta mit Fluorid, b. Bd. Fluoridgel
- Handzahnbürste, mittelhart oder weich, Kurzkopf oder elektrische Zahnbürste
- Mundspülbecher, eventuell mit Nasenausschnitt (bei Aspirationsgefahr)
- Bei Unterstützung: unsterile Einmalhandschuhe

Zusätzliche Hilfsmittel:
- Lippenbalsam
- Zahnzwischenraumbürsten
- Zahnprothesenbürsten und Zahnprothesendosen, Prothesenabzieher

- Zungenreiniger
- Kompressen bzw. Tupfer zum Auswischen der Mundhöhle bzw. zur Pflege der Mundschleimhäute
- Fluoridgel
- Mundspüllösung oder Gel mit Chlorhexidin oder Octenidin, nicht über längere Zeit
- Haftcreme, Prothesenreinigungstabletten oder -schaum
- Nieren- bzw. Spuckschale zum Ausspülen und Ausspucken (alternativ zum Waschbecken)
- Taschen- oder Stirnlampe für die Inspektion der Mundhöhle
- Spezialzahnbürsten: Schallzahnbürste, Dreikopfbürste, Bürste mit Griffverstärkung, Absaugzahnbürsten, Zahnprothesenbürsten, Fingerzahnbürsten, Monobüschelbürsten etc.

Neben der Beschreibung des Materials ist für eine angemessene Durchführung der Mundpflege auch der Ablauf relevant.

Bewährter Ablauf der Mundpflege
1. ositionierung am Waschbecken oder alternativ Lagerung im Bett
2. Für gute Ausleuchtung sorgen
3. Bei Unterstützung: Einmal-Handschuhe anziehen
4. Notwendige Pflegemittel bereitlegen
5. Handtuch umlegen
6. Lippen pflegen
7. Vorhandenen herausnehmbaren Zahnersatz entnehmen & vorreinigen
8. Mundhöhle gut & kräftig mit Wasser ausspülen oder mit Kompresse auswischen
9. Zähne, Zahnfleisch, ggf. Zunge und Schleimhäute mit Zahnbürste und Zahnpasta reinigen
10. Zahnzwischenräume ggf. mit Interdentalbürste reinigen
11. Überschüssige Zahnpastareste zwischendurch und zum Schluss ausspucken oder mit Kompresse auswischen – wenn überhaupt, nur mit wenig Wasser kurz ausspülen
12. Zahnersatz nachreinigen, abends ggf. zusätzlich mit warmem Wasser und Reinigungstablette
13. Zahnersatz mit Wasser abspülen und wieder einsetzen oder – wenn möglich – zur Nacht außerhalb des Mundes lagern
14. Bei trockenen bzw. rissigen Lippen: nochmals Lippen pflegen

---

Die Dokumentation dieser Maßnahmen ist eine wichtige Aufgabe der Pflegefachkraft, um ein einheitliches Vorgehen zu ermöglichen, da gerade bei der Mundpflege die Kontinuität der Maßnahmen extrem wichtig ist. Schäden durch eine unzureichende Durchführung werden oft erst nach einiger Zeit sichtbar und sind dann meist nicht mehr reversibel.

> Im Expertenstandard werden außerdem zahlreiche Interventionen für Menschen mit speziellen Problemen bei der Mundpflege beschrieben, zum Beispiel Mundtrockenheit, Rhagaden, Hypersalivation, Karies, Gingivitis, Parodontitis, Gingivitis, Mukositis, Stomatitis, Druckstellen, Aphthen, Lymphstau, Bissverletzungen, Pilzerkrankungen, Bruxismus und besondere Gruppen von Pflegebedürftigen, zum Beispiel Säuglinge, (Klein-)Kinder, relevante Behinderungen, Aspirationsgefahr, Flüssignahrung oder Nahrungskarenz und Menschen am Lebensende, die entweder angepasste Pflegemaßnahmen oder zahnärztliche bzw. kieferorthopädische Interventionen notwendig machen.

Bei Menschen mit Abwehrverhalten (Care Resistant Behaviour CRB) werden spezielle CRB-Konzepte empfohlen, etwa das CRB-Konzept zum Beispiel Mouth Care Whithout a Battle MCWB und andere Konzepte. Folgende Interventionen können in diesen Konzepten eingesetzt werden:

- Ruhige Umgebung, wenige, vertraute Personen
- Agieren auf Augenhöhe
- Respektvolle Kommunikation
- Lächeln, Komplimente machen
- Sanfte Berührungen mit Bedacht
- Bewegungen bahnen
- Spiegeln, Pflegefachkraft öffnet den Mund, macht Bewegungen vor, führt Bewegungen gemeinsam aus (Hand-über-Hand)

10.6   Standardkriterium 5

S5 Die Pflegefachkraft verfügt über die Kompetenz, das Erreichen individuell vereinbarter Ziele und die Auswirkungen der pflegerischen Maßnahmen auf die Mund-gesundheit zu beurteilen. **P5** Die Pflegefachkraft beurteilt regelmäßig und anlassbezogen die Wirksamkeit pflegerischer Maßnahmen sowie den Behandlungserfolg anhand individuell vereinbarter Ziele. **E5** Eine Evaluation der pflegerischen Maßnahmen liegt vor. Die Maßnahmen haben sich im Rahmen der vereinbarten Ziele positiv auf die Mundgesundheit und das Selbstmanagement des Menschen mit einem pflegerischen Unterstützungsbedarf bei der Durchführung der Mundpflege ausgewirkt.

10.6.1   Evaluation

Die Beurteilung der Wirksamkeit erfordert Kompetenz zur patientenzentrierten Gesprächsführung und Interaktion und betrachtet, inwiefern die Mundgesundheit erhalten oder verbessert werden konnte und Beeinträchtigungen beseitigt oder reduziert wurden.

Dabei ist zu beachten, dass neu aufgetretene Risiken oder Probleme in den Mundpflegeplan aufgenommen werden müssen, beispielsweise bei Veränderungen der Medikation, bei neu aufgetretenen Krankheiten oder Einschränkungen, bei verändertem Pflegebedarf oder nach zahnärztlichen Maßnahmen und Eingriffen.

Das Evaluationsintervall muss entsprechend individuell oder bei Veränderungen festgelegt und angepasst werden.

10.7   Dokumentation

Für die Implementierung des Expertenstandards Förderung der Mundgesundheit in der Pflege sind vor allem Material und Formulare für die Inhalte der Inspektion der Mundhöhle in, an die Einrichtung angepasster Form, erforderlich.

Formulare:

- Pflegeanamnese, SIS®
- Ggf. Assessment Instrument
- Pflegeplanung, ggf. separater Mundpflegeplan
- Zahnärztliche Anordnung, Vorsorgebzw. Bonusheft
- Ggf. Implantat Pass
- Fallbesprechung
- Informations- und Schulungsmaterial

Um geeignete Formulare zu finden, die sich an den Bedürfnissen der betreuten Patientengruppe orientiert, ist es sinnvoll, zunächst verschiedene Formulare zu testen, oder ein geeignetes Formular selbst zu erstellen, wobei der Einsatz von den betreuten Menschen abhängt. Bei der Nutzung von Formularen unterstützen Kooperationszahnärzte häufig durch die Erhebung eines Mundgesundheitsstatus, die Erstellung eines individuellen Mundgesundheitsplans und die Mundgesundheitsaufklärung im Rahmen der halbjährlichen Zahnvorsorgeuntersuchungen (bei Pflegebedürftigen und Menschen mit Behinderungen).

10.8 Organisation

Für die Organisation der Umsetzung des Expertenstandards ist zunächst eine Recherche zu Expertise in der Umgebung hilfreich. Unterstützung dabei bieten die Landeszahnärztekammern. Die Zusammenarbeit mit den Experten ist auch für Fortbildungen, die Erarbeitung einer Verfahrensanweisung, die Beschaffung von Hilfsmitteln und Formularen, die Beschaffung bzw. Erstellung von Informationsmaterial und die Durchführung individueller Mundpflegemaßnahmen oder einer professionellen Zahnreinigung bzw. einer Zahnbehandlung sinnvoll.

> **Praxistipp**
>
> Die Prophylaxe spielt in der zahnärztlichen Versorgung eine große Rolle, möglicherweise sogar eine größere Rolle als in anderen (fach-)ärztlichen Disziplinen. Aus diesem Grund unterstützen die zahnärztlichen Experten meist mit großem Engagement die Verbesserung der Mundhygiene in Pflegeeinrichtungen. Die Leitung einer Pflegeeinrichtung sollte sich deshalb nicht scheuen, diese Unterstützung gezielt zu suchen und in Anspruch zu nehmen, da dadurch die Qualität der Mundpflege bei den betreuten Menschen höchstwahrscheinlich deutlich verbessert werden kann.

10.9 Auswirkungen des Expertenstandards

Schon der Seitenumfang des Expertenstandards Förderung der Mundgesundheit in der Pflege zeigt, dass durch die Kooperation in dieser Veröffentlichung eine große Menge an fachlicher Kompetenz zu finden ist. Da die Mundpflege in einigen Bereichen der Pflege noch „stiefmütterlich" behandelt wird, kann davon ausgegangen werden, dass durch die Veröffentlichung nicht nur eine größere Sensibilität für das Thema entstanden ist, sondern auch ein schneller Wissenstransfer ermöglicht wird.

Der Standard wurde zwar in den verschiedenen Phasen der Coronapandemie vorgestellt bzw. veröffentlicht, wodurch die Implementierung in die pflegerische Praxis vermutlich zunächst beeinträchtigt wurde. Diese Defizite bei der Implementierung konnten aber in den meisten Einrichtungen mittlerweile behoben werden. Die weitere Entwicklung ist ein interessantes Thema, das in der Pflegewissenschaft eine Rolle spielen sollte.

Literatur

Deutsches Netzwerk für Qualitätsentwicklung in der Pflege (Hrsg) (2022) Expertenstandard Förderung der Mundgesundheit in der Pflege, Schriftenreihe des Deutschen Netzwerks für Qualitätsentwicklung in der Pflege (DNQP), Osnabrück

► Expertenstandards und Auditinstrumente | Hochschule Osnabrück (dnqp.de). Zugegriffen: 29. Sept 2023

► Mund_Anhang-Informations-Beratungsmaterialen.pdf (dnqp.de). Zugegriffen: 29. Sept 2023

► Mund_Anhang_Kariespraevention.pdf (dnqp.de). Zugegriffen: 29. Sept 2023

► https://mund-pflege.net/. Zugegriffen: 29. Sept 2023

► BZÄK_Mundhygienehandbuch_Pflege_2017_RZ.indd (bzaek.de). Zugegriffen: 29. Sept 2023

► Mundpflege – Praxistipps für den Pflegealltag - Stiftung ZQP. Zugegriffen: 29. Sept 2023

► https://www.mouthcarewithoutabattle.org/. Zugegriffen: 29. Sept 2023

10

Expertenstandard Erhaltung und Förderung der Hautintegrität in der Pflege

Inhaltsverzeichnis

Ergänzende Information Die elektronische Version dieses Kapitels enthält Zusatzmaterial, auf das über folgenden Link zugegriffen werden kann ▶ https://doi.org/10.1007/978-3-662-68474-0_11.

© Der/die Autor(en), exklusiv lizenziert an Springer-Verlag GmbH, DE, ein Teil von Springer Nature 2024
S. Schmidt, *Expertenstandards in der Pflege – eine Gebrauchsanleitung*,
https://doi.org/10.1007/978-3-662-68474-0_11

Der Sonderdruck des Expertenstandards Förderung der Mundgesundheit in der Pflege wurde im Juni 2023 veröffentlicht. Der Netzwerkworkshop mit den Ergebnissen der modellhaften Implementierung ist für März 2024 geplant. Wie bei allen Expertenstandards werden der Auszug aus dem Expertenstandard, die Ergebnisse der Audits der modellhaften Implementierung in den unterschiedlichen Modelleinrichtungen, die Suchkriterien der Literaturstudie, das Auditinstrument und im Anschluss an den Netzwerkworkshop die Präsentationen der Vorträge auf der Homepage des DNQP zur Verfügung gestellt. Bei diesem Expertenstandard findet sich dort zusätzlich noch eine Anlage mit interessanten und hilfreichen Apps und Internetseiten mit Informationen zu kosmetischen Produkten.

11.1 Grundlagen der Hautintegrität

Hautprobleme beeinflussen die Gesundheit und das Wohlbefinden erheblich und eine Beeinträchtigung der Hautintegrität kann die schützende Barriere der Haut reduzieren. Die Förderung der Hautintegrität erfordert deshalb grundlegende Kenntnisse der Anatomie und Physiologie der Haut, damit Menschen mit hautbezogenen Risiken oder bereits existierenden Hautproblemen zunächst identifiziert werden können und ihnen dann evidenzbasierte Maßnahmen bei der Reinigung und Pflege der Haut und die regelmäßige Evaluation dieser Maßnahmen angeboten werden. Dazu muss der Begriff Hautintegrität zunächst definiert werden:

> Hautintegrität ist die Kombination einer intakten Hautstruktur und einer Funktionsfähigkeit, welche die Struktur der Haut erhält (Lichterfeld-Kottner et al. 2020).

Im Expertenstandard wird unterschieden zwischen Hautproblemen, die durch pflegerische Interventionen beeinflusst werden können und Hauterkrankungen, die möglicherweise einer dermatologischen Intervention bedürfen. Die Zielgruppe des Expertenstandards sind deshalb Menschen mit einem Risiko oder einer leichten Form von:

1. **Xerosis cutis** oder trockene (Alters-) Haut, Xerose, Xerodermie
2. **Skin Tears** oder Hauteinrisse, Ablederung, Decollement
3. **Inkontinenz assoziierter Dermatitis (IAD)** oder Feuchtigkeitsassoziierter Dermatitis (FAD), Feuchtigkeitsbedingter Läsion (FBL) bzw. Windeldermatitis (WD) bei Säuglingen
4. **Intertrigo**

> Im Fokus steht die Prävention dieser Hautprobleme.

Da die Bezeichnungen der jeweiligen Hautrisiken bzw. Hautprobleme eventuell nicht durchgehend geläufig bzw. bekannt sind, werden bei den Erläuterungen zu Standardkriterium 4 (▶ Abschn. 11.5) die einzelnen Hautprobleme genauer besprochen. Der Standard beinhaltet spezielles Wissen zum Thema Hautintegrität, das verständlicher wird, wenn die Anatomie und Physiologie der Haut bekannt ist.

11.1.1 Anatomie und Physiologie der Haut

Um die Aufgaben der Haut zu verstehen, ist es hilfreich, den Aufbau der Haut und die Funktionsweise der Hautschichten zu kennen.

Durch ihre verschiedenen Hautschichten ist die Haut in der Lage, wichtige Aufgaben zu übernehmen, die jedoch im Verlauf des normalen Alterungsprozesses nachlassen oder durch Risikofaktoren vermindert werden.

Aufgaben der Haut
- Schutz des Körpers vor äußeren Einwirkungen, Verletzungen und Infektionen
- Thermische Einwirkungen – Regulation der Körpertemperatur
- Chemische Einwirkungen
- Mechanische Einwirkungen
- Bildung eines Säureschutzmantel zur Abwehr von Krankheitserregern
- Speicherung von Wasser und Fett
- Bildung von Vitamin D

Aus diesen Tatsachen ergibt sich die Notwendigkeit der Förderung der Hautintegrität, unter anderem durch Hautreinigung und Hautpflege bzw. durch die Verminderung von Risikofaktoren, beispielsweise Medikamente oder Ernährung.

11.1.2 Hautreinigung und Hautpflege

Im nächsten Schritt sollten die Begriffe Hautreinigung und Hautpflege genauer betrachtet und definiert werden.

Hautreinigung

Hautreinigung bedeutet die Entfernung (unerwünschter) Stoffe von der Hautoberfläche, die auf der Haut einen Film aus hydrophilen und lipophilen Verbindungen bilden, zum Beispiel Staub, Schweiß, Ausscheidungen oder Reste von Kosmetika.

Hautpflege

Unter Hautpflege versteht man das Auftragen von Produkten zum Verbleib auf der Hautoberfläche.

Daraus ergibt sich die Notwendigkeit, grundlegende physikalische, biologische und chemische Eigenschaften von Hautmitteln zu kennen. Hautmittel beinhaltet Hautreinigungs- und Hautpflegemittel.

Eigenschaften von Hautmitteln:
- pH-Wert
- Viskosität: „Zähigkeit einer Flüssigkeit"
- Polarität: hydrophil W/O – lipophil O/W
- Zusatzstoffe, z. B Duftstoffe, Konservierungsstoffe und andere Substanzen, die möglicherweise eine Unverträglichkeit verursachen oder die Haut schädigen können

Um die Inhaltsstoffe genauer analysieren zu können, können die in der Anlage des Expertenstandards aufgeführten Apps verwendet werden, beispielsweise die COSMILE-App. Sie verfügt über einen Barcode-Scanner, der die Inhaltsstoffe eines Produkts anhand der Internationalen Nomenklatur für kosmetische Inhaltsstoffe (INCI), also einer Deklaration der kosmetischen Produkte anzeigt. Wird das Produkt über den Barcode Scanner nicht erkannt, kann der INCI-Reader genutzt werden, um weitere Informationen über die deklarierten Inhaltsstoffe zu erhalten.

Wichtig im Kontext der Erhaltung und Förderung der Hautintegrität ist Grundlagenwissen zu Eigenschaften bzw. Inhaltsstoffen von Hautmitteln. Entscheidend sind grundlegende Eigenschaften von Hautmitteln, wie der pH-Wert, sofern dieser vom Hersteller ausgewiesen ist, die Viskosität, also Verteilbarkeit und ob Hautmittel zum Verbleib hydrophil oder lipophil sind, also die Polarität des Produkts. Da diese nicht leicht erkennbar ist, können folgende allgemeine Hinweise helfen zu entscheiden, ob Hautmittel eher hydrophil oder lipophil sind.

Hydrophil oder lipophil?:

1. Herstellerangabe: Wenn die Produktbezeichnung oder die Herstellerangaben deutlich auf die Polarität des Hautmittels hinweisen. Bezeichnungen wie „Fettsalbe" oder sogenannte Wasser-in-Öl-Produkte deuten eher auf lipophile Hautmittel hin.
2. Wenn nach dem Auftrag ein deutlicher „Fettfilm" auf der Hautoberfläche bleibt, deutet das eher auf ein lipophiles Produkt hin (W/O-Emulsion) – Einsatz bei trockener Haut
3. Löslichkeit in Wasser bzw. Abwaschbarkeit: Wenn Hautmittel mit Wasser leicht mischbar bzw. von der Haut leicht abwaschbar sind, handelt es sich um ein eher hydrophiles Hautmittel (O/W-Emulsion) – Einsatz bei akut entzündlichen Hautzuständen.

Da es auch andere physikalisch-chemische Verfahren zur Herstellung von Pflegeprodukten gibt, etwa W/O/W Emulsionen oder Polymerisation, dienen diese Hinweise lediglich zur groben Orientierung. Die individuelle Reaktion der Haut sollte immer genau beobachtet werden.

11.1.2.1 Grundregeln der Hautreinigung

Unabhängig von den hautbedingten Risiken oder Problemen können auch bei der Pflege gesunder Haut einige Grundregeln hilfreich sein, da auch gesunde Haut durch Hautalterung, beispielsweise durch den Einfluss von UV-Strahlung oder die, dünner wird und sich verändert. Die Zellaktivität nimmt ab, Stoffwechselprozesse verlangsamen sich und die Bindungskapazität von Feuchtigkeit wird reduziert. Hautreinigung und Hautpflege können den Einfluss exogener Faktoren auf die Haut also beeinflussen.

Hautreinigung:

- Reinigung mit Wasser oder rückfettenden Hautmitteln
- pH-neutral bis sauer <7
- Keine alkalischen Seifen!
- Lauwarm, Duschen, möglichst kein Vollbad
- Sanfter Druck, Abtupfen, nicht Reiben, Hautfalten gut trocknen
- Alternativ zu Reinigungsmitteln zum Abspülen können „No rinse" Produkte verwendet werden, insbesondere dann, wenn das Abspülen des Reinigungsmittels schwierig ist, etwa beim Waschen mit einer Waschschüssel. Sie hinterlassen einen Lipidfilm. Zum Einsatz kommen vorgefeuchtete Einmalwaschlappen oder spezielle Feuchttücher. Dabei unterscheidet man:
  - Feuchttücher für die Intimpflege
  - Feuchttücher für die Hautreinigung

11.2 Standardkriterium 1

S1 Die Pflegefachkraft verfügt über die Kompetenz zur Identifikation von Menschen mit hautbezogenen Risiken und Problemen. **P1a** Die Pflegefachkraft führt zu Beginn des pflegerischen Auftrags eine erste Einschätzung zur Identifikation von Menschen mit hautbezogenen Risiken und Problemen durch. **P1b** Die Pflegefachkraft führt bei festgestellten hautbezogenen Risiken und Problemen eine vertiefte Einschätzung durch und wiederholt diese in individuell festzulegenden Zeitabständen und anlassbezogen. Bei Bedarf zieht sie weitere Expertise hinzu. **E1** Eine aktuelle, systematische Einschätzung der individuellen Risiken und Probleme der Haut liegt vor.

11.2.1 Implementierung

Die Umsetzung dieses Standardkriteriums erfordert von der Pflegefachkraft einerseits Fachkompetenz zu folgenden Themen:
- Anatomie und Physiologie der Haut
- Adäquate Hautmittel auswählen, zum Beispiel unterstützt durch eine App
- Fachwissen über:
  - Kosmetische Produkte
  - Medizinprodukte
  - Arzneimittel

Genau so entscheidend ist jedoch andererseits die personale Kompetenz. Wichtige Punkte in diesem Zusammenhang sind:
- Berücksichtigung des individuellen Selbstbestimmungsrechts
- Professioneller Beziehungsaufbau

Diese Voraussetzungen ermöglichen eine Hautinspektion von Personen, die in einer Pflegeeinrichtung neu aufgenommen werden im Rahmen der pflegerischen Anamnese bzw. eine Ganzkörperinspektion im Verlauf der Pflege zur Evaluation der durchgeführten Maßnahmen.

❶ Hautinspektion am ganzen Körper nach dem Prinzip: LISTEN, LOOK then TOUCH.

Das bedeutet zunächst in einer professionellen Beziehung dem Betroffenen zuzuhören, bevor eine Hautinspektion des gesamten Körpers in gegenseitigem Einvernehmen stattfindet und als besonders sensibler letzter Schritt die Person berührt wird.

11.2.2 Screening – erste Einschätzung

Im Rahmen der pflegerischen Anamnese ist es sinnvoll zunächst allgemeine Risikofaktoren für Hautprobleme bei der ersten Einschätzung zu kennen (◘ Tab. 11.1).

◘ **Tab. 11.1** Mögliche Risikofaktoren für Hautprobleme

Mögliche Risikogruppe	Mögliche Risiken
Ältere Menschen (> 75 Jahre)	Xerosis cutis Skin Tears
Menschen mit Inkontinenz	Inkontinenzassoziierte Dermatitis IAD
Säuglinge, Kleinkinder	Windeldermatitis WD
Menschen mit Diabetes mellitus	Xerosis cutis Intertrigo
Menschen mit Adipositas	Intertrigo
Menschen mit einer chronischen venösen Insuffizienz CVI	Xerosis cutis
Menschen mit eingeschränkter Mobilität	Intertrigo Skin Tears
Weitere Einflussfaktoren: Vermehrtes Schwitzen Einnahme von Medikamenten, welche die Hautfunktion beeinflussen (z. B. Diuretika, Kortikoide)	Intertrigo Xerosis cutis Skin Tears

Im Anschluss wird die Person nach Möglichkeit direkt befragt. Sofern eine Kommunikation nicht möglich ist, können eventuell Angehörige die allgemeinen Fragen im Rahmen der Pflegeanamnese beantworten. Im Expertenstandard werden dazu beispielhafte Fragen vorgeschlagen:

Mögliche allgemeine Fragen an den Menschen mit Hautproblem/an die Angehörigen
- Haben Sie aktuell oder hatten Sie in der Vergangenheit Schwierigkeiten mit Ihrer Haut?
- Verwenden Sie Hautpflegeprodukte, und wenn ja, welche?
- Hat sich Ihre Haut in letzter Zeit verändert?
- Haben Sie Allergien oder Unverträglichkeiten?
- Schwitzen Sie oft oder sehr stark?
- Haben Sie Rötungen, Wunden oder andere wunde Stellen?
- Verspüren Sie ein Spannungsgefühl?
- Haben Sie häufig Blutergüsse oder reißt Ihre Haut rasch ein?
- Juckt oder schuppt Ihre Haut?
- Brennt oder schmerzt Ihre Haut?

Sofern sich aus diesen Fragen Hinweise auf eine Gefährdung der Hautintegrität ergeben, können im Assessment, der detaillierteren Einschätzung, weiterführende Fragen und Bereiche genauer betrachtet werden.

11.2.3 Assessment – tiefergehende Einschätzung

Detaillierte Fragen zur tiefergehenden Einschätzung werden untersucht, wenn sich bei der ersten Einschätzung Hinweise auf Hautprobleme oder entsprechende Risiken ergeben haben.

Mögliche weitergehende Bereiche zur tiefergehenden Einschätzung
- Fragen zur Körperpflege
- Einschätzung des pflegerischen Unterstützungsbedarfs
- Fragen zu Ess- und Trinkgewohnheiten, z. B. Mangelernährung, Adipositas
- Hinweise auf familiäre und berufliche Einflussfaktoren, beispielsweise Allergien, Einfluss schädigender Substanzen am Arbeitsplatz
- Einschätzung der individuellen Ressourcen
- Fragen zu Einschränkungen der Lebensqualität

Wenn sich im Gespräch zeigt, dass ausreichende Ressourcen vorhanden sind, eigenständig mit Risiken und Problemen der Haut umzugehen, beendet die Pflegefachkraft die vertiefte Einschätzung und dokumentiert das Ergebnis.

11.2.4 Hautinspektion

Wenn bei der Erstbefragung oder bei der Hautinspektion Hinweise auf ein Risiko festgestellt werden oder bei der Hautinspektion Veränderungen der Haut auffallen, sollten diese ebenfalls dokumentiert werden, entweder in der Pflegeanamnese, in der SIS oder in einem speziellen Hautformular. Die Auswahl des Formulars obliegt der Pflegeeinrichtung und wird in der Verfahrensanweisung hinterlegt.

Bei Risikogruppen oder neu aufgetretenen Einflussfaktoren, etwa bei akuter Diarrhoe, Hitze oder bei der Neuverordnung einer entsprechenden Medikation erfolgt eine anlassbezogene Wiederholung.

Bei Menschen mit vorhandenen Risiko- oder Einflussfaktoren sollte mindestens einmal pro Woche, z. B. bei der Körperpflege erneut eine Hautinspektion des gesamten Körpers oder bei bestimmten Erkrankungen der besonders gefährdeten Körperstellen, durchgeführt werden. Das gleiche gilt natürlich auch für Menschen mit bereits bestehenden Hautproblemen. Dabei sollten folgende Beobachtungen erfolgen und dokumentiert werden:

Hautinspektion
1. Textur (Hautbeschaffenheit)
2. Turgor (Spannungszustand)
3. Läsionen
4. Farbe/Haare
5. Temperatur
6. Ödeme

Palpation

Bei Hautdefekten wird üblicherweise eine Wunddokumentation, möglichst mit Fotodokumentation angelegt. Dabei sollte berücksichtigt werden, dass auch die Wundumgebung geschädigt sein kann und bei der Hautpflege besonders beachtet werden muss. Das International Skin Tears Advisory Panel ISTAP hat sich im Zusammenhanf mit Skin Tears intensiv mit der Wundumgebung beschäftigt und dazu Best Practice Empfehlungen veröffentlicht.

> Bei Bedarf sollte weitere Fachexpertise, etwa Wundmanager, Kontinenzberater, Diätassistenten oder Ernährungsberater etc. hinzugezogen werden oder fachärztliche Konsile, beispielsweise Dermatologie, Angiologie, Phlebologie etc. angefordert bzw. durchgeführt werden.

Bei Menschen mit einer Inkontinenz und einem entsprechenden Risiko für eine IAD müssen insbesondere die perinealen und perianalen Hautstellen sowie die Genitalregion auf Hinweise für vermehrte Hautfeuchtigkeit, Rötungen und Erosionen untersucht werden.

Menschen mit einem Risiko für Skin Tears, insbesondere ältere Menschen, chronisch kranke Menschen und Menschen mit einer lokalen oder systemischen Kortisontherapie, bedürfen einer frühzeitigen Identifikation. Es sollen vor allem Arme, Handrücken und Beine inspiziert und auf atrophe („dünne") verletzliche Haut, Einblutungen und abgeheilte Skin Tears geachtet werden.

Zur Einschätzung einer Xerosis cutis werden Gesicht und Kopfhaut, Körperstamm, Hände, jedoch insbesondere die Beine und Füße sowie ggf. der Intimbereich inspiziert. Da die Ursachen für eine Xerosis cutis sowohl exogen (z. B. Waschverhalten, berufliche Einflussfaktoren) als auch endogen (z. B. Alter, bestimmte Erkrankungen, Nebenwirkungen von Medikamenten) bedingt sein können, spielen die Erkenntnisse aus der umfassenden Anamnese eine zentrale Rolle.

Bei Durchblutungsstörungen soll die Haut an den Unterschenkeln inspiziert werden (z. B. glänzend, haarlos, Farbveränderungen), außerdem Zehenzwischenräume und Zehennägel.

11.3 Standardkriterium 2

S2a Die Pflegefachkraft verfügt über Kompetenzen zur Planung und Koordination von Maßnahmen zur Erhaltung und Förderung der Hautintegrität. **S2b** Die Einrichtung verfügt über eine Verfahrensregelung zur Erhaltung und Förderung der Hautintegrität. **P2** Die Pflegefachkraft plant gemeinsam mit dem Menschen mit hautbezogenen Risiken und Problemen und ggf. seinen Angehörigen individuelle Maßnahmen für die Erhaltung und Förderung der Hautintegrität. **E2** Ein individueller Maßnahmenplan zur Erhaltung und Förderung der Hautintegrität unter Berücksichtigung der Selbstmanagementkompetenzen und Ressourcen von Menschen mit hautbezogenen Risiken und Problemen liegt vor.

11.3.1 Implementierung

Zur Implementierung dieses Standardkriteriums benötigt jede Pflegeeinrichtung eine eigene Verfahrensregel bzw. einen hausinternen Standard, in dem das Vorgehen an die eigenen Rahmbedingungen angepasst dargestellt wird.

> Die Hersteller von Hautpflegeprodukten und Inkontinenzmaterial haben zum Teil Verfahrensregeln, Fortbildungen und Flyer erstellt, die sich meist an den eigenen Produkten orientieren. Diese können häufig nicht 1:1 übernommen werden, da die Produktbeschaffung nicht immer Aufgabe der Pflegeeinrichtung ist und gerade im ambulanten oder langzeitstationären Bereich der pflegebedürftige Mensch oder seine Angehörigen die Hautmittel kaufen.

Aufgabe der Pflegeeinrichtung ist deshalb oft die Beratung zu den vorhandenen Pflegeprodukten, etwa wenn sie vom Pflegebedürftigen oder seinen Angehörigen beschafft werden. Dabei kann die Überprüfung der Inhaltsstoffe hilfreich sein. Aber auch im Krankenhaus ist es sinnvoll, die Pflegeprodukte einer kritischen Überprüfung zu unterziehen, da oft eine Vielzahl von Reinigungs- und Pflegemitteln bevorratet wird.

Im Idealfall können die vorhandenen oder neue Produkte nach festgelegten Kriterien, zum Beispiel Inhaltsstoffe, Geruch, Verträglichkeit, Effektivität, Kosten und eigene Kriterien über einen gewissen Zeitraum beurteilt werden, um für die betreuten Personen geeignete Produkte auf dem Markt zu finden. Vermutlich wird der oftmals sehr unübersichtliche Bestand dadurch sogar reduziert und übersichtlicher. Der Expertenstandard empfiehlt dafür die Bildung eines Gremiums von Experten aus den beteiligten Bereichen, beispielsweise Hautexperten, Einkauf, Apotheke etc.

Pflegeheim

In vielen Bundesländern sind Pflegeheime auch verpflichtet kostenlose Pflegeprodukte zur Verfügung zu stellen. Die Beschaffung orientiert sich dabei meist auch am Preis der Produkte. Auch hier ist es sinnvoll zu prüfen, welche Inhaltsstoffe enthalten sind. Meist gibt es günstige Alternativen, die von der Zusammensetzung hautfreundlicher sind.

Sinnvoll ist es außerdem, diese Beratungsinhalte in einem hauseigenen Flyer zusammenzustellen, auch wenn dafür ein gewisser Zeitaufwand erforderlich ist. Die betreuten Menschen profitieren aber davon, Flyer zu erhalten, die in der Realität auch umsetzbar sind.

Ein weiterer Punkt der Implementierung ist die Anpassung der Dokumentation an die jeweiligen Inhalte des Standards. Generell benötigt man in der Umsetzung eine Anpassung der pflegerischen Informationssammlung bzw. des Risikoassessments, um die Inhalte der ersten und tiefergehenden Einschätzung abbilden zu können.

Prinzipiell kann man davon ausgehen, dass in bestimmten Bereichen ausschließlich Menschen mit einem Risiko betreut werden, beispielsweise haben im Pflegeheim die allermeisten Bewohner und auf der Früh- und Neugeborenenstation alle Patienten aufgrund ihres Alters ein Risiko in der Ersteinschätzung. In diesen Bereichen kann auf das Screening verzichtet werden und direkt eine detaillierte Einschätzung erfolgen.

Generell kann versucht werden, bereits vorhandene Formulare zu nutzen, um den Dokumentationsaufwand möglichst gering zu halten. Wenn eine Software verwendet wird,

11

ist es vielleicht ausreichend, Informationen über einen Tooltip bzw. Mouseover, also ein kleines Pop-up Fenster einzublenden, das erscheint, wenn beim Ausfüllen eines Formulars der Mauszeiger eine kurze Zeit unbewegt über dem entsprechenden Element verweilt.

Dadurch wird die Pflegefachkraft einerseits befähigt, Einschränkungen der Hautintegrität zu erkennen und erfassen und andererseits individuelle Maßnahmen gemeinsam mit dem Menschen mit Risiken oder Problemen bzw. seinen Angehörigen zu planen. Selbstverständlich müssen die Pflegefachkräfte vorab geschult werden.

Wenn Menschen betreut werden, die spezielle Risiken für bestimmte Hautprobleme aufweisen, kann außerdem ein Risikoformular für das jeweilige Hautproblem verwendet werden, beispielsweise die deutsche Version des Klassifikationsinstruments für Skin Tears der International Skin Tears Advisory Panel (ISTAP) der Universität Gent oder das Ghent Global IAD Categorisation Tool Version 1.0 (GLOBIAD).

> Die Initiative chronische Wunden e. V. hat auf Ihrer Homepage zum Thema Skin Tears und Inkontinenz assoziierte Dermatitis ebenfalls hilfreiche Inhalte und Ein-Minuten-Fortbildungen hinterlegt, die einerseits bei der Schulung der Pflegefachkraft und andererseits bei der Erstellung der hauseigenen Verfahrensregelung nützlich sein können.

11.4 Standardkriterium 3

S3 Die Pflegefachkraft verfügt über die Kompetenz zur Information, Schulung und Beratung zur Erhaltung und Förderung der Hautintegrität. **P3a** Die Pflegefachkraft informiert, schult und berät den Menschen mit hautbezogenen Risiken und Problemen und ggf. seine Angehörigen und fördert dabei die Selbstmanagementkompetenzen. **P3b** Die Pflegefachkraft zieht bei speziellem Informations-, Schulungs- und Beratungsbedarf weitere Expertise hinzu. **E3** Der Mensch mit hautbezogenen Risiken und Problemen und ggf. seine Angehörigen kennen die Bedeutung einer intakten Haut und wirken auf der Basis ihrer Möglichkeiten an der Umsetzung von Maßnahmen zur Erhaltung und Förderung der Hautintegrität mit.

11.4.1 Implementierung

Im Expertenstandard werden zunächst die Begriffe Informieren, Schulen und Beraten an und für sich definiert:

> **Informieren**
>
> Weitergabe von Informationen mit dem Ziel, Wissen zur Verfügung zu stellen.
>
> **Schulen**
> Vermittlung von krankheits- und problembezogenem Wissen, Fähigkeiten und Fertigkeiten.
>
> **Beraten**
> Auf Grundlage einer Problemanalyse werden gemeinsame Ziele definiert und Strategien erarbeitet (einmalig oder mehrere Termine).

Die fachliche und personale Kompetenz der Pflegefachkraft wurde bereits in den vorherigen Standardkriterien betrachtet. Der Expertenstandard gibt aber auch Hinweise auf Informationsquellen, die bei der Umsetzung des Standardkriteriums nützlich sind, da es bisher wenig Material dazu gibt.

Bei Bedarf können aber pflegerische und ärztliche Expertise bei der Beratung unterstützend zum Einsatz kommen, etwa Wundmanager, Stomaexperten, Kontinenzberater, Ernährungsberater oder fachärztliche Expertise, wobei gerade in diesem Bereich auch die Telemedizin zukünftig eine größere Rolle spielen könnte.

> Außerdem kann auf diesem Weg ein hauseigener Flyer erstellt werden. Wichtige Informationen für Angehörige finden sich auch im Ratgeber Körperpflege des Zentrums für Qualität in der Pflege ZQP, der auf der Homepage des ZQP heruntergeladen werden oder als Druckversion kostenfrei bestellt werden kann. Auch auf Kurse für pflegende Angehörige kann verwiesen werden.

Bei der Hautreinigung und Hautpflege von Säuglingen und Kindern spielt die Schulung der Eltern eine Sonderrolle.

Kinderklinik

Neugeborene werden ab dem zweiten Lebenstag bevorzugt durch Wannenbäder gereinigt, wobei die Wassertemperatur bei 37° Celsius liegen sollte und die Badezeit idealerweise fünf Minuten beträgt. Reinigungsmittel müssen sparsam eingesetzt und speziell für Säuglinge deklarierte Feuchttücher und Pflegemittel, vor allem bei trockener Haut, sollten bei der Schulung der Eltern berücksichtigt werden. Die Raumtemperatur und die Hautinspektion sind in diesem Zusammenhang ebenfalls wichtig.

11.5 Standardkriterium 4

S4a Die Pflegefachkraft verfügt über aktuelles zielgruppenspezifisches Wissen und die Kompetenz zur Umsetzung von pflegerischen Maßnahmen zur Erhaltung und Förderung der Hautintegrität. **S4b** Die Einrichtung trägt Sorge dafür, entsprechend den organisatorischen Rahmenbedingungen, adäquate Hautmittel und Materialien zur Verfügung zu stellen. **P4** Die Pflegefachkraft wendet in Abstimmung mit dem Menschen mit hautbezogenen Risiken und Problemen und ggf. seinen Angehörigen die pflegerischen Maßnahmen zur Erhaltung und Förderung der Hautintegrität an. **E4** Die Maßnahmen zur Pflege der Haut sind entsprechend der Maßnahmenplanung und der Bedarfe und Bedürfnisse des Menschen mit hautbezogenen Risiken und Problemen durchgeführt.

11.5.1 Implementierung

In diesem Standardkriterium werden ganz detaillierte Informationen und Pflegeinterventionen zu den vier Hautproblemen Xerosis cutis, IAD, Intertrigo und Skin Tears benannt. Allgemeine Grundregeln der Hautreinigung bei Erwachsenen wurden bereits in ► Abschn. 11.1 (► Abschn. 11.1.2.1) erläutert.

11.5.1.1 Xerosis cutis

Definition Unter Xerosis cutis, Synonym trockene Haut, Xerose, Xerodermie, versteht man einen hydrolipidarmen Hautzustand, der gekennzeichnet ist durch eine verminderte Quantität und/oder Qualität von Lipiden und/oder hydrophilen Substanzen, dem sog. Natural Moisturizing Factor; ICD-10 L85.3, ICD-11 ED54.

Symptome Schuppen, Erythem, Juckreiz, Exkoriationen.

Einteilung der Xerosis cutis
- Grad 1 leicht Wasser, rückfettende Hautmittel
- Grad 2 mittel Selektive Hautreinigung (Teilwaschung Achseln, Hautfalten, Genitalbereich)

— Grad 3 schwer nicht mit Wasser reinigen, Feuchttücher mit Hautmittel zum Verbleib

11.5.1.2 Pflegeinterventionen bei Xerosis cutis

Unter Basistherapeutika bei der Behandlung der Xerosis cutis versteht man Dermokosmetika mit rückfeuchtenden, rückfettenden, filmbildenden, hautberuhigenden und/oder juckreizlindernden aktiven Inhaltsstoffen.

Pflege bei Xerosis cutis:
— Hautreinigung: grundsätzlich sparsamer Einsatz von Hautreinigungsmitteln, möglichst rückfettendes Produkt
— Hautpflege grundsätzlich mit lipophilen Produkten
— Bei Menschen mit Diabetes tgl. schonende Reinigung mit pH-neutralen Produkten und tägliche Inspektion, Zehenzwischenräume sorgfältig und schonend abtrocknen, möglichst keine Fußbäder, tgl. Pflege mit lipophilen Produkten
— Bei Menschen mit chronischer venöser Insuffizienz (CVI) sollte beim täglichen Wechsel der medizinischen Kompressionsstrümpfe die Haut mit einem pH-neutralen Produkt (pH-Wert <7) gereinigt und anschließend ein lipophiles Hautmittel zum Verbleib aufgetragen werden (nach dem Auftragen und vor dem Anziehen circa 10 min warten), zusätzlich Hautpflege abends, wenn die Kompressionsstrümpfe ausgezogen werden

11.5.1.3 Intertrigo

Definition Die Intertrigo, auch intertriginöses Ekzem, sind entzündliche, juckende, brennende Hautstellen, die durch Feuchtigkeit und Scheuern in einer Hautfalte entstehen; ICD-10 L30.4, ICD-11 EK02.20.

Symptome Rötung, Brennen, Juckreiz, vor allem in Hautfalten.

11.5.1.4 Pflegeinterventionen bei Intertrigo

— Hautreinigung mit lauwarmem Wasser ohne Zusatz bzw. sehr milde Hautreinigungsmittel oder rückfettenden Produkten Eventuell Hautreinigung mit Reinigungstüchern mit Hautpflegemittel, sogenannte no-rinse Produkte

❶ Wasser hat grundsätzlich immer eine austrocknende Wirkung.

— pH-neutral bis sauer <7, keine alkalischen Seifen!
— Alternativ weiche Einmalwaschlappen
— Sanfter Druck, Abtupfen, nicht reiben, Hautfalten gut trocknen
— B. Bd. schützende Barrierecreme dünn auftragen, allerdings abhängig vom Produkt nicht bei Pilzbefall und Infektion, gut trocknen lassen
— Silberimprägnierte Textilien oder Vlies- bzw., Baumwollkompressen in Hautfalten
— Auswahl der Kleidung: atmungsaktiv, Haut-auf-Haut vermeiden
— Mobilität erhalten und fördern

❶ Keine Verwendung von Puder, Farbstoffen, Zinkpaste, paraffinhaltige Produkte, z. B. Melkfett da sie die Haut abdecken und die Atmung der Haut und die Hautinspektion behindern.

11.5.1.5 Inkontinenzassoziierte Dermatitis IAD

Definition Die Inkontinenzassoziierte Dermatitis IAD, auch feuchtigkeitsassoziierte Dermatitis FAD, umfasst eine oberflächliche, lokale Entzündung und Läsionen, die durch den ständigen Kontakt der Haut mit Stuhl bzw. Harn entstehen; ICD-10 L24, ICD-11 EK02.22.

Symptome Erythem, Schmerzen.

11.5.1.6 Pflegeinterventionen bei Inkontinenzassoziierter Dermatitis IAD

- Hautreinigung so schonend, wie möglich mit lauwarmem Wasser
- Eingetrocknete Verschmutzungen können mit einem feuchten Tuch oder Einmalwaschlappen rehydriert werden, bevor sie ohne starke mechanische Belastung entfernt werden.
- Alternativ Reinigung mit Hautreinigungstüchern
- Regelmäßiger Wechsel des Inkontinenzmaterials
- Inkontinenzmaterial mit Superabsorber verwenden
- Barriere Cremes können zum Schutz der Haut eingesetzt werden.
- Bei akuten Diarrhoen können Barriere Cremes verwendet werden, um die Haut vor einer Schädigung zu bewahren. Alternativ können aber auch Stuhlkollektoren verwendet werden, wenn der häufige Wechsel des Inkontinenzmaterials nicht ausreicht.

11.5.1.7 Skin Tears

Definition Skin Tears, Hautrisse, Abschürfung, Ablederung, sind traumatische Wunden. Laut ISTAP werden hierbei die Hautschichten – Epidermis (Oberhaut) und Dermis (Lederhaut) - voneinander und ggf. vom darunterliegenden Gewebe getrennt, z. B. durch Scherkräfte, Reibung und/oder stumpfe, mechanische Krafteinwirkung; ICD-10 kein Code, „Einrisse fragiler Haut", ICD-11 NA/NB/NC/ND.

Symptome Oberflächlicher traumatischer Hautdefekt, Schmerzen.

11.5.1.8 Pflegeinterventionen bei Skin Tears

- Verzicht auf klebende Verbandmittel und -fixierungen. Alternativ sind silikonbeschichtete (haftende) Verbandmittel zu verwenden, die sich atraumatisch entfernen lassen. In Fällen einer stärkeren Silikonhaftung erleichtert ein wenig Wasser das atraumatische Ablösen.
- Alternative Fixiermethoden, wie Anwickeln, Schlauch- und Netzverbände von nicht-haftenden Verbandmitteln können ebenfalls in Erwägung gezogen werden.
- Bei Menschen, die mobil sind, sollten Maßnahmen der Sturzprophylaxe ergriffen werden.
- Herstellen einer sicheren Umgebung durch ausreichende Beleuchtung und ggf. das Abpolstern von Ecken und Kanten.
- Vermeiden von Verletzungen durch ein sehr vorsichtiges manuelles Handling bei pflegerischen Maßnahmen oder der Unterstützung bei der Mobilisation.
- Schützen der Extremitäten durch Schienbein- und Armschoner.
- Tragen langärmliger und langbeiniger Kleidung.
- Verzicht auf scharfkantigen Schmuck und lange Fingernägel

11.6 Standardkriterium 5

S5 Die Pflegefachkraft verfügt über die Kompetenz, die Wirksamkeit der pflegerischen Maßnahmen auf die Hautintegrität zu beurteilen. **P5** Die Pflegefachkraft beurteilt in individuell festzulegenden Zeitabständen und anlassbezogen die Wirksamkeit pflegerischer Maßnahmen. **E5** Die Hautintegrität ist gefördert und erhalten.

11.6.1 Implementierung

Die Evaluation der Wirksamkeit der jeweiligen Maßnahmen erfolgt in individuellen Abständen, abhängig von Risikofaktoren und Erkrankungen, jedoch mindestens wöchentlich bei der Hautinspektion im Rahmen der Körperpflege und bei akuten Veränderungen, etwa Diarrhoe, Schwitzen,

Medikationsänderung etc. Hinterfragt werden:
- Subjektive Faktoren z. B. Veränderungen von Juckreiz, Brennen, Spannungsgefühl oder Schmerzen
- Objektive Faktoren z. B. Veränderungen bei Trockenheit, Schuppung(en), Rötungen oder Mazerationen der Haut, Ausbleiben von Skin Tears

Die Ergebnisse der Evaluation werden an geeigneter Stelle dokumentiert und für die Aktualisierung der gemeinsamen Planung mit dem Betroffenen oder seinen Angehörigen berücksichtigt.

11.7 Dokumentation

Für die Implementierung des Expertenstandards Förderung der Hautintegrität in der Pflege sind an die Einrichtung angepasste Formulare erforderlich.
Formulare:
- Pflegeanamnese
- Risikoassessment
- Ggf. Spezifisches Instrument z. B. Skin Tears (ISTAP Klassifikationsinstrument) oder IAD (GLOBIAD Skala)
- Behandlungsplan bzw. Pflegeplan
- Ggf. Ärztliche Anordnung
- Fallbesprechung
- Informations- und Schulungsmaterial, z. B. Flyer, ZQP-Ratgeber

Um geeignete Formulare zu finden, die sich an den Bedürfnissen der betreuten Patientengruppe orientiert, ist es sinnvoll, zunächst verschiedene Formulare zu testen, oder ein geeignetes Formular selbst zu erstellen.

11.8 Organisation

Auch bei diesem Expertenstandard spielt die Fachkompetenz der Pflegekraft eine entscheidende Rolle, sodass zunächst die

Schulung aller Pflegekräfte zu den Inhalten der Standardkriterien erfolgen muss. Hilfreich hierbei sind gegebenenfalls auch (kooperierende) Wundexperten oder Dermatologen, abhängig von der Struktur der Pflegeeinrichtung.

Die Überprüfung der vorhandenen oder zukünftigen Pflegeprodukte ist ein weiterer wichtiger Faktor bei der Organisation der Implementierung. Ebenso ist die Anpassung der Dokumentation und die Erstellung von Flyern und Informationsmaterial ein Bestandteil organisatorischer Aufgaben, der die Akzeptanz der Inhalte beeinflusst, da die Implementierung trotz des großen Interesses der Fachöffentlichkeit an der Thematik nicht zu einer ausufernden Bürokratie führen sollte, da zeitliche Ressourcen ein zunehmend wichtiges Gut in der Pflege sind.

11.9 Auswirkungen des Expertenstandards

Bereits im Rahmen der modellhaften Implementierung fiel auf, dass die Hersteller von Pflegeprodukten den Expertenstandard zum Anlass nehmen, ihre Produkte zu bewerben. Generell ist jedoch davon auszugehen, dass die Beschäftigung mit einer Kernkompetenz der Pflege eine Verbesserung der pflegerischen Expertise bei der Förderung der Hautintegrität bewirkt und dadurch das Wohlbefinden der betreuten Menschen verbessern kann.

Literatur

Deutsches Netzwerk für Qualitätsentwicklung in der Pflege (Hrsg) (2015) Expertenstandard Schmerzmanagement in der Pflege bei chronischen Schmerzen Entwicklung - Konsentierung - Implementierung, Schriftenreihe des Deutschen Netzwerks für Qualitätsentwicklung in der Pflege (DNQP), Osnabrück

Lichterfeld-Kottner A, El Genedy M, Lahmann N, Blume-Peytavi U, Büscher A, Kottner J.

Maintaining skin integrity in the aged: a systematic review. Int J Nurs Stud. 2020 Mar;103:103509. ► https://doi.org/10.1016/j.ijnurstu.2019.103509. Epub 2019 Dec 23. PMID: 31945604

Beeckman D. & Van Tiggelen H. (2018) International Skin Tear Advisory Panel (ISTAP) Classification system – German version. Skin Integrity Research Group (SKINT), Ghent University. Available to download from ► www.skintghent.be

LeBlanc K, Beeckman D, Campbell K et al (2021) Best practice recommendations for prevention and management of periwound skin complications. Wounds International. ► www.woundsinternational.com

Stiftung Zentrum für Qualität in der Pflege ZQP-Ratgeber KÖRPERPFLEGE - PRAXISTIPPS FÜR-DEN PFLEGEALLTAG, 9. A, Berlin Körperpflege - Praxistipps für den Pflegealltag - Stiftung ZQP. Zugegriifen: 8. Okt 2023

Expertenstandards und Auditinstrumente | Hochschule Osnabrück (dnqp.de). Zugegriffen: 8. Okt 2023

GLOBIAD_German_12112018 (skintghent.be). Zugegriffen: 8. Okt 2023

► https://www.skintears.org/. Zugegriffen: 1. Okt 2023

One Minute Wonders (OMW) - Initiative Chronische Wunden e.V. (icwunden.de). Zugegriffen: 1. Okt 2023

11

Expertenstandard Erhaltung und Förderung der Mobilität in der Pflege

Inhaltsverzeichnis

Ergänzende Information Die elektronische Version dieses Kapitels enthält Zusatzmaterial, auf das über folgenden Link zugegriffen werden kann ▶ https://doi.org/10.1007/978-3-662-68474-0_12.

© Der/die Autor(en), exklusiv lizenziert an Springer-Verlag GmbH, DE, ein Teil von Springer Nature 2024
S. Schmidt, *Expertenstandards in der Pflege – eine Gebrauchsanleitung*,
https://doi.org/10.1007/978-3-662-68474-0_12

Der Auftrag zur Erstellung des ersten Expertenstandards nach § 113a SGB XI wurde im Jahr 2013 an das Deutsche Netzwerk für Qualitätsentwicklung in der Pflege DNQP vergeben. Der Entwurf wurde dann im März 2014 auf der Konsensuskonferenz vorgestellt und diskutiert. Zu diesem Zeitpunkt wurde der erste Expertenstandard nach diesem Verfahren in der Fachöffentlichkeit bereits mit Spannung erwartet, zumal das Thema Mobilität für alle Pflegeeinrichtungen relevant ist. Dieser konsentierte Entwurf wurde modellhaft in Pflegeeinrichtungen implementiert, wobei im Unterschied zu den bisherigen Expertenstandards nicht das DNQP hierfür verantwortlich war. Der Standard wurde zwar ebenfalls vom DNQP erstellt, die modellhafte Implementierung erfolgte jedoch 2016 durch ein Wissenschaftlerteam der Universität Bremen und ergab, dass der Expertenstandard zwar praxistauglich ist und die Kosten für die Einführung gering sind, eine Wirksamkeit konnte jedoch nicht nachgewiesen werden. Der erweiterte Qualitätsausschuss Pflege hat deshalb im Februar 2018 die freiwillige Einführung des Expertenstandards Mobilität für zunächst zwei Jahre beschlossen. Parallel soll eine Aktualisierung des Expertenstandards und eine Begleitforschung erfolgen. Die Ergebnisse und Inhalte der Aktualisierung werden in diesem Kapitel erläutert.

12.1 Pflegeweiterentwick-lungsgesetz

Im Jahr 2008 wurde durch das Pflegeweiterentwicklungsgesetz auch die Bedeutung der Expertenstandards gestärkt und deren Erarbeitung neu geregelt. Die Vertragspartner auf Bundesebene, also Vertreter von Pflegekassen und Pflegeeinrichtungen, werden in das Verfahren eingebunden. Dazu wurde beim GKV-Spitzenverband Bund der Krankenversicherung eine Geschäftsstelle eingerichtet, die den gesamten administrativen Ablauf mitgestaltet. Die Geschäftsstelle führt Ausschreibungen durch und vergibt nach Entscheidung durch die Vertragspartner den Auftrag zur Erstellung oder Aktualisierung eines Expertenstandards.

Das weitere Verfahren entspricht weitgehend dem Prozess, der auch bei denen bisher veröffentlichten Expertenstandards durchlaufen wurde. Unterschiede zeigten sich jedoch beispielsweise bei der modellhaften Implementierung und bei der Veröffentlichung.

> Ein Vorteil dieses Verfahrens ist es, dass die Pflegefachkraft nicht jeden einzelnen Expertenstandard anschaffen muss, da dieser im Bundesanzeiger veröffentlicht wird. Die Anschaffung war bisher mit Kosten und Aufwand verbunden.

Die Expertenarbeitsgruppe hatte in der Präambel des ersten Expertenstandards nach § 113a SGB XI angemerkt, dass eine Trennung der Institutionen, die den Expertenstandard erarbeiten und die die modellhafte Implementierung begleiten, nicht sinnvoll ist. Das Wissen der Experten, auch aus den Literaturstudien, ist vermutlich bei der praktischen Erprobung nicht so schnell abrufbar.

In der modellhaften Implementierung des Expertenstandard-Entwurfs durch die Universität Bremen wurden zur Untersuchung der Wirkung des Expertenstandards lediglich ausgewählte Parameter betrachtet. Vor einer Einführung des Expertenstandard-Entwurfs sah der damalige Abschlussbericht daher weiteren Forschungsbedarf. Entsprechend erfolgte dir reguläre Aktualisierung 2019 durch das Deutsche Netzwerk für Qualitätsentwicklung in der Pflege (DNQP). Die Literaturstudie zur 1. Aktualisierung des Expertenstandards Erhaltung und Förderung der Mobilität in der Pflege wurde durch das IPW unter der Leitung von Prof. Dr. Klaus Wingenfeld mit dem Ziel, neue Erkenntnisse zum Thema

Mobilitätsförderung zu identifizieren. Dabei stellt sich jedoch die Frage, inwieweit eine Wirksamkeit messbar ist und ob die Implementierung in der eigenen Pflegeeinrichtung generell zur Sensibilisierung für das Thema Mobilität beiträgt und dadurch zu einer Qualitätsverbesserung beiträgt, wie das auch bei anderen Expertenstandards zu beobachten ist.

❯ Das Vorgehen bei der Erstellung und modellhaften Implementierung wurde letztendlich aber auch vom Gesetzgeber als nicht sinnvoll erachtet und das Verfahren mit dem Pflegeunterstützungs- und -entlastungsgesetz wieder beendet.

Mobilität ist eine grundlegende Voraussetzung für Selbstständigkeit, soziale Teilhabe, Lebensqualität und subjektives Wohlbefinden. Bewegungsmangel gehört zu den wichtigsten Risikofaktoren für schwerwiegende Gesundheitsprobleme. Der Standard richtet sich an Einrichtungen der ambulanten, teilstationären und stationären Pflege, wobei eine Verbesserung der Mobilität in allen Pflegesektoren wichtig ist.

> **Mobilität**
>
> Der Expertenstandard definiert Mobilität als die Eigenbewegung des Menschen mit dem Ziel, sich fortzubewegen oder eine Lageveränderung des Körpers vorzunehmen. Die Berücksichtigung dieser Definition ist wichtig, um eine Abgrenzung von den Begriffen Aktivität oder Bewegung bzw. Beweglichkeit deutlich zu machen.

Bereits bei der Aktualisierung des Expertenstandards Dekubitusprophylaxe in der Pflege 2010 wurde deutlich, dass eine Differenzierung der Aktivität und der Mobilität notwendig ist. In der Aktualisierung dieses Expertenstandards wurde die Begrifflichkeit Mobilität erneut diskutiert, ebenso die Begriffe Erhaltung und Förderung, wobei

die Selbstbestimmung auch hier betont wird.

❯ Der größte Teil der Menschen, die professionell gepflegt werden, ist von Beeinträchtigungen der Mobilität betroffen, sodass eine Verbesserung der Mobilität ein zentrales Ziel der professionellen Pflege sein muss. Dadurch werden weitere Einschränkungen der Selbstständigkeit vermieden, die einen „Teufelskreis" zunehmender Pflegebedürftigkeit verursachen würden. Eine Beeinflussung der Mobilität ist prinzipiell möglich und sinnvoll.

12.2 Standardkriterium 1

S1 Die Pflegefachkraft verfügt über die Kompetenz, die Mobilität des pflegebedürftigen Menschen, Gründe für Mobilitätsbeeinträchtigungen sowie Umgebungsmerkmale, die für die Mobilität relevant sind, systematisch einzuschätzen und Gründe für Mobilitätsbeeinträchtigungen zu identifizieren. **P1** Die Pflegefachkraft schätzt zu Beginn des pflegerischen Auftrags die Mobilität des pflegebedürftigen Menschen sowie Probleme, Wünsche und Ressourcen im Zusammenhang mit der Erhaltung und Förderung der Mobilität ein. Sie wiederholt die Einschätzung regelmäßig in individuell festzulegenden Abständen sowie bei Veränderungen der mobilitätsrelevanten Einflussfaktoren.**E1** Eine aktuelle Einschätzung der vorhandenen Mobilität und möglicher Probleme und Ressourcen im Zusammenhang mit der Mobilität liegen vor. Die Entwicklung der Mobilität ist abgebildet.

12.2.1 Mobilitätsstatus

Grundlegend für die Einschätzung einer Mobilitätsbeeinträchtigung ist der Gedanke, dass jede Art von Pflegebedürftigkeit als erhöhtes Risiko betrachtet werden muss.

❯ Das bedeutet, dass eine Einschätzung der Pflegebedürftigkeit bereits ein Instrument des Screenings darstellt. Berücksichtigt werden sollten zusätzlich aber auch biografische, kognitive und psychische Beeinträchtigungen sowie die entsprechenden Ressourcen in diesen Bereichen.

Die folgenden Kriterien sind zur Einschätzung der Mobilität geeignet

1. **Aktueller Status der Mobilität:** Der aktuelle Status der Mobilität umfasst die Fähigkeit, selbstständig Lageveränderungen des Körpers vorzunehmen oder sich selbstständig über kurze Strecken fortzubewegen. Unabhängig davon, ob ein bestimmtes Einschätzungsinstrument verwendet wird oder diese Kriterien der Mobilität betrachtet werden, sollten folgende Fähigkeiten, zum Beispiel in der SIS® erfasst werden:
   - Selbstständige Lagewechsel in liegender Position (eingeschlossen ist dabei das selbstständige Aufrichten in eine sitzende Position)
   - Selbstständiges Halten einer aufrechten Sitzposition
   - Selbstständiger Transfer (aufstehen, sich hinsetzen, sich umsetzen)
   - Selbstständige Fortbewegung/ selbstständiges Gehen über kurze Strecken (Wohnräume)
   - Selbstständiges Treppensteigen
2. **Früherer Status der Mobilität:** um Veränderungen der Mobilität im Zeitverlauf zu erkennen, die aktuelle Situation besser beurteilen und bei Maßnahmen zur Mobilitätsförderung biografische Bezugspunkte bestimmen zu können.
3. **Einflussfaktoren:**
   - Individuelle körperliche Beeinträchtigungen und Ressourcen, die den aktuellen Status der Mobilität bestimmen.

   - Individuelle kognitive und psychische Beeinträchtigungen und Ressourcen, die für die Mobilität von Bedeutung sind.
   - Merkmale der materiellen und sozialen Umgebung
   - Erkrankungen und aktuell durchgeführte therapeutische Maßnahmen, denen ein besonderer Stellenwert für die individuelle Mobilität und ihre Entwicklung zukommt

Ein spezielles Instrument zur Einschätzung einer Mobilitäteinschränkung oder zur Beurteilung der Mobilität wird nicht empfohlen, die ursprünglich empfohlenen Instrumente sollten anhand der oben aufgeführten Kriterien geprüft werden, wenn eine Pflegeeinrichtung diese bereits nutzt.

Dabei handelte sich einerseits um komplexe Instrumente, die Pflegebedürftigkeit an sich berücksichtigen, und andererseits um spezifische Instrumente, die ausschließlich eine Bewertung der Mobilität ermöglichen.

Die Nutzung dieser Instrumente ist stark geprägt vom jeweiligen Pflegesektor, ein Instrument, das beispielsweise in der Rehabilitation sinnvoll ist, kann im ambulanten Bereich nicht angewendet werden. Aus diesem Grund werden an dieser Stelle lediglich Instrumente benannt. Außerdem ist an dieser Stelle zu bedenken, dass seit Einführung der SIS® die Nutzung von erster Einschätzung (Screening) und vertiefter Einschätzung (Assessment) immer wieder infrage gestellt wird. In den aktuellen Schulungsunterlagen des Projektbüros ein-step wird diese Fragestellung aufgegriffen und ausführlich erläutert.

» Die Risikomatrix hat die Funktion einer fachlichen „Befunderhebung" durch die Pflegefachkraft und erfordert je nach Ergebnis zusätzlich eine Entscheidung zum weiteren Vorgehen. ▶ https://www.ein-step. de/schulungsunterlagen/schulungsunterlagen/

❯ Unabhängig davon ist eine sinnvolle Maßnahmenplanung in der Tagesstruktur nur möglich, wenn zuvor die Ursachen und Ressourcen genauer analysiert wurden. Deshalb werden an dieser Stelle die ursprünglichen Instrumente aufgeführt.

Komplexe Instrumente:
- Barthel-Index (Anhang 6)
- FIM (Anhang 7)
- Geriatrisches Assessment
- Pflegeabhängigkeitsskala
- Resident Assessment Instrument RAI
- Neues Begutachtungsinstrument NBA zur Einschätzung der Pflegebedürftigkeit
- EASYCare, entwickelt im Rahmen eines WHO-Projekts

Praxistipp

Die Nutzung derartiger Instrumente stellt auch eine Schnittstelle zum Expertenstandard Entlassungsmanagement in der Pflege (▶ Kap. 3) dar und ist sicher in diesem Zusammenhang relevant, für den praktischen Pflegealltag ist eine Einschätzung aufgrund des hohen Zeitaufwandes jedoch nicht immer praktizierbar.

Bei den spezifischen Instrumenten wurden zahlreiche Test genannt, die prinzipiell verwendet werden könnten. Auch hier erfolgt nur eine kurze Aufzählung, da eine Empfehlung für einzelne Pflegesektoren im Rahmen dieses Kapitels nicht möglich ist.

Spezifische Instrumente:
- Timed Up and Go Test (TUG)
- 10-m-Gehtest (10mGT)
- Back Performance Scale
- Dynamic Gait Index
- Esslinger Transferskala
- General Motor Function Assessment Scale (GMF)
- Lie-to-Sit-to-Stand-to-Walk Transfer (LSSWT)

- Motor Assessment Scale (MAS)
- Rivermead Mobility Index (RMI)
- Six-minute walk test (6MWT)
- Short Physical Performance Battery (SPPB)
- Erfassungsbogen Mobilität (EBoMo)
- Performance Oriented Mobility Assessment (POMA)
- Kurzversion des „Late Life Function and Disability Instruments" (LLFDI)
- De Morton Mobility Index (Demmi)
- Sonstige Methoden und Instrumente

Von diesen Verfahren ist vor allem der Timed-Up-and-Go-Test TUG erwähnenswert, da er bereits im Rahmen des Expertenstandards Sturzprophylaxe eine Rolle spielte. Eine flächendeckende Durchführung im praktischen Pflegealltag ist jedoch nicht zu erwarten, zumal im Rahmen der Aktualisierung des Expertenstandards ein „umfassenderer" Blick auf das Sturzrisiko (▶ Kap. 5) empfohlen wird.

Pflegeheim

Der Erfassungsbogen Mobilität EboMo, wurde von der Universität Witten/Herdecke erstellt und ist besonders geeignet, die Mobilität von Pflegeheimbewohnern zu beurteilen. Er besteht aus 14 Items und ist dadurch auch vom Umfang her im Alltag nutzbar. Die Items bestehen aus Fragen zu den Bereichen:
- Positionswechsel im Bett
- Transfer
- Sitzen im Stuhl
- Stehen/Gehen/Treppensteigen
- Bewegung innerhalb/außerhalb der Einrichtung

Besondere Aufmerksamkeit wurde in den ursprünglichen Kommentierungen auch Faktoren geschenkt, die von außen dazu beitragen können, die Mobilität einzuschränken, bis hin zur Bettlägerigkeit. Dabei wurden Therapien und Hilfsmittel untersucht, die von Ärzten, Pflegekräften oder Angehörigen eingesetzt werden, um den Betroffenen zu unterstützen. Möglicherweise entwickelt sich jedoch gerade durch diese Maßnahmen ein Mobilitätsverlust.

> Mobilität ist deshalb notwendig, der Pflegedienst kann eine geeignete Form dafür selbst festlegen. Entscheidend ist in diesem Zusammenhang das Thema Beratung.

Praxistipp

Besonders gängig ist die Verwendung des Hilfsmittels Rollstuhl, der jedoch im Alltag eher als Sitzmöbel genutzt wird und dadurch seine eigentliche Funktion als Fortbewegungsmittel verliert. Rollstühle werden auch eingesetzt, um Zeit zu sparen oder wenn befürchtet wird, dass der Pflegebedürftige stürzen könnte.

Gerade in der Langzeitpflege ist zu beobachten, dass der Transfer von einem Rollstuhl als Fortbewegungsmittel in ein richtiges Sitzmöbel nicht regulär stattfindet.

> Der Abbau von körperlichen Fähigkeiten, auch als Folge des Alterungsprozesses, und die Wirksamkeit von bewegungsfördernden Maßnahmen ist nur durch eine wiederholte Einschätzung möglich.

Die Einschätzung sollte ohne größeren Dokumentationsaufwand erfolgen und dazu beitragen, dass Informationen zum Status und Verlauf der Mobilität auch beim Übergang von einem zum anderen Pflegesektor unterstützen können. Dies betrifft auch den Übergang von der Akut- in die Langzeitversorgung.

Ambulante Pflege

Im ambulanten Bereich muss die Mobilitätsförderung nicht zwingend Bestandteil des pflegerischen Auftrags sein, sie ist jedoch Bestandteil einer angemessenen Pflegequalität. Eine Einschätzung der

Die Kompetenz der Pflegefachkraft ermöglicht es, den Mobilitätsstatus durch knappe Formulierungen festzuhalten. Im Expertenstandard wurden Beispiele für diese Beschreibung aufgeführt:

- **Weitgehende Immobilität**
- Der Betroffene besitzt Ressourcen, die es ihm ermöglichen, Mikrobewegungen oder Positionswechsel im Bett selbstständig durchzuführen. Diese Bewegungen können bei Pflegehandlungen aktiv genutzt und gefördert werden, beispielsweise durch das „nach unten Treten" der Bettdecke.
- **Teilmobilität außerhalb des Bettes**
- Der Betroffene kann aktiv bei Transfers mitarbeiten oder ist in der Lage, frei zu sitzen oder kurz zu stehen. Die Zeit außerhalb des Bettes kann auch als Indikator für eine Mobilitätsverbesserung durch die Maßnahmen genutzt werden.
- **Mobilität außerhalb des Bettes**
- Der Betroffene kann eigenständig Transfers ausführen oder ist in der Lage, sich im Raum gehend oder mit Hilfsmitteln fortzubewegen. In diesem Fall müssen Umgebungsfaktoren unter dem Aspekt der Sturzprophylaxe bedacht werden. Die Umgebung kann jedoch auch eine Ressource sein, beispielsweise dann, wenn dadurch das Festhalten möglich und die Selbstständigkeit verbessert werden.

12.3 Standardkriterium 2

S2a Die Pflegefachkraft verfügt über die Kompetenz zur Planung und Koordination von Maßnahmen zur Erhaltung und Förderung der Mobilität. **S2b** Die Einrichtung stellt sicher, dass Maßnahmen zur

Erhaltung und Förderung der Mobilität fester Bestandteil des internen Qualitätsmanagements sind. **P2** Die Pflegefachkraft plant und koordiniert in enger Absprache mit dem pflegebedürftigen Menschen und gegebenenfalls seinen Angehörigen sowie weiterer Berufsgruppen individuelle Maßnahmen zur Erhaltung und Förderung der Mobilität unter Berücksichtigung seiner Präferenzen. Sie sorgt für eine kontinuierliche Umsetzung des Maßnahmenplans. **E2** Ein individueller Maßnahmenplan mit den vereinbarten Maßnahmen zur Erhaltung und Förderung der Mobilität des pflegebedürftigen Menschen liegt vor.

12.3.1 Internes Qualitätsmanagement

In diesem Standardkriterium wird festgelegt, welche Aufgaben die Pflegefachkraft und welche Aufgaben die Pflegeeinrichtung im Rahmen der Koordination und Kooperation übernimmt. Prinzipiell ist es Aufgabe der Pflegeeinrichtung, Voraussetzungen zu schaffen, die eine Mobilitätsförderung im Pflegealltag bewirken. Eine Verfahrensregelung wurde in den bisherigen Expertenstandards als Grundlage betrachtet, in diesem Expertenstandard wird allgemein das interne Qualitätsmanagement benannt.

Inhalte des QMHB zur Mobilitätsförderung:
- Stellenwert der Mobilitätsförderung
- Konzeption
- Vorgehensweise
- Angebote innerhalb der Einrichtung
- Fortbildung der Mitarbeiter
- Schulungen von pflegebedürftigen Menschen und ihren Angehörigen
- Einsatz von einwandfreien Hilfsmitteln
- Möglichkeit der Umgebungsgestaltung
- Kompetenzen der beteiligten Stellen
- Verantwortung der Berufsgruppen
- Informationsweitergabe

- Durchführung von Fallbesprechungen
- Bei externen Anbietern: Organisation von Beförderung und Begleitung

Entsprechend der Vorgaben im Qualitätsmanagement-Handbuch sind die Aufgabenbereiche der Pflegefachkraft benannt. Diese variieren abhängig von der Art der jeweiligen Pflegeeinrichtung.

Ambulante Pflege

Im ambulanten Bereich, in dem die Mobilitätsförderung vor allem in der Beratung eine Rolle spielt, sollte deshalb ein umfassendes Beratungskonzept vorliegen. Die Berücksichtigung der räumlichen Umgebung ist in diesem Zusammenhang zu erwähnen, ähnlich wie im Expertenstandard Sturzprophylaxe (► Kap. 5).

Selbstverständlich ist die Umgebungsgestaltung auch in allen anderen Pflegeeinrichtungen ein entscheidender Faktor, allerdings sind die Gestaltungsmöglichkeiten beispielsweise in der stationären Langzeitpflege vielfältiger. Über die Barrierefreiheit hinaus können Anregungen zur Mobilitätsförderung durch die räumliche aber auch durch die soziale Umgebung angeboten werden.

So können beispielsweise Angebote der sozialen Betreuung oder die Organisation der Speisenversorgung Einfluss auf die Mobilität haben. Abhängig von Vorlieben und Gewohnheiten der pflegebedürftigen Person kann eine Gruppenveranstaltung oder ein Frühstücksbuffet mobilitätsfördernd sein, aber auch das genaue Gegenteil bewirken. In teilstationären und stationären Einrichtungen ist die Verbesserung der Motivation, sich zu bewegen, ein entscheidender Faktor.

Die Arbeitsgruppe hat deshalb auch die möglichen Einflussbereiche der Pflegefachkraft beschrieben.

Aufgaben der Pflegefachkraft:
- Berücksichtigung und Erhebung von Vorlieben, Wünschen und biografischen Gewohnheiten
- Durchführung der Bezugspflege
- Kooperation mit anderen Berufsgruppen, z. B. Ergotherapeuten, Betreuungskräften, Physiotherapeuten, Ärzten, Initiierung von Fallbesprechungen
- Koordination von Angeboten innerhalb der Einrichtung
- Kooperation mit externen Anbietern, z. B Pfarr-/Gemeinde, Sportverein, Volkshochschule
- Kontinuität der Maßnahmen

Informationsmaterial

Wichtige Informationen für Pflegefachkräfte und Menschen mit Einschränkungen der Mobilität bzw. Angehörige werden von der Stiftung ZQP Zentrum für Qualität in der Pflege in Form von Broschüren und Videos für Laien und Arbeitshilfen für Pflegefachkräfte angeboten ► https://www.zqp.de/thema/mobilitaet/#einleitung. Bei den Arbeitshilfen können ausführliche Informationen zu verschiedenen Programmen heruntergeladen werden.

12.4 Standardkriterium 3

S3a Die Pflegefachkraft verfügt über die Kompetenz, den pflegebedürftigen Menschen und gegebenenfalls seine Angehörigen über die Bedeutung von Mobilität für die Gesundheit und den Erhalt von Selbstständigkeit zu informieren und sie durch Beratung und Anleitung darin zu unterstützen, Maßnahmen der Erhaltung und Förderung der Mobilität in ihren Lebensalltag zu integrieren. **S3b** Die Einrichtung stellt

Material zur Information, Beratung und Anleitung pflegebedürftiger Menschen und ihrer Angehörigen zur Verfügung. **P3** Die Pflegefachkraft bietet dem pflegebedürftigen Menschen und gegebenenfalls seine Angehörigen Information, Beratung und Anleitung unter Berücksichtigung der bei der Einschätzung identifizierten Probleme, Wünsche und Ressourcen an. **E3** Der pflegebedürftige Mensch und gegebenenfalls seine Angehörigen sind über die Auswirkungen einer eingeschränkten Mobilität sowie Möglichkeiten zur Erhaltung und Förderung von Mobilität informiert.

12.4.1 Information, Schulung und Beratung

In diesem Standardkriterium wird die Bedeutung der Information, Beratung und der Schulung von pflegebedürftigen Menschen ihren Angehörigen genauer definiert. Dabei wird als Grundlage und auch als erster Schritt die Information des Betroffenen und seiner Bezugspersonen beschrieben.

❯ In der Beratungssituation sollte der Schwerpunkt der Mobilitätsförderung immer auch auf der Förderung der Eigenverantwortlichkeit liegen. Der Einfluss von Bewegung auf die Gesundheit und Gesunderhaltung sollte unbedingt vermittelt werden.

Schulungen und spezielle Kursangebote gibt es für etliche Krankheitsbilder, beispielsweise für Menschen mit Sehbehinderung, mit chronischen Erkrankungen des Bewegungsapparates oder nach Herzoperationen. Bei anderen Pflegebedürftigen konzentriert sich die Informationsweitergabe eher auf die Anleitung, etwa bei der Bewegungsförderung im Alltag oder bei gezielten Fitness- und Bewegungsübungen.

12

Beratungsinhalte

Die Inhalte der Information, Beratung und Schulung sind sehr stark abhängig vom physischen und psychischen Zustand des pflegebedürftigen Menschen. Beispiele für Beratungsthemen sind:

1. Die Bedeutung von Bewegung für die Gesundheit und den Erhalt von Selbstständigkeit sowie die Folgen von Immobilität.
2. Krankheitsspezifische Aspekte
3. Handlungsgewohnheiten und Verhaltensänderungen im Alltag
4. Räumliche Gestaltung der Wohnumgebung
5. Einstellungen und Emotionen, z. B. Angst vor Stürzen
6. Nutzung von Angeboten
7. Integration von Bewegungsübungen in den Alltag
8. Berücksichtigung weiterer pflegerischer Anforderungen mit Mobilitätsbezug, etwa Sturz- und Dekubitusprophylaxe, Kontinenzförderung, Ernährungsmanagement

Eine besondere Herausforderung stellen in diesem Zusammenhang Menschen mit kognitiven Einschränkungen, etwa einer fortgeschrittenen Demenz, dar.

Bei Menschen mit Demenz ist oftmals nur die Anleitung durchführbar, wobei mobilitätsfördernde Alltagshandlungen immer wieder geübt werden können. Außerdem können, unter Berücksichtigung der tageszeitlichen Schwankungen, auch Maßnahmen erforderlich sein, die der Sturzprophylaxe (▶ Kap. 5), der Dekubitusprophylaxe (▶ Kap. 2) oder der Kontinenzförderung (▶ Kap. 6) dienen.

Praxistipp

Die Berücksichtigung biografischer Besonderheiten ist vor allem bei Menschen mit Demenz unerlässlich. Mobilitätsfördernde

Maßnahmen, die der Betroffene schon aus der Vergangenheit kennt, können oftmals auch bei einer fortgeschrittenen Demenz abgerufen werden, beispielsweise Tanzen, Schwimmen, Fahrradfahren, Wandern oder Kegeln.

Auch der korrekte Umgang mit Hilfsmitteln ist Bestandteil von Information, Beratung oder Anleitung. Die Inhalte der Beratung sind außerdem an das jeweilige Setting anzupassen, beispielsweise Hinweise auf Risiken im ambulanten Bereich oder Förderung der Motivation in der Langzeitversorgung.

12.5 Standardkriterium 4

S4a Die Einrichtung verfügt über personelle, materielle und räumliche Ressourcen für ein zielgruppenspezifisches Angebot mobilitätserhaltender und -fördernder Maßnahmen sowie für eine mobilitätsfördernde Umgebungsgestaltung. **S4b** Die Pflegefachkraft verfügt über Kompetenzen zur Ermöglichung und Durchführung von mobilitätsfördernden und -erhaltenden Maßnahmen. **P4** Die Pflegefachkraft unterbreitet dem pflegebedürftigen Menschen kontinuierlich Angebote zur Erhaltung und Förderung der Mobilität und führt die mit dem pflegebedürftigen Menschen vereinbarten Maßnahmen durch. **E4** Die in der Maßnahmenplanung festgelegten und zuvor vereinbarten Maßnahmen wurden durchgeführt und Änderungen am Maßnahmenplan dokumentiert.

12.5.1 Maßnahmenplanung

Prinzipiell werden im Expertenstandard drei verschiedene Arten von Maßnahmen zur Mobilitätsförderung unterschieden.

Mobilitätsfördernde Maßnahmen:
- Gezielte Einzelinterventionen
- Gruppeninterventionen
- Integration von mobilitätsfördernden Aspekten in Alltagsaktivitäten und alltägliche pflegerische Maßnahmen

Die Maßnahmen müssen jedoch an die individuelle Situation angepasst werden. Aus diesem Grund werden im Expertenstandard keine speziellen Maßnahmen empfohlen, es werden jedoch etliche mögliche Maßnahmen angeführt.

Möglichkeiten der Mobilitätsförderung:
- Information und Beratung mit verschiedenen Medien
- Allgemeine Fitness- und Bewegungsübungen
- Transfer und Mobilitätsförderung im Alltag, z. B. aufgabenbezogenes Gehtraining bzw. das sog. LIFE-Programm
- Ggf. Kinästhetik
- Ggf. Übungen mit komplexen Bewegungsabläufen, z. B. Tanzen, Tai Chi Chuan, eventuell Yoga
- Sonstige Interventionen:
  - Spezifisches Mobilitäts- und Orientierungstraining für Menschen mit Sehbehinderungen
  - Bewegungsübungen im Wasser
  - Ggf. IT- gestützte Interventionen, z. B. Spielkonsolen
  - Ggf. Nahrungsergänzung
  - Evtl. Ganzkörpervibrationen
  - Assistive Übungen, z. B. bei M. Parkinson in vorgegebenem Tempo
  - Feedback während des Trainings:
    - Telefonkontakt, regelmäßig oder unregelmäßig
    - Direktes Feedback während des Trainings

> Bei allen in Literaturstudien untersuchten Maßnahmen kann man feststellen, dass die Wirksamkeit sehr stark abhängig ist von der Kontinuität und Regelmäßigkeit.

Bei Erkrankungen, die die Mobilität beeinträchtigen, bei akuten Verschlechterungen oder bei Schmerzen kann auch die Koordination einer erforderlichen Diagnostik und Therapie eine sinnvolle Maßnahme sein.

12.6 Standardkriterium 5

S5 Die Pflegefachkraft verfügt über die Kompetenz, die Angemessenheit und die Auswirkungen der Maßnahmen auf den pflegebedürftigen Menschen zu überprüfen. **P5** Die Pflegefachkraft überprüft gemeinsam mit dem pflegebedürftigen Menschen und gegebenenfalls seinen Angehörigen sowie weiteren an der Versorgung Beteiligten den Erfolg und die Angemessenheit der Maßnahmen. Bei Bedarf vereinbart sie mit dem pflegebedürftigen Menschen auf Grundlage einer erneuten Einschätzung Veränderungen am Maßnahmenplan. **E5** Eine Evaluation der vereinbarten Maßnahmen liegt vor.

In diesem Standardkriterium werden die Anforderungen an die Evaluation beschrieben. Dabei sollte zunächst das Intervall festgelegt werden, in dem eine Wiederholung der Einschätzung und eine Überprüfung des Maßnahmenplans stattfinden soll.

12.6.1 Evaluation

Im Expertenstandard wird ausdrücklich festgelegt, dass die Festlegung eines genauen Zeitrahmens für die Evaluation nicht sinnvoll ist. Vielmehr ist die Zeitspanne vor allem abhängig vom körperlichen Status und Pflegebedarf des Betroffenen.

> **Krankenhaus**
> Bei einer akuten Erkrankung muss eine Überprüfung kurzfristig erfolgen, wobei die Abstände zwischen täglich und in wenigen Wochen schwanken.

Pflegeheim + Ambulante Pflege
In der Langzeitpflege kann ein Intervall von mehreren Monaten ausreichen, wenn sich weder Veränderungen im Pflegebedarf noch in der räumlichen und sozialen Umgebung zeigen.

Bei plötzlichen Veränderungen des Pflegebedarfs oder der kognitiven und psychischen Ressourcen sollte sofort eine Evaluation von Assessment, Beratungsbedarf und Maßnahmenplanung durchgeführt werden, wobei sowohl der pflegebedürftige Mensch als auch seine Angehörigen nach Möglichkeit in die Überprüfung einbezogen werden.

Sinnvoll ist es, die Evaluation auch unter Berücksichtigung der Kriterien der Ersteinschätzung durchzuführen.

Neueinschätzung des Mobilitätsstatus:
- Selbstständige Lagewechsel in liegender Position (eingeschlossen ist dabei das selbstständige Aufrichten in eine sitzende Position)
- Selbstständiges Halten einer aufrechten Sitzposition
- Selbstständiger Transfer (aufstehen, sich hinsetzen, sich umsetzen)
- Selbstständige Fortbewegung/selbstständiges Gehen über kurze Strecken (Wohnräume)
- Selbstständiges Treppensteigen

Kriterien der Evaluation:
- Entsprechen Dauer, Häufigkeit und Intensität der Maßnahmen den Ressourcen des pflegebedürftigen Menschen?
- Entsprechen die Maßnahmen den Bedürfnissen des pflegebedürftigen Menschen?
- Werden andere eigenständige Aktivitäten durch den Maßnahmenplan gehemmt?
- Welche anderen Einflussfaktoren der Mobilität sind zu berücksichtigen bzw. neu aufgetreten, beispielsweise eine Verschlechterung der kognitiven Fähigkeiten?

12.7 Dokumentation

Die Berücksichtigung von Mobilitätseinschränkungen im Risikoassessment bzw. in der SIS® ist sinnvoll, eine mögliche Umsetzung wird im Anhang (Anhang 1) dargestellt.

❯ Da das Thema Mobilität schon immer Bestandteil der Informationssammlung in der Pflegeanamnese war, sollte jede Pflegeeinrichtung zunächst überlegen, ob gesonderte zusätzliche Formulare tatsächlich erforderlich sind.

Im Idealfall finden sich Ressourcen, Risiken und mobilitätsfördernde Maßnahmen ohnehin schon in der Pflegedokumentation, beispielsweise in den Bereichen Tagesstrukturplanung, Sturzprophylaxe, Dekubitusprophylaxe, Bewegungsförderungsplan oder Beschäftigung und Aktivierung.

Ein separates Formular erleichtert zwar die Evaluation und schärft möglicherweise auch den Blick auf die Mobilitätsförderung, es ist jedoch nicht immer zwingend notwendig. Wenn spezielle Formulare genutzt werden sollen, kommen folgende Formulare infrage.

Formulare:
- Risikoassessment
- Bewegungsübungsplan
- Sturzrisiko
- Bewegungsförderungsplan
- Dekubitusrisiko
- Mobilitätsprotokoll
- Informations- und Schulungsmaterial
- Beratungsformular, Beratungsflyer
- Fallbesprechung

12.8 Organisation

Hinweise auf organisatorische Besonderheiten, die für die Umsetzung des Expertenstandards notwendig sind, beinhaltet das Standardkriterium 2, in dem ausführlich die erforderlichen Rahmenbedingungen und Inhalte des internen Qualitätsmanagements beschrieben werden.

Dabei wird auch berücksichtigt, dass die Organisation sich sowohl an den Besonderheiten der jeweiligen Pflegeeinrichtung orientieren muss als auch an den verschiedensten Bedürfnissen der pflegebedürftigen Menschen, die in diesen Einrichtungen betreut werden.

12.9 Auswirkungen des Expertenstandards

Die Besonderheiten bei der Implementierung des Expertenstandards Erhaltung und Förderung der Mobilität in der Pflege hat in der Fachöffentlichkeit vorübergehend zu einer großen Verunsicherung geführt und wurde letztendlich mit der Empfehlung einer freiwilligen Einführung abgeschlossen. Hinzu kam die erhebliche Belastung von Pflegeeinrichtungen in der Corona Pandemie, die zu einem passageren Stillstand in der Pflegeweiterentwicklung geführt hatte.

Auch der Medizinische Dienst Bund beschreibt in seiner Einschätzung:

» Aus Sicht des Gesetzgebers hat sich die Regelung nach § 113a SGB XI zur Entwicklung von Expertenstandards im Auftrag der Selbstverwaltung nicht bewährt. Daher wurde diese Regelung mit dem Pflegeunterstützungs- und -entlastungsgesetz aufgehoben. MD Bund

Generell stellt sich bei diesem Expertenstandards aber auch die Frage, inwieweit es sinnvoll ist, ein Leistungsniveau zu beschreiben, dass nicht in allen Pflegesektoren gleichermaßen zu berücksichtigen ist. Verschärft wird diese Problematik durch die parallele Einführung der generalistischen

Ausbildung, die eigentlich eine Anpassung der Qualitätsniveaus erfordert. Die Ausbildungsstätten sind an dieser Stelle sehr gefordert, da bereits durch die Entbürokratisierung Dokumentationsunterschiede in den Einrichtungen verstärkt wurden.

Obwohl das Thema Mobilität für alle Pflegesektoren mit Sicherheit extrem wichtig ist und das Wohlergehen pflegebedürftiger Menschen positiv beeinflusst, wir eine freiwillige Einführung im SGB XI-Sektor nicht den Inhalten des Standards gerecht und trägt nicht dazu bei, die Spaltung der Sektoren zu überwinden.

Literatur

Expertenstandard nach § 113a SGB XI „Erhaltung und Förderung der Mobilität in der Pflege" Aktualisierung 2020 im Auftrag der Vertragsparteien nach § 113 Abs. 1 SGB XI vertreten durch den Verein Geschäftsstelle Qualitätsausschuss Pflege e.V. erstellt durch das Deutsches Netzwerk für Qualitätsentwicklung in der Pflege (DNQP), Hochschule Osnabrück
► https://md-bund.de/fileadmin/dokumente/Publikationen/SPV/Expertenstandards_113/Expertenstandard_Literaturanalyse_Aktualisierung_Entwurf_200629.pdf. Zugegriffen: 11. Nov 2023
► https://www.gs-qsa-pflege.de/project/entwicklung-und-aktualisierung-von-expertenstandards-nach-%c2%a7-113a-sgb-xi/. Zugegriffen: 11. Nov 2023
Deutsches Netzwerk für Qualitätsentwicklung in der Pflege DNQP (2014) Expertenstandard nach § 113a SGB XI Erhaltung und Förderung der Mobilität in der Pflege Abschlussbericht, Hochschule Osnabrück
► https://www.gkv-spitzenverband.de/pflegeversicherung/qualitaet_in_der_pflege/expertenstandards/expertenstandards.jsp. Zugegriffen: 11. Nov 2023
► https://www.ein-step.de/schulungsunterlagen/schulungsunterlagen/. Zugegriffen: 11. Nov 2023
► https://www.zqp.de/thema/mobilitaet/#einleitung. Zugegriffen: 11. Nov 2023
► https://md-bund.de/themen/pflegequalitaet/expertenstandards-in-der-pflege.html. Zugegriffen: 11. Nov 2023

12

Serviceteil

© Der/die Herausgeber bzw. der/die Autor(en), exklusiv lizenziert an Springer-Verlag GmbH, DE, ein Teil von Springer Nature 2024
S. Schmidt, *Expertenstandards in der Pflege – eine Gebrauchsanleitung*,
https://doi.org/10.1007/978-3-662-68474-0

Anhang: Sturzrisikofaktoren

Anhang 1 Risikoassessment

Name: _____ Vorname: _____ geb. _____

Risikoassessment Expertenstandards

Dekubitus **Screening**

Anamnese

_____

_____

Beobachtung

_____

_____

Klinischer Zustand:

– Erhebliche Einschränkung des Gesundheitszustands

– Erhebliche Pflegebedürftigkeit

– Störung der Durchblutung

_____

_____

Dekubitus Grad/Kategorie I vorhanden bzw. beeinträchtigter Hautzustand

Ja ❑   Nein ❑

Ein Dekubitusrisiko ist vorhanden?

Ja ❑   Nein ❑

Individuelles Einschätzungsintervall: _____

Beratung des ❑ Patienten/Bewohners ❑ der Angehörigen/Bezugspersonen

erforderlich?

Ja ❑   Nein ❑

Beratungsinhalte:

❑ Mobilität, Transfer

❑ Lagerungstechniken

❑ Bewegung

❑ Hautpflege

❑ Ernährung

❑ Flüssigkeitsversorgung

❑ Sonstiges:

_____

_____

Erhoben von _____ Datum _____ HZ _____

Name: _____ Vorname: _____ geb. _____

Assessment

Einschränkungen der Mobilität

Definition: Eigenbewegung des Menschen mit dem Ziel sich fortzubewegen oder eine Lageveränderung vorzunehmen. Sie schließt die Kontrolle der Körperposition ein Einschränkungen (Auswahl):

– Beeinträchtige Fähigkeit, selbstständig kleine Positionsänderungen vorzunehmen

– Kaum oder keine Kontrolle über (druckentlastende Körperpositionen) im Sitzen oder Liegen

– Beeinträchtige Fähigkeit zum selbstständigen Transfer, z. B. vom Bett auf einen Stuhl (oder umgekehrt) oder von einer sitzenden in eine stehende Position (oder umgekehrt)

_____

_____

Das Assessment findet unter Berücksichtigung von Einflussfaktoren statt:

– Status der Mobilität vor Beginn des aktuellen Pflegeprozesses

– Individuelle körperliche, kognitive und psychische Beeinträchtigungen und Ressourcen

– Faktoren der sozialen und materiellen Umgebung

– Therapeutische Einflussfaktoren, z. B. die Mobilität beeinträchtigende Medikamente

_____

_____

Extrinsisch bzw. iatrogen bedingte Exposition gegenüber Druck und/oder Scherkräften durch (Auswahl):

– Auf die Körperoberfläche eindrückende Katheter, Sonden oder im Bett/auf dem Stuhl befindliche Gegenstände (z.B. Fernbedienung) bzw. Hilfsmittel (z.B. Hörgerät)

– Nasale Tuben und endotracheale

– Zu fest oder schlecht sitzende Schienen oder Verbände, Bein- oder Armprothesen

– Unzureichend druckverteilende Hilfsmittel für die Positionierung

– Länger dauernde Operationen

_____

_____

Hautinspektion

_____

_____

Planung prophylaktischer Maßnahmen in der Pflegeplanung?

Ja ❑   Nein ❑

Erhoben von _____ Datum _____ HZ _____

Name: _____ Vorname: _____ geb. _____

Entlassungsmanagement

Unterstützungsbedarf poststationär zu erwarten?

Ja ❑   Nein ❑

Ersteinschätzung

Häufige Krankenhausaufenthalte?   Ja ❑   Nein ❑

Alter _____ Jahre

Sozialer Status _____

Wohnsituation _____

Besondere Diagnosen _____

Funktionseinschränkungen im täglichen Leben _____

Differenziertes Assessment erforderlich?

Ja ❑   Nein ❑

Instrument:

❑ Barthel-Index   ❑ FIM   ❑ NNAI   ❑ RAP

Ergebnis der Einschätzung:

Datum	
Score	
Hz	

Entlassungsplanung erstellt

Datum	
Hz	

Weitere Maßnahmen und Kontakte erforderlich?

Ja ❑   Nein ❑

Maßnahmen:

_____

_____

Telefonische Evaluation am _____ durch _____

Ergebnis:

_____

Erhoben von _____ Datum _____ HZ _____

Name: _____ Vorname: _____ geb. _____

Erster Schritt: Sind Schmerzen vorhanden?

Schmerzmanagement

Ersterhebung: Fragen nach McCaffery und Pasero:

Haben Sie zurzeit irgendwelche schmerzbedingten Probleme?

    Ja ☐   Nein ☐

Haben Sie jetzt Schmerzen?

    Ja ☐   Nein ☐

Wenn eine der Antworten mit Ja beantwortet wurde:

Lokalisation der Schmerzen_____(evtl. Skizze)

Schmerzintensität (NRS 0–10) in Ruhe:_____ bei Belastung: _____

Individuelles Schmerzmaß   in Ruhe: _____ bei Belastung: _____

Nehmen Sie Schmerzmedikamente ein und wenn ja, welche?

_____

Führen Sie Nicht-medikamentöse Maßnahmen durch und wenn ja, welche?

_____

Sind ihre Schmerzen ausreichend gelindert?   Ja ☐   Nein ☐

Hinweis:

Wenn ein Schmerzproblem festgestellt wird, das nicht zufriedenstellend gelöst ist, kann eine umfassendere Schmerzeinschätzung angezeigt sein.

Schmerzerhebung Schmerzskala: _____

Datum									
Intensität Ruhe/Bewegung									
Qualität									

Schmerzindikatoren nach ZOPA© vorhanden?

Ja ☐   Nein ☐

Zweiter Schritt: Sind die Schmerzen

akut ☐   chronisch ☐   akut + chronisch ☐

Planung von Maßnahmen in der Pflegeplanung?

Ja ☐   Nein ☐

Beratung des ☐ Patienten/Bewohners ☐ der Angehörigen/Bezugspersonen erforderlich?

Ja ☐   Nein ☐

Beratungsinhalte:

_____

Beratungsergebnis:

_____

Erhoben von _____ Datum _____ HZ _____

Name: _____ Vorname: _____ geb. _____

Dritter Schritt: Ist die

Schmerzsituation?

Stabil ❑   Instabil ❑

Schmerzerhebung Schmerzskala: _____

Datum						
Intensität						
Qualität						

Beratung des ❑ Patienten/Bewohners ❑ der Angehörigen/Bezugspersonen erforderlich?

Ja ❑   Nein ❑

Beratungsinhalte:

_____

Beratungsergebnis:

_____

Erhoben von _____ Datum _____ HZ _____

Name: _____ Vorname: _____ geb. _____

Sturzrisikofaktoren

Erste Einschätzung - Screening

Personenbezogene Sturzrisikofaktoren	Hinweise	Ja	Nein
Sturz- und Frakturvorgeschichte	Sind Sie in den letzten 12 Monaten gestürzt? Falls Ja – wie oft? Haben Sie sich verletzt? Frakturen in den vergangenen 12 Monaten? (ggf. Vordiagnosen oder multiprofessionelle Anamnesen einbeziehen)		
Sturzangst	Haben Sie Angst oder Sorge zu stürzen?		
Mobilitätsbeeinträchtigung (Kraft, Balance, Ausdauer und Beweglichkeit)	Fühlen Sie sich unsicher beim Stehen oder Gehen? Benutzen Sie ein Hilfsmittel?		
Kognitive Beeinträchtigung	Prüfen der Orientierung (Zeit, Ort, Person und Situation)		
Alter	>65 Jahre		

Vertiefte Einschätzung - Assessment

Personenbezogene Risikofaktoren	Ja	Nein
Sturz- und Frakturvorgeschichte		
Sturzangst		
Mobilitätsbeeinträchtigungen (Kraft, Ausdauer, Beweglichkeit, Balance)		
Beeinträchtigungen funktioneller Fähigkeiten, Gebrechlichkeit, Multimorbidität		
Kognitive Beeinträchtigungen		
Depression		
Probleme mit der Urinausscheidung		
Schmerzen		
Diabetes mellitus		
Ernährung (Risiko einer Mangelernährung, kalziumarme Diät, extrem hoher/niedriger BMI) (▸ Kap. 8)		
Sehbeeinträchtigung		
Orthostatische Hypotonie (Schwindel)		
Medikamentenbezogene Sturzrisikofaktoren	**Ja**	**nein**
Androgenrezeptor-Inhibitoren (bei Männern mit Prostatakarzinom, z. B. Enzalutamid (Xtandi™), Apalutamid (Erleada®) und Darolutamid (Nubeqa®)		
Psychotrope Medikamente		
Polypharmazie		
Umgebungsbezogene Sturzrisikofaktoren	**Ja**	**Nein**
Freiheitsentziehende Maßnahmen		
Gefahren in der Umgebung (z. B. Hindernisse auf dem Boden, zu schwache Kontraste, geringe Beleuchtung)		
Inadäquates Schuhwerk		

Erhoben von _____ Datum _____ HZ _____

Name: _____ Vorname: _____ geb. _____

Sturzprophylaxe

Einschätzung durchgeführt am:

Datum						
Risiko						

Individuelles Wiederholungsintervall: _____

Einschätzung nach Sturz: _____

Aktualisiertes Wiederholungsintervall: _____

Planung prophylaktischer Maßnahmen in der Pflegeplanung?

Ja ❏   Nein ❏

Beratung des ❏ Patienten/Bewohners ❏ der Angehörigen/Bezugspersonen

erforderlich?

Ja ❏   Nein ❏

Beratungsinhalte:

_____

_____

Hilfsmittel:

_____

_____

Wohnraum- bzw. Umfeldanpassung

_____

_____

Beratungsergebnis:

_____

_____

Erhoben von _____ Datum _____ HZ _____

Name: _____ Vorname: _____ geb. _____

Kontinenzförderung

Screening

<u>Fragen zur Anamnese</u>

- ❏ Verlieren Sie ungewollt Urin?
- ❏ Verlieren Sie Urin, wenn Sie husten, lachen oder sich körperlich betätigen?
- ❏ Verlieren Sie Urin auf dem Weg zur Toilette?
- ❏ Tragen Sie Vorlagen/Einlagen um Urin aufzufangen?
- ❏ Verspüren Sie häufig (starken) Handrang?
- ❏ Müssen Sie pressen, um Wasser zu lassen?

<u>Anzeichen für Inkontinenz</u>

- ❏ Häufige Toilettengänge
- ❏ Verstecken verunreinigter Wäsche
- ❏ Unruhiges Verhalten
- ❏ Geruch
- ❏ Hautveränderungen im Intimbereich
- ❏ Eventuell Stürze

<u>Symptome der Inkontinenz</u>

- ❏ Unwillkürlicher Harnverlust bei körperlicher Betätigung
- ❏ Unwillkürlicher Harnverlust einhergehend mit Harndrang
- ❏ Verzögerter Beginn der Miktion
- ❏ Ständiger Harnabgang
- ❏ Harntröpfeln
- ❏ Das Gefühl der nicht vollständig entleerten Blase
- ❏ Brennen beim Wasserlassen

Wichtig: Wenn Risikofaktoren vorhanden sind, muss eine differenzierte Einschätzung erfolgen

Assessment der Kontinenzsituation: Kontinenzprofile

Profil	Merkmal	Beispiel
1 Kontinenz	Kein unwillkürlicher Harnverlust. Keine personelle Hilfe notwendig. Keine Hilfsmittel	
2 Unabhängig erreichte Kontinenz	Kein unwillkürlicher Harnverlust. Keine personelle Hilfe notwendig. Selbstständige Durchführung von Maßnahmen.	Patienten und Bewohner, die durch eigenständige Medikamenteneinnahme, eigenständigen Gebrauch von mobilen Toilettenhilfen, Intermittierenden

Erhoben von _____ Datum _____ HZ _____

Name: _____ Vorname: _____ geb. _____

		Katheterismus oder Durchführung von Trainingsmaßnahmen keinen unwillkürlichen Urinverlust haben.
3 Abhängig erreichte Kontinenz	Kein unwillkürlicher Harnverlust. Personelle Unterstützung bei der Durchführung von Maßnahmen notwendig	Patienten und Bewohner mit begleiteten Toilettengängen zu individuellen/festgelegten Zeiten oder bei denen ein Fremdkatheterismus durchgeführt wird.
4 Unabhängige kompensierte Inkontinenz	Unwillkürlicher Harnverlust. Keine personelle Unterstützung bei der Versorgung mit Hilfsmitteln.	Es kommt zu einem unwillkürlichen Harnverlust, aber der Umgang mit Inkontinenzhilfsmitteln erfolgt selbstständig.
5 Abhängig kompensierte Inkontinenz	Unwillkürlicher Harnverlust. Personelle Unterstützung bei der Inkontinenzversorgung ist notwendig.	Kompensierende Maßnahmen werden von einer anderen Person übernommen.
6 Nicht kompensierte Inkontinenz	Unwillkürlicher Harnverlust. Personelle Unterstützung und therapeutische bzw. Versorgungsmaßnahmen werden nicht in Anspruch genommen	Dieses Profil trifft beispielsweise auf Betroffene zu, die nicht über ihre Inkontinenz sprechen wollen und deshalb keine personelle Hilfe oder Hilfsmittel in Anspruch nehmen bzw. aufgrund kognitiver Erkrankungen nicht akzeptieren.

Festgestelltes Kontinenzprofil: _____

Angestrebtes Kontinenzprofil: _____

Wiederholungsintervall: _____

Evaluation:

Datum							
Profil Nr.							
Kontrolle							

Miktionsprotokoll:

Vom _____ bis _____

Weitere Abklärung erforderlich?

Ja ❏   Nein ❏

_____

Erhoben von _____ Datum _____ HZ _____

Name: _____ Vorname: _____ geb. _____

Planung prophylaktischer Maßnahmen in der Pflegeplanung?

Ja ❑   Nein ❑

Beratung des ❑ Patienten/Bewohners ❑ der Angehörigen/Bezugspersonen

erforderlich?

Ja ❑   Nein ❑

Beratungsinhalte:

❑ Flüssigkeitsversorgung

❑ Gewichtsreduktion

❑ Darmmanagement

❑ Blasentraining

❑ Beckenbodentraining

❑ Blasenentleerung

❑ Toilettentraining   ❑ angeboten   ❑ zu individuellen Zeiten

❑ Hilfsmittel

❑ Sonstiges

_____

_____

_____

Beratungsergebnis:

_____

_____

_____

Erhoben von _____ Datum _____ HZ _____

Name: _____ Vorname: _____ geb. _____

Wundmanagement

Vitalzeichenkontrolle nach ärztl. AO _____

Datum							
RR							
Puls							
Temp							
Atmung/AF							
BZ							

Wiederholungsintervalle: _____

Wiederholungsintervalle: _____

Akute Veränderung des Zustandes: _____

_____

Assessment mit Kriterienliste

Kriterien zur Einschätzung der wund- und therapiebedingten Einschränkungen sowie der Selbstmanagementkompetenzen von Patienten/Bewohnern und Angehörigen

Patienten- /Angehörigenwissen

❑ Zu Ursachen der Wunde

❑ Zur Heilung der Wunde und Vorstellungen zur Wundheilungszeit

❑ Zu Symptomen (z. B. Geruch, Exsudat, Juckreiz)

❑ Zur Bedeutung spezieller Maßnahmen (z. B. Druckentlastung, Bewegung, Kompression)

Wund- und therapiebedingte Einschränkungen:

❑ Mobilitäts- und Aktivitätseinschränkungen

❑ Schmerzen

– Stärke (z. B. analog der visuellen Analogskala)

– Schmerzqualität (z. B. brennend, stechend, krampfartig, klopfend)

– Häufigkeit und Dauer

– Situationen, die mit Schmerzen einhergehen (z. B. Verbandwechsel, Beine hochlegen, Bewegung)

– Schmerzort (mit Körperskizze)

– Erfahrungen mit Maßnahmen zur Verbesserung der Schmerzen

❑ Abhängigkeit von personeller Hilfe

Erhoben von _____ Datum _____ HZ _____

Name: _____ Vorname: _____ geb. _____

❏ Schlafstörungen

❏ Jucken und Schwellungen der Beine

❏ Schwierigkeiten bei Kleidungs- und Schuhwahl

❏ Schwierigkeiten zur Aufrechterhaltung der persönlichen Hygiene

❏ Psychosoziale Aspekte (z. B. Soziale Isolation, Machtlosigkeit, Energiemangel,

    Sorgen, Frustrationen, Mangel an Selbstwertgefühl, Hilflosigkeit, Hoffnungslosigkeit,

    Trauer, Depression, Gefühl des Kontrollverlustes)

❏ Vorhandene wundbezogene **Hilfsmittel** (z. B. Kompressionsstrümpfe, Orthesen,

    druckreduzierende Matratzen)

Selbstmanagementkompetenzen von Patient/Bewohner und Angehörigen

❏ Zum Umgang mit Einschränkungen (siehe oben)

❏ Zur Wunde und Verbandwechsel (z. B. Wundgeruch, Schmerzen beim

    Verbandwechsel)

❏ Erhalt von Alltagsaktivitäten (z. B. Einkaufen, Hobbys, Spazierengehen)

❏ Krankheitsspezifische Maßnahmen

    – Entstauende Maßnahmen

      – Kompression (Anziehen, Pflegen, Umgang mit kompressionsbedingten

        Beschwerden)

      – Aktivierung des Sprunggelenks und der Muskelpumpe

      – Hochlegen der Beine

    – Fußpflege und –inspektion

    – Präventive Maßnahmen bei Diabetischem Fußulcus: z. B. Fußpflege, -

      inspektion, Umgang mit Schuhen

    – Druckentlastung der Wunde

      – Hilfsmittel (z. B. Orthesen, Matratzen, Kissen)

      – Bewegungsförderung/Umlagerung

❏ Hautschutz, Hautpflege

❏ Ernährung, Gewichtsreduktion (z. B. Nahrungsbeschaffung,

    Ernährungsgewohnheiten)

❏ Blutzuckereinstellung

❏ Raucherentwöhnung

Erhoben von _____ Datum _____ HZ _____

Name: _____ Vorname: _____ geb. _____

Einschätzungsergebnis:

_____

_____

Beratung des ❏ Patienten/Bewohners ❏ der Angehörigen/Bezugspersonen

erforderlich?

Ja ❏   Nein ❏

Beratungsinhalte:

_____

_____

_____

Beratungsergebnis:

_____

_____

_____

Sonstiges:

_____

_____

Wunddokumentation:

Wundprotokoll wurde angelegt

Ja ❏   Nein ❏

Weitere Formulare wurden angelegt

Ja ❏   Nein ❏

_____

Fotodokumentation wurde durchgeführt

Ja ❏   Nein ❏

Wundtherapie wurde angeordnet

Ja ❏   Nein ❏

Wundberatung wurde eingeschaltet

Ja ❏   Nein ❏

Weitere Fachexperten wurden eingeschaltet

Ja ❏   Nein ❏

_____

_____

Erhoben von _____ Datum _____ HZ _____

Name: _____Vorname: _____ geb. _____

Ernährung

Größe _____ cm   aktuelles Gewicht _____ kg BMI Faktor _____

Gewicht vor 1 Monat _____ kg vor 3 Mon. _____ kg vor 6 Mon. _____ kg

Konfektionsgröße bisher _____ aktuell _____

Durchschnittliche Portionsgröße: ❏○   ❏◔   ❏◑   ❏◕   ❏●

Datum						
Gewicht						
BMI						
Kalorienbedarf						
Trinkmenge						

Häufigkeit der Gewichtskontrolle: _____

Differenzierte Einschätzung mittels:

❏ MNA-SF   ❏ MNA   ❏ NRS   ❏ MUST   ❏ PEMU

Datum						
Score						

Wiederholungsintervall: _____

Ernährungsgewohnheiten/Ernährungsplan:

Frühstück   _____Uhr_____kcal

_____

1. ZMZ   _____Uhr_____kcal

_____

Mittagessen   _____Uhr_____kcal

_____

2. ZMZ   _____Uhr_____kcal

_____

Abendessen   _____Uhr_____kcal

_____

Spätmahlzeit   _____Uhr_____kcal

_____

Erhoben von _____ Datum _____ HZ _____

Name: _____ Vorname: _____ geb. _____

Lieblingsspeisen

_____

_____

Abneigungen

_____

_____

Besondere Gewohnheiten/Hilfsmittel

_____

Isst am liebsten:

Alleine ❏   In Gesellschaft ❏

Besondere Kost/Diät

_____

Planung von Maßnahmen in der Pflegeplanung?

Ja ❏   Nein ❏

❏ Zusatznahrung

❏ hochkalorische Kost

❏ Hilfsmittel

❏ Begleitetes Essen

❏ Weitere Maßnahmen_____

_____

Flüssigkeitsversorgung

Errechneter Flüssigkeitsbedarf: _____ ml

Einfuhrprotokoll von _____ bis _____

Durchschnittliche Trinkmenge: _____ ml

Trinkgewohnheiten/Trinkplan:

_____Uhr _____ ml

_____Uhr _____ ml

_____Uhr _____ ml

_____Uhr _____ ml

_____Uhr _____ ml

_____Uhr _____ ml

_____Uhr _____ ml

_____Uhr _____ ml

Erhoben von _____ Datum _____ HZ _____

Name: _____ Vorname: _____ geb. _____

Lieblingsgetränke

_____

_____

Abneigungen

_____

_____

Planung von Maßnahmen in der Pflegeplanung?

Ja ❑   Nein ❑

❑ Hilfsmittel

❑ Infusionstherapie _____

❑ Weitere Maßnahmen _____

_____

Maßnahmen bei Verweigerung der Nahrungsaufnahme oder Flüssigkeit:

_____

_____

_____

Kontaktaufnahme: Arzt ❑   Betreuer ❑   Angehörige ❑

Angeordnete Trinkmenge: _____ ml

Korrekturmaßnahme: _____

Datum _____ Unterschrift _____

Beratung des ❑ Patienten/Bewohners ❑ der Angehörigen/Bezugspersonen

erforderlich?

Ja ❑   Nein ❑

Beratungsinhalte:

_____

_____

_____

Beratungsergebnis:

_____

_____

_____

Sonstiges:

_____

_____

Erhoben von _____ Datum _____ HZ _____

Name: _____ Vorname: _____ geb. _____

Beziehungsgestaltung in der Pflege von Menschen mit Demenz

Identifikation/Anzeichen einer Demenz

❑ Gedächtnis
❑ Orientierung
       ❑   Zeitliche Orientierung
       ❑   Räumliche Orientierung
       ❑   Situative Orientierung
       ❑   Orientierung zur Person
❑ Denken
❑ Aufmerksamkeit
❑ Konzentration
❑ Sprache
❑ Beeinträchtigungen der Funktionsfähigkeit im Alltag
❑ Sonstiges
_____

Beratung des ❑ Patienten/Bewohners ❑ der Angehörigen/Bezugspersonen erforderlich?
Ja ❑   Nein ❑

Beratungsinhalte:

_____
_____
_____

Beratungsergebnis:

_____
_____
_____

Fallbesprechung:

Problem oder Besonderheit

_____
_____

Ressourcen und Fähigkeiten

_____
_____

Mögliche Ursachen   – VERSTEHENSHYPOTHESE

_____
_____

Pflegerische Interventionen

_____
_____
_____

Evaluation/Ergebnis

_____

Erhoben von _____ _____ Datum _____ HZ _____

Name: _____ Vorname: _____ geb. _____

Förderung der Mundgesundheit

Screening

1. ❑ Zugehörigkeit zu einer Risikogruppe
2. ❑ Objektiv wahrnehmbarer bzw. subjektiv geäußerter Unterstützungsbedarf sowie
   Probleme im Mund-, Kiefer-, Gesichtsbereich z. B.:
   - ❑ Schmerzen, Schwellungen, Verletzungen
   - ❑ Probleme mit Zahnersatz
   - ❑ Probleme bei der Mundpflege
   - ❑ Trockene, rissige Lippen, Rhagaden
   - ❑ Mundtrockenheit
   - ❑ Mundgeruch

Kriterien	Ja
Probleme im Bereich Mund, Mundhöhle, Zähne:	
- Lippen, Mundwinkel, Mundschleimhaut bzw. Zunge sind belegt, gerötet, geschwollen, verletzt, trocken/rissig, auffällige verändert - Zahnfleisch ist geschwollen, gerötet, blutet, auffällig verändert - Zähne, Zahnzwischenräume, Zahnersatz zeigen weiche bzw. harte Beläge oder Speisereste - Zähne sind stark beweglich, stark verfärbt, defekt, abgebrochen, scharfkantig, auffällig verändert oder fehlen - Bei Schmerzen, Schwellungen oder Verletzungen: Lokalisation und gegebenenfalls Ursache	
Probleme mit dem Zahnersatz:	
- Zahnersatz fehlt oder wurde längere Zeit nicht getragen - Zahnersatz ist beschädigt, scharfkantig, gesprungen, gebrochen - Herausnehmbarer Zahnersatz sitzt zu locker bzw. Probleme bei Ein- bzw. Ausgliederung - Herausnehmbarer Zahnersatz hält auch mit angemessener Menge Haftcreme nicht oder verursacht Druckstellen	
Mundtrockenheit und reduzierter Speichelfluss:	
- Flüssigkeitsaufnahme unzureichend - Medikamente mit Nebenwirkung - Mundatmung aufgrund gestörter Nasenatmung - Speicheldrüsen-Funktion beeinträchtigt	
Mundgeruch:	
- Nahrungsmittel, Diäten - Auffälligkeiten, vor allem Beläge an Zähnen, Zahnfleisch, Zahnersatz - Auffälligkeiten im Bereich der Zunge bzw. der Mundschleimhaut - Diabetes, Reflux, Antibiotika, Tumor	
Pflegerischer Unterstützungsbedarf bei der Mundpflege:	
- Körperlich bzw. kognitiv bedingte Beeinträchtigung - Erschwerter Zugang zur Mundhöhle - Fehlende oder nicht angemessene Hilfsmittel und Pflegemittel oder auch nicht angemessener Umgang mit diesen	

Beratung des ❑ Patienten/Bewohners ❑ der Angehörigen/Bezugspersonen erforderlich?
Ja ❑ Nein ❑

Beratungsinhalte:

_____
_____
_____

Beratungsergebnis:

_____
_____
_____

Erhoben von _____ Datum _____ HZ _____

Name: _____ Vorname: _____ geb. _____

Hautintegrität

Screening

❑   Haben Sie aktuell oder hatten Sie in der Vergangenheit Schwierigkeiten mit Ihrer Haut?
❑   Verwenden Sie Hautpflegeprodukte, und wenn ja, welche?
❑   Hat sich Ihre Haut in letzter Zeit verändert?
❑   Haben Sie Allergien oder Unverträglichkeiten?
❑   Schwitzen Sie oft oder sehr stark?
❑   Haben Sie Rötungen, Wunden oder andere wunde Stellen?
❑   Verspüren Sie ein Spannungsgefühl?
❑   Haben Sie häufig Blutergüsse oder reißt Ihre Haut rasch ein?
❑   Juckt oder schuppt Ihre Haut?
❑   Brennt oder schmerzt Ihre Haut?

Assessment

Fragen zur Körperpflege
Einschätzung des pflegerischen Unterstützungsbedarfs
Fragen zu Ess- und Trinkgewohnheiten, z. B. Mangelernährung, Adipositas
Hinweise auf familiäre und berufliche Einflussfaktoren, beispielsweise Allergien,
Einfluss schädigender Substanzen am Arbeitsplatz
Einschätzung der individuellen Ressourcen
Fragen zu Einschränkungen der Lebensqualität

Risiko vorhanden für

❑   Xerosis cutis
❑   Intertrigo
❑   IAD bzw. WD
❑   Skin Tears
Ergebnis der Hautinspektion:

_____

Beratung des ❑ Patienten/Bewohners ❑ der Angehörigen/Bezugspersonen erforderlich?
Ja ❑   Nein ❑

Beratungsinhalte:

_____
_____
_____

Beratungsergebnis:

_____
_____
_____

Erhoben von _____ Datum _____ HZ _____

Name: _____ Vorname: _____ geb. _____

Mobilitätsförderung

Kriterien für Mobilitätseinschränkungen

- ❏ Körperliche Inaktivität
- ❏ Visuelle Beeinträchtigungen
- ❏ Übergewicht
- ❏ Kognitive Beeinträchtigungen
- ❏ Müdigkeit bei der Verrichtung von alltäglichen Aktivitäten
- ❏ Einnahme von Benzodiazepinen und Anticholinergika
- ❏ Einnahme von Antidepressiva und Nicht-Einnahme von Medikamenten zur Leistungssteigerung bei Menschen mit Demenz
- ❏ Vorhandensein eingeschränkter Mobilität, Depression
- ❏ Schmerzen
- ❏ Sozialer Status
- ❏ Wenige Kontakte in der Nachbarschaft
- ❏ Niedrige Selbstmanagementkompetenz (Männer)
- ❏ Geringe soziale Teilhabe
- ❏ Niedriges Zugehörigkeitsgefühl(Frauen)
- ❏ Häufige Niedergeschlagenheit, Aggression oder Müdigkeit (Männer)
- ❏ Angst vor Stürzen

Einschätzung der Mobilität:

1. Selbstständige Lagewechsel in liegender Position

_____

2. Selbstständiges Halten einer aufrechten Sitzposition

_____

3. Selbstständiger Transfer: Aufstehen, sich hinsetzen, sich umsetzen

_____

4. Selbstständige Fortbewegung über kurze Strecken (Wohnräume)

_____

5. Selbstständiges Treppensteigen

_____

Bewegungsförderung:

_____

Beratung:

_____

Erhoben von _____ Datum _____ HZ _____

Anhang 2 Braden Skala

Sensorisches Empfindungsvermögen Fähigkeit adäquat auf druckbedingte Beschwerden zu reagieren	Feuchtigkeit Ausmaß, in dem die Haut Feuchtigkeit ausgesetzt ist	Aktivität Ausmaß der physischen Aktivität	Mobilität Fähigkeit, die Position zu wechseln oder zu halten	Ernährung Ernährungsgewohnheiten	Reibung und Scherkräfte
Fehlt 1 – Keine Reaktion auf schmerzhafte Stimuli, mögliche Gründe: Bewegungslosigkeit, Sedierung oder – Störung der Schmerzempfindung durch Lähmungen, die den grössten Teil des Körpers betreffen (z.B. hoher Querschnitt)	**Ständig feucht** 1 – die Haut ist ständig feucht durch Urin, Schweiß oder Kot – Immer wenn der Patient gedreht wird, liegt er im Nassen	**Bettlägerig** 1 – Ans Bett gebunden	**Komplett immobil** 1 – Kann keinen geringfügigen Positionswechsel ohne Hilfe ausführen	**Sehr schlechte Ernährung** 1 – Isst kleine Portionen nie auf, sondern nur etwa 1/3 – Trinkt zu wenig – Nimmt keine Ergänzungskost zu sich oder – Darf oral keine Kost zu sich nehmen oder – Nur klare Flüssigkeiten oder – Erhält Ernährungsinfusionen länger als 5 Tage	**Problem** 1 – Braucht viel bis massive Unterstützung bei Lagewechsel – Anheben ist ohne Schleifen nicht möglich – Rutscht im Bett oder im (Roll-)Stuhlständig herunter, muss immer wieder hochgezogen werden oder – Ist sehr unruhig (scheuert auf der Unterlage)
Stark eingeschränkt 2 – Reaktion erfolgt nur auf starke Schmerzreize` – Beschwerden können kaum geäussert werden (z.B. nur durch Stöhnen oder Unruhe) oder – Störung der Schmerzempfindung durch Lähmungen, wovon die Hälfte des Körpers betroffen ist	**Oft feucht** 2 – Haut ist oft feucht, aber nicht immer – Bettzeug oder Wäsche muss mindestens 1-mal/Schicht gewechselt werden	**Sitzt auf** 2 – Kann mit Hilfe etwas laufen – Kann das eigene Gewicht nicht allein tragen – Braucht Hilfe um aufzusitzen (Bett, Stuhl, Rollstuhl)	**Mobilität stark eingeschränkt** 2 – Bewegt sich manchmal geringfügig (Körper, Extremitäten) – Kann sich aber nicht regelmässig allein ausreichend umlagern	**Mäßige Ernährung** 2 – Isst selten eine normale Portion auf, aber isst im Allgemeinen etwa die Hälfte der angebotenen Nahrung – Isst etwa 3 Eiweißportionen – Nimmt unregelmäßig Ergänzungskost zu sich oder – Erhält zu wenig Nährstoffe über Sondenkost oder Infusionen	**Potenzielles Problem** 2 – Bewegt sich etwas allein oder braucht wenig Hilfe – Beim Hochziehen schleift die Haut nur wenig über die Laken (kann sich etwas anheben) – Kann sich über längere Zeit in einer Lage halten (Stuhl, Rollstuhl) – Rutscht nur selten herunter

Leicht eingeschränkt	3	**Vorhanden**	4
– Reaktionen auf Ansprache oder Kommandos		– Reaktionen auf Ansprache, Beschwerden können geäußert werden	
– Beschwerden können nicht immer ausgedrückt werden (z.B. dass die Position geändert werden soll)		oder	
oder		– Keine Störung der Schmerzempfindung	
– Störung der Schmerzempfindung durch Lähmung, wovon eine oder zwei Extremitäten betroffen sind			

Datum		HZ		Punkte	

Manchmal feucht	3	**Selten feucht**	4
– Haut ist manchmal feucht, etwa 1-mal/Tag wird neue Wäsche benötigt		– Haut ist meist trocken	
		– Neue Wäsche wird selten benötigt	

Datum		Ges. Pkt.		Punkte	

Geht wenig	3	**Geht regelmäßig**	4
– Geht am Tag allein, aber selten und nur ganz kurze Distanzen		– geht regelmässig 2- bis 3-mal pro Schicht	
– Braucht für längere Strecken Hilfe		– Bewegt sich regelmässig	
– Verbringt die meiste Zeit im Bett oder im Stuhl			

HZ		Ges. Pkt.	

Mobilität gering eingeschränkt	3	**Mobil**	4
– Macht regelmäßig kleine Positionswechsel des Körpers und der Extremitäten		– Kann allein seine Position umfassend ändern	

Datum		Punkte	

Adäquate Ernährung	3	**Gute Ernährung**	4
– Isst mehr als die Hälfte der normalen Essensportion		– Isst immer die Portionen auf	
– Nimmt ca. 4 Eiweißportionen täglich zu sich		– Nimmt 4 Eiweißportionen zu sich	
– Verweigert gelegentlich eine Mahlzeit, nimmt aber Ergänzungskost zu sich, oder nimmt über Sonde oder Infusion die meisten Nährstoffe auf		– Isst manchmal 1 Zwischenmahlzeit	
		– Braucht keine Ergänzungskost	

Ges. Pkt.		Datum		Punkte	

Zur Zeit kein Problem	3	**Punkte:**	4
– Bewegt sich im Bett und im Stuhl		geringes Risiko = 16 bis 15 P	
– Hat genügend Kraft, sich anzuheben		mittleres Risiko = 14 bis 12 P	
– Kann eine Position über lange Zeit halten, ohne herunter zu rutschen		hohes Risiko = 11 bis 9 P	
		sehr hohes Risiko = <9 P	

HZ		Ges. Pkt.	

Anhang 3 Waterlow Skala

Name: _____   Vorname: _____   geb. _____

Waterlow-Skala

Körperbau/Gewicht im Verhältnis zur Größe	durchschnittlich 0	überdurchschnittlich 1	Adipositas 2	Kachexie 3			
Hauttyp/optisch feststellbare Risikobereiche	gesund 0	Gewebe verdünnung 1	trocken 1	ödematös 1	Kaltschweißig (Temperatur) Fieber 1	blass 2	geschädigt/wund 3
Geschlecht / Alter	männlich 1	weiblich 2	14–49 1	50–64 2	65–74 3	75–80 4	81+ 5
Kontinenz	total/katheterisiert 0	gelegentliche Inkontinenz 1	katheterisiert, Stuhlinkontinenz 2	Stuhl und Urininkontinenz 3			
Mobilität	normal 0	unruhig 1	apathisch 2	eingeschränkt (Gipsverband) 3	träge (Extension) 4	bewegungsunfähig, (Rollstuhl) 5	
Appetit	durchschnittlich 0	kaum 1	Sonderernährung/ nur Flüssigkeit 2	verweigert Essen-aufnahme (Nahrungskarenz) 3			
Besondere Risiken	Mangelversorgung des Gewebes	terminale Kachexie	Herzinsuffizienz	periphere Gefäß-erkrankung	Anämie	Rauchen	
Neurologische Defizite	diabetische Neuropathie	MS	Apoplex motorisch/ sensorisch	Paraplegie	Tetraplegie		
Größere chirurgische Eingriffe	orthopädische Eingriff e z.B. TEP oder Wirbelsäulenoperationen (länger als 2 Stunden)						
Medikation	Steroide	Zytostatika	hochdosierte anti-entzündlich wirkende Präparate		2		

Auswertung: Aus jeder Begriff sklasse können mehrere Punktwerte addiert werden

10–14 Punkte≈Risiko	15–10 Punkte≈ hohes Risiko

Anhang 4 Medley Skala

Name: _____ Vorname: _____ geb. _____

Medley-Skala

Station: _____

Name: _____ Geb.: _____

Aktivität/ Bettlägerigkeit	Hautzustand	Gefährdende Krankheiten	Mobilität	Bewusstsein	Ernährungsstatus	Urininkontinenz	Stuhlinkontinenz	Schmerzen
Aufstehen ohne Hilfe 0	Intakt 0	Keine 0	Volle Beweglichkeit 0	Reagiert sofort 0	Gut 0	Keine oder Katheter 0	Keine 0	Keine 0
Aufstehen mit Hilfe 2	Ekzem, Allergie oder Abnutzung 2	Immer stabiler Zustand 1	Bewegungen mit geringer Hilfe möglich 1	Ist träge oder verwirrt 1	Ausreichend (geringe Zufuhr) 1	Vereinzelt (weniger als 2 mal in 24 Std.) 1	Vereinzelt (geformter Stuhl) 1	Leicht 1
Rollstuhl > 12 Std. 2	Sebostase vermehrter Turgor Altershaut 2	Akute Krankheiten oder nicht immer stabil 2	Bewegungen nur mit Hilfe möglich 2	Keine Reaktion auf Stimuli 2	Isst wenig 2	Manchmal (mehr als 2 mal in 24 Std.) 2	manchmal (mit breiigem Stuhl) 2	Manchmal 2
Bettlägerig > 12 Std. 6	Ödem und/ oder Rötung 6	Terminal oder präfinal 3	Immobil 6	Komatös 3	Isst sehr wenig- nicht ausreichend 3	Total, immer 3	Total, keine Kontrolle 3	Starke 3
	Druckgeschwür 6							

Auswertung _____ Punkte

Datum: _____ Nr. _____

0-9 Punkte= geringes Risiko (keineMaßnahmen)   10-36 Punkte = Risiko (Maßnahmen Dekubitusprophylaxe)

Anhang 5 Bewegungsförderungsprotokoll

Name: _____ Vorname: _____ geb. _____

Bewegungsförderungsprotokoll

Geplantes Lagerungsintervall am Tag _____ in der Nacht _____

Datum	Uhrzeit	Hz	Positionswechsel - Bewegung	Fingertest	Matratze

Datum	Uhrzeit	Hz	Positionswechsel - Bewegung	Fingertest	Matratze

Datum	Uhrzeit	Hz	Positionswechsel - Bewegung	Fingertest	Matratze

Erhoben von _____ Datum _____ HZ _____

Anhang 6 Barthel Index

Barthel-Index

Funktion	Punkte
Essen	
Unfähig, allein zu essen	0
Braucht etwas Hilfe, z.B. beim Fleisch schneiden oder Butter auftragen	5
Selbstständig, benötigt keine Hilfe	10
Baden	
Abhängig von fremder Hilfe	0
Selbstständig, benötigt keine Hilfe	5
Körperpflege (Rasieren, Kämmen, Zähneputzen)	
Abhängig von fremder Hilfe	0
Selbstständig, benötigt keine Hilfe	5
An- und Auskleiden	
Unfähig, sich allein an- und auszuziehen	0
Braucht etwas Hilfe, kann aber ca. 50% allein durchführen	5
Selbstständig, benötigt keine Hilfe	10
Stuhlkontrolle	
Inkontinent	0
Gelegentlich inkontinent (max. 1x pro Woche)	5
Ständig kontinent	10
Urinkontrolle	
Inkontinent	0
Gelegentlich inkontinent (max. 1x pro Tag)	5
Ständig kontinent	10
Toilettenbenutzung	
Abhängig von fremder Hilfe	0
Benötigt Hilfe wg. fehlenden Gleichgewichts oder beim Ausziehen	5
Selbstständig, benötigt keine Hilfe	10
Bett- bzw. Stuhltransfer	
Abhängig von fremder Hilfe, fehlende Sitzbalance	0
Erhebliche physische Hilfe beim Transfer erforderlich, Sitzen selbstständig	5
Geringe physische bzw. verbale Hilfe oder Beaufsichtigung erforderlich	10
Selbstständig, benötigt keine Hilfe	15
Mobilität	
Immobil bzw. Strecke < 50 m	0
Unabhängig mit Rollstuhl, incl. Ecken, Strecke > 50 m	5
Unterstütztes Gehen möglich, Strecke > 50 m	10
Selbstständiges Gehen möglich (Hilfsmittel erlaubt), Strecke > 50 m	15
Treppensteigen	
Unfähig, allein zu Treppen zu steigen	0
Benötigt Hilfe oder Überwachung beim Treppensteigen	5
Selbstständiges Treppensteigen möglich	10

Der maximal erreichbare Scorewert beträgt 100 Punkte.

Varianten

1. Erweiterter Barthel-Index (EBI)
2. Frühreha-Barthel-Index (FRB)

Bewertung

Der Aussagewert des Barthel-Index ist beschränkt. So gibt ein Score-Wert von 100 Punkten lediglich an, dass ein Patient in der Lage ist, alle im Score aufgeführten Aktivitäten durchzuführen. Daraus ergibt sich jedoch nicht zwangsläufig, dass der Patient in der Lage ist, sein Leben selbstständig und eigenverantwortlich zu führen. Komplexe Tätigkeiten, wie Einkaufen, Haushaltsführung, Behördengänge, werden vom Barthel-Index nicht erfasst.

Anhang 7 Das FIM Funktionaler Selbstständigkeitsindex mit Zusatzkriterien des FAM

Das FIM Funktionaler Selbstständigkeitsindex mit Zusatzkriterien des FAM

Items des FIM

	Motorische Items		Summierte Bewertung: 13 bis 91 Punkte
A	Selbstversorgung	Essen / Trinken	1 bis 7
B		Körperpflege	1 bis 7
C		Baden / Duschen / Waschen	1 bis 7
D		Ankleiden oben	1 bis 7
E		Ankleiden unten	1 bis 7
F		Intimhygiene	1 bis 7
G	Kontinenz	Blasenkontrolle	1 bis 7
H		Darmkontrolle	1 bis 7
I	Transfers	Bett / Stuhl / Rollstuhl	1 bis 7
J		Toilettensitz	1 bis 7
K		Dusche / Badewanne	1 bis 7
L	Fortbewegung	Gehen / Rollstuhl	1 bis 7
M		Treppensteigen	1 bis 7
	Kognitive Items		Summierte Bewertung: 5 bis 35 Punkte
N	Kommunikation	Verstehen	1 bis 7
O		Ausdruck (sich verständlich machen)	1 bis 7
P	Soziales	Soziales Verhalten	1 bis 7
Q		Problemlösungsfähigkeit	1 bis 7
R		Gedächtnis	1 bis 7

Bewertungskriterien des FIM

	Keine Hilfspersonen erforderlich
7	Völlige Selbstständigkeit
6	Eingeschränkte Selbstständigkeit (Hilfsvorrichtung oder Sicherheitsbedenken)
	Eingeschränkte Unselbständigkeit
5	Supervision oder Vorbereitung
4	Kontakthilfe
3	Mäßige Hilfestellung
	Völlige Unselbstständigkeit
2	Ausgeprägte Hilfestellung
1	Totale Hilfestellung

FIM mit Zusatzkriterien des FAM (Functional Assessment Measure)

	Motorische Items	
A		Essen / Trinken
B		Korperpflege
C		Baden / Duschen / Waschen
D	Selbstversorgung	Ankleiden oben
E		Ankleiden unten
F		Toilette
+		*Schlucken*
G	Kontinenz	Blasenkontrolle
H		Darmkontrolle
1		Bett / Stuhl / Rollstuhl
J		Toilettensitz
K		Dusche / Badewanne
+	Mobilitat	*Transfer ins / aus dem Auto*
L		Gehen / Rollstuhl
M		Treppensteigen
+		*Mobilitat in der Wohngemeinde*
	Kognitive Items	
N		Verstehen
0		Ausdruck (sich verstandlich machen)
+	Kommunikation	*Lesen*
+		*Schreiben*
+		*Sprachverstandnis*
P		Soziales Verhalten
+	Psychsoziale Anpassung	*Emotionaler Zustand*
+		*Anpassungsfahigkeit bezuglich Einschrankungen*
+		*Anstellbarkeit (Arbeit)*
Q		Problemlosungsfahigkeit
R	Kognitive Funktionen	Gedachtnis
+		*Orientierung*
+		*Aufmerksamkeit*
+		*Sicherheitsbeurteilung*

Anhang 8 Leitfaden für das Telefoninterview

Leitfaden für das Telefoninterview

Patient		Datum Uhrzeit	Gesprächspartner erreicht	Gesprächspartner nicht erreicht
Gesprächspartner				

Entlassung: ☐ nach Hause   ☐ nach Hause mit ambulantem Pflegedienst

☐ ins Pflegeheim/Kurzzeitpflege/Rehabilitation/Sonstiges: _____

Telefonische Evaluation nach der Entlassung

Wie geht es   ☐ Ihnen   ☐ Ihrem Angehörigen   ☐ dem Bewohner?

_____

_____

_____

_____

Hat der Transport problemlos und pünktlich funktioniert?
Ja ☐   Nein ☐

_____

Waren alle notwendigen Medikamente und Hilfsmittel vorhanden?
Ja ☐   Nein ☐

_____

War der Pflegedienst inzwischen bei Ihnen?
Ja ☐   Nein ☐

_____

Waren alle wichtigen Informationen da?
Ja ☐   Nein ☐

_____

Waren Sie mit der Planung und Durchführung der Entlassung zufrieden?
Ja ☐   Nein ☐

_____

Anhang 9 ECPA

ECPA

Dimension 1: Beobachtungen außerhalb der Pfl ege

Item 1 – Verbale Äußerungen: Stöhnen, Klagen, Weinen, Schreien

0 Patient macht keine Äußerungen

1 Schmerzäußerungen, wenn Patient angesprochen wird

2 Schmerzäußerungen, sobald jemand beim Patienten ist

3 Spontane Schmerzäußerungen oder spontanes leises Weinen, Schluchzen

4 Spontanes Schreien bzw. qualvolle Äußerungen

Item 2 – Gesichtsausdruck: Blick und Mimik

0 Entspannter Gesichtsausdruck

1 Besorgter, gespannter Blick

2 Ab und zu Verziehen des Gesichts, Grimassen

3 Verkrampfter u./o. ängstlicher Blick

4 Vollständiger starrer Blick / Ausdruck

Item 3 – Spontane Ruhehaltung

0 Keinerlei Schonhaltung

1 Vermeidung einer bestimmten Position, Haltung

2 Patient wählt eine Schonhaltung (aber kann sich bewegen)

3 Patient sucht erfolglos eine schmerzfreie Schonhaltung

4 Patient bleibt vollständig immobil

Dimension 2. Beobachtungen während der Pflege
Item 4 – Ängstliche Abwehr bei Pflege

0 Patient zeigt keine Angst

1 Ängstlicher Blick, angstvoller Ausdruck

2 Patient reagiert mit Unruhe

3 Patient reagiert aggressiv

4 Patient schreit, stöhnt, jammert

Item 5 – Reaktionen bei der Mobilisation

0 Patient steht auf / lässt sich mobilisieren ohne spezielle Beachtung

1 Patient hat gespannten Blick / scheint Mobilisation und Pflege zu fürchten

2 Patient klammert mit den Händen / macht Gebärden während Mobilisation und Pflege

3 Patient nimmt während Mobilisation / Pfl ege Schonhaltung ein

4 Patient wehrt sich gegen Mobilisation und Pflege

Item 6 – Reaktionen während Pflege von schmerzhaften Zonen

0 Keinerlei negative Reaktionen während der Pfl ege

1 Reaktionen während Pflege, ohne weitere Bezeichnung

2 Reaktionen beim Anfassen oder Berühren schmerzhafter Zonen

3 Reaktionen bei flüchtiger Berührung schmerzhafter Zonen

4 Unmöglichkeit, sich schmerzhafter Zonen zu nähern

Item 7 – Verbale Äußerungen während der Pflege

0 Keine Äußerungen während der Pflege

1 Schmerzäußerung, wenn man sich an den Patienten wendet

2 Schmerzäußerung, sobald Pflegende beim Patienten ist

3 Spontane Schmerzäußerung oder spontanes leises Weinen, Schluchzen

4 Spontanes Schreien bzw. qualvolle Äußerungen

Dimension 3. Auswirkung auf Aktivitäten

Item 8 – Auswirkung auf den Appetit

0 Keine Veränderungen bezüglich Appetit

1 Leicht reduzierter Appetit, isst nur einen Teil der Mahlzeit

2 Muss animiert werden, einen Teil der Mahlzeit zu essen

3 Isst trotz Aufforderung nur ein paar Bissen

4 Verweigert jegliche Nahrung

Item 9 – Auswirkungen auf den Schlaf

0 Guter Schlaf, beim Aufwachen ist der Patient ausgeruht

1 Einschlafschwierigkeiten oder verfrühtes Aufwachen

2 Einschlafschwierigkeiten und verfrühtes Aufwachen

3 Zusätzliches nächtliches Erwachen

4 Seltener oder fehlender Schlaf

Item 10 – Auswirkungen auf Bewegung

0 Patient mobilisiert und bewegt sich wie gewohnt

1 Patient bewegt sich wie gewohnt, vermeidet aber gewisse Bewegungen

2 Seltenere / verlangsamte Bewegungen

3 Immobilität

4 Apathie oder Unruhe

Item 11 – Auswirkungen auf Kommunikation / Kontaktfähigkeit

0 Üblicher Kontakt

1 Herstellen von Kontakt erschwert

2 Patient vermeidet Kontaktaufnahme

3 Fehlen jeglicher Kontakte

4 Totale Indiff erenz

Total Punkte (0 = kein Schmerz, 44 = maximaler Schmerz)

[1] Morello R., Jean A., Alix M.; L'ECPA ; une èchelle comportementale de la douleur pour personnes âgèes non communicantes. Infokara 1998;51:22–9. Deutsche Version nach Kunz R., Palliative Medizin für ältere Menschen, in: Schweiz Med Forum, Nr.5; 2002; S. 100–105

Anhang 10 BPI Brief Pain Inventory (Schmerzskala zur Erfassung von tumorbedingtem Schmerz)

Datum:	Uhrzeit:	Name:	Vorname:

1	Die meisten von uns haben von Zeit zu Zeit Schmerzen (z.B. Kopfschmerzen, Zahnschmerzen, bei Verstauchungen). Hatten Sie **heute andere als diese Alltagsschmerzen?**
	□ ja □ nein

2	Schraffieren Sie in nachstehender Zeichnung die Gebiete, in denen Sie Schmerzen haben. Markieren Sie mit »X« die Stelle, die Sie am meisten schmerzt.

rechts   links   links   rechts

3	Kreisen Sie die Zahl ein, die Ihre **stärksten** Schmerzen in den letzten 24 Stunden beschreibt:
	0 1 2 3 4 5 6 7 8 9 10
	kein Schmerz stärkste vorstellbare Schmerzen

4	Kreisen Sie die Zahl ein, die Ihre **geringsten** Schmerzen in den letzten 24 Stunden beschreibt:
	0 1 2 3 4 5 6 7 8 9 10
	kein Schmerz stärkste vorstellbare Schmerzen

5	Kreisen Sie die Zahl ein, die Ihre **durchschnittlichen** Schmerzen in den letzten 24 Stunden beschreibt:
	0 1 2 3 4 5 6 7 8 9 10
	kein Schmerz stärkste vorstellbare Schmerzen

6	Kreisen Sie die Zahl ein, die aussagt, welche Schmerzen Sie **in diesem Moment haben**
	0 1 2 3 4 5 6 7 8 9 10
	kein Schmerz stärkste vorstellbare Schmerzen

7	Welche Behandlungen oder Medikamente erhalten Sie gegen Ihre Schmerzen?

8	Bitte denken Sie an die vergangenen 24 Stunden. Wieviel Schmerzlinderung haben Sie durch Behandlungen oder Medikamente erfahren? Bitte kreisen Sie die Prozentzahl ein, die am besten die Schmerzlinderung beschreibt:

0%	10%	20%	30%	40%	50%	60%	70%	80%	90%	100%

kiene Linderung   vollständige Linderung

Bitte kreisen Sie die Zahl ein, die angibt, wie stark Ihre Schmerzen Sie in den vergangenen 24 Stunden beeinträchtigt haben:

9   Allgemeine Aktivität

0	1	2	3	4	5	6	7	8	9	10

keine Beeinträchtigung   stärkste Beeinträchtigung

10   Stimmung

0	1	2	3	4	5	6	7	8	9	10

keine Beeinträchtigung   stärkste Beeinträchtigung

11   Gehvermögen

0	1	2	3	4	5	6	7	8	9	10

keine Beeinträchtigung   stärkste Beeinträchtigung

12   Normale Arbeit (sowohl außerhalb des Hauses als auch Hausarbeit), **Belastbarkeit**

0	1	2	3	4	5	6	7	8	9	10

keine Beeinträchtigung   stärkste Beeinträchtigung

13   Beziehung zu anderen Menschen

0	1	2	3	4	5	6	7	8	9	10

keine Beeinträchtigung   stärkste Beeinträchtigung

14   Schlaf

0	1	2	3	4	5	6	7	8	9	10

keine Beeinträchtigung   stärkste Beeinträchtigung

15   Lebensfreude

0	1	2	3	4	5	6	7	8	9	10

keine Beeinträchtigung   stärkste Beeinträchtigung

Anhang 11 ZOPA© Zurich Observation Pain Assessment

ZOPA© Zurich Observation Pain Assessment

Beobachtete Verhaltensmerkmale:

Lautäußerungen

- Stöhnen/Klagen

- Brummen

Gesichtsausdruck

- Verzerrter/gequälter Gesichtsausdruck

- Starrer Blick

- Zähne zusammenpressen (Tubus beißen)

- Augen zusammenkneifen

- Tränenfluss

Körpersprache

- Ruhelosigkeit

- Massieren oder Berühren eines Körperteils

- Angespannte Muskeln

Physiologische Indikatoren

- Änderungen in den Vitalzeichen:

  - Blutdruck/Puls

  - Atmung

- Veränderungen der Gesichtsfarbe

- Schwitzen/Röte

Anhang 12 Beispiele für wahrnehmbare Schmerzindikatoren

Beispiele für wahrnehmbare Schmerzindikatoren

Lautsprachliche Indikatoren:

Verbal:
- ☐ Unspezifische Äußerungen
- ☐ Um Hilfe (bei Bewegung) bitten
- ☐ Nach Schmerzmitteln fragen
- ☐ Bitten, allein gelassen zu werden
- ☐ Über Schmerzen reden
- ☐ Mehr als üblich reden
- ☐ Fluchen
- ☐ Verbale Ausbrüche
- ☐ Unbehagen und/oder Protest äußern
- ☐ Abgehackte Sprache

Vokal:
- ☐ Stöhnen
- ☐ Weinen
- ☐ Schreien
- ☐ Grunzen, brummeln
- ☐ Seufzen
- ☐ Jammern
- ☐ Winseln
- ☐ Japsen, nach Luft schnappen
- ☐ Geräuschvolles Atmen

Mimische Indikatoren:
- ☐ Grimassen schneiden, das Gesicht verziehen
- ☐ Schnelles Augenblinzeln/-zwinkern
- ☐ Gesenkte Augenbrauen und offener Mund
- ☐ Zähne zusammen beißen
- ☐ Ängstlicher Gesichtsausdruck
- ☐ Stirn runzeln
- ☐ Kiefer fallen lassen
- ☐ Zugekniffene oder geschlossene Augen
- ☐ Trauriger Ausdruck
- ☐ Zusammengekniffene Lippen

☐ Zuckungen im Gesicht

☐ In Falten geworfene Stirn

☐ Vertikale Falten zwischen den Augenbrauen

☐ Schielen

Verhaltensindikatoren – verhaltensbedingte Indikatoren für Schmez

☐ Körperlich unruhig, agitiert, zappelig

☐ Ängstlich oder ärgerlich

☐ Vor Berührung zurückschrecken

☐ Bestimmte Körperteile reiben/festhalten

☐ Aufgeregt

☐ Jucken, kratzen

☐ Schonhaltung

☐ Steife, unterbrochene, vorsichtige Bewegung

☐ Ungeschickte Steh-/Sitzposition

☐ Häufig anlehnen, um Stabilität zu halten

☐ Häufiger Lagerungswechsel

☐ Schaukeln, vor und zurück wippen

☐ Verdrehte Körperhaltung, Verrenkungen

☐ Kopf vor und zurück werfen

☐ Angespannte Körperhaltung

☐ Nesteln

Verhaltensindikatoren – Indikatoren für Schmerz durch Verhaltens-oder Stimmungsänderungen

☐ Beweglichkeit verändert, eingeschränkt

☐ Schlafrhythmus verändert

☐ Erhöhte Verwirrtheit

☐ Appetitlosigkeit, Nahrungsverweigerung

☐ Verstummen

☐ Sich (sozial) zurückziehen

☐ Aggressivität, Reizbarkeit

☐ Veränderter Gang, humpeln

☐ Angst

☐ Aufmerksamkeit erhaschendes Verhalten

☐ Veränderter Aktivitätslevel

☐ Depression

☐ Erschwertes Aufstehen (sitzen, liegen)

☐ Müdigkeit

☐ Sich häufiger hinlegen
☐ Sich langsamer bewegen
☐ Mehr gehen als sonst
☐ Pflege ablehnen
☐ Hilfsmittel benutzen (z.B. Gehstock)
☐ Klagen, jammern bei Lagerung
☐ Erschwertes Kauen
☐ Bewegung ablehnen
☐ Streitlustig, schlägt oder schubst
☐ Stürze
☐ Lethargie
☐ Hyperaktivität

Physische Indikatoren:
☐ Erhöhter Muskeltonus
☐ Atmung verändert (z.B. kurzatmig)
☐ Haut- oder Gesichtsfarbe verändert
☐ Schwellungen (Gelenke, Knöchel)
☐ Blutspuren (auf Kleidung)
☐ Angespannter Bauch
☐ Vitalzeichen verändert
☐ Ausgerenkte Gelenke (Schulter, Finger)
☐ Verkürztes Bein
☐ Steifheit des gesamten Körpers
☐ Hyperämisierung einzelner Körperteile
☐ Schwitzen
☐ Erbrechen
☐ Zittern

Anhang 13 Messinstrument für häusliche Stürze und Unfälle Home FAST

Messinstrument für häusliche Stürze und Unfälle
(Home Falls And Accidents Screening Tool – Home FAST)

Mackenzie L, Byles J, Higginbothsm N (2000). The home falls and accidents screening tool
(HOME FAST. British Journal of Occupational Therapy 63 (6): 260–269. Appendix 1.

Definition: »Häuslich« bezieht sich auf die Umgebung innerhalb und außerhalb des Wohnraums der betreffenden Person. Da die Checkliste in der Regel am Tage geprüft wird, sollte auch die häusliche Umgebung bei Nacht mit bedacht werden.

Jedes »Nein« zeigt einen Handlungsbedarf an.

Böden

1. Sind die Durchgänge frei von Leitungen, Kabeln oder Sonstigem?
   Definition: Keine Leitungen oder Hindernisse (z. B. Kartons, Zeitschriften, Gegenstände etc.) in Durchgängen/Eingängen. Meint auch Möbel oder andere Gegenstände, die Eingänge oder Flure versperren, Gegenstände hinter Türen, sodass die Türen nicht vollständig geöffnet werden können, erhöhte Türschwellen etc.

   0 = Ja   1 = Nein

2. Sind die Bodenbeläge in gutem Zustand
   Definition: Teppiche, Fußmatten oder Läufer (auch Treppenläufer) liegen flach/keine Riss/abgelaufen, keine zerbrochenen oder fehlenden Bodenfliesen

   0 = Ja   1 = Nein

3. Sind die Bodenflächen rutschfest?
   Definition: Kreuzen Sie »nein« an, wenn außer glatten, gefliesten oder gekachelten Böden in den Wohnräumen in Küche, Badezimmer oder Waschräumen Linoleum oder Fliesenboden ausliegt. Kreuzen Sie »ja« nur an, wenn Küche, Badezimmer oder Waschräume zusätzlich zu den anderen Räumen, rutschfeste oder rutschsichere Böden haben

   0 = Ja   1 = Nein

4. Sind Fußmatten sicher am Boden fixiert?
   Definition: Matten haben eine rutschfeste Unterlage oder sind sicher am Boden festgeklebt oder fixiert.

   0 = Ja   1 = Nein

Möbel

5. Kommt die betreffende Person problemlos in das bzw. aus dem Bett?
   Definition: Das Bett hat eine angemessene Höhe und Stabilität. Die betreffende Person muss sich nicht am Nachttisch oder an neben dem Bett stehenden Möbeln hochziehen.

   0 = Ja   1 = Nein

6. Kann die betreffende Person problemlos und sicher aus ihrem Sessel aufstehen?

Definition: Der Sessel hat eine angemessene Höhe, die Armlehnen können zum Aufstützen verwendet werden, das Sitzkissen ist nicht zu weich oder tief.

0 = Ja   1 = Nein   keine Angabe (die Person sitzt dauerhaft im Rollstuhl)

Beleuchtung

7. Ist die gesamte Beleuchtung so hell, dass die betreffende Person alles deutlich erkennen kann?

Definition: Keine Glühbirnen hat weniger als 75 Watt, kein Schattenwurf im Raum, blendfreies Licht.

0 = Ja   1 = Nein

8. Kann die betreffende Person das Licht vom Bett aus an- und ausschalten?

Definition: Die betreffende Person muss nicht aufstehen, um das Licht anzuschalten; sie hat eine Taschenlampe oder Nachttischlampe neben dem Bett.

0 = Ja   1 = Nein

9. Sind die Außengänge, Treppenstufen, Hauseingänge nachts gut beleuchtet?

Definition: Über der Vor- und ggf. Hintertür befinden sich Lampen; Glühbirnen haben mindestens eine Leistung von 75 Watt, Gänge und Hausflure sind gut beleuchtet.

0 = Ja   1 = Nein   Keine Angaben (keine Außengänge, Treppenstufen, Hauseingänge, die Haustür führt direkt auf den Gehweg)

Badezimmer

10. Kommt die betreffende Person problemlos und sicher alleine zur Toilette?

Definition: Die Toilette hat eine angemessene Höhe, die betreffende Person muss sich nicht am Waschbecken, Handtuchhalter, Toilettenpapierhalter etc. festhalten um aufzustehen; bei Bedarf gibt es Handläufe neben der Toilette.

0 = Ja   1 = Nein   keine Angaben (Betroffene Person benutzt Nachtstuhl)

11. Kann die betreffende Person problemlos und sicher in die Badewanne ein- und aussteigen?

Definition: Die betroffene Person kann ohne Sturzgefahr über den Badewannenrand steigen, sie kann sich selbstständig in die Badewanne setzen und aussteigen, ohne sich an Möbeln festhalten zu müsse (oder sie nutzt einen Badewannensitz oder steht zum Duschen in der Badewanne).

0 = Ja   1 = Nein   keine Angaben (es gibt keine Badewanne; sie wird nicht genutzt)

12. Kann die betreffende Person problemlos und sicher in die bzw. aus der Duschkabine treten?

Definition: Die betroffene Person kann über den Duschrand oder die Duscheinfassung steigen, ohne sich an Gegenständen oder Möbeln festhalten zu müssen.

0 = Ja   1 = Nein   Keine Angaben (keine Dusche)

13. Gibt es einen erreichbaren und stabilen Griff /Handlauf in der Dusche oder an der Badewanne?

Definition: Der Handlauf ist sicher an der Wand fixiert und wird erreicht, ohne dass sich die betreffende Person so überbeugen muss, dass sie evtl. das Gleichgewicht verliert.

0 = Ja   1 = Nein

14. Gibt es rutschfeste Matten in der Badewanne, im Badezimmer, in der Dusche?

Definition: Rutschfeste Gummimatten oder rutschfeste Streifen, die am Wannenboden oder in der Dusche fixiert sind

0 = Ja   1 = Nein

15. Ist die Toilette in der Nähe des Schlafzimmers?

Definition: Nicht mehr als zwei Türen zwischen Schlafraum und Toilette (einschließlich der Schlafzimmertüre); die betreffende Person muss die Wohnung nicht verlassen oder Türen aufschließen, um die Toilette zu erreichen

0 = Ja   1 = Nein

Lagerhaltung

16. Erreicht die betreffende Person regelmäßig benötigte Gegenstände in der Küche ohne sich bücken oder klettern zu müssen und ohne das Gleichgewicht zu verlieren?

Definition: Regale sind zwischen Knie- und Schulterhöhe erreichbar; Stühle oder Trittleitern werden nicht benötigt, um Gegenstände zu erreichen.

0 = Ja   1 = Nein

17. Kann die betreffende Person die Mahlzeiten problemlos und sicher von der Küche in den Essbereich bringen?

Definition: Die Mahlzeiten können problemlos an den Essplatz gebracht oder mit einem Rollwagen gefahren werden.

0 = Ja   1 = Nein

Treppenhäuser/Stufen

18. Haben die Stufen/Treppen innerhalb der Wohnung oder des Hauses einen erreichbaren und stabilen Handlauf über die gesamte Länge der Stufen/Treppen?

Definition: Der Handlauf muss problemlos gegriffen werden können; er ist sicher befestigt, stabil und über die gesamte Länge der Stufen/Treppen vorhanden.

0 = Ja   1 = Nein

19. Haben die Treppen außerhalb der Wohnung oder des Hauses einen erreichbaren und stabilen Handlauf über die gesamte Länge der Stufen/Treppen?

Definition: Treppen sind mehr als zwei aufeinanderfolgende Stufen. Der Handlauf muss problemlos gegriffen werden können; er ist sicher befestigt, stabil und über die gesamte Länge der Stufen/Treppen vorhanden.

0 = Ja   1 = Nein   keine Angabe (außerhalb der Wohnung gibt es keine Treppe)

20. Kann die betreffende Person die Treppen inner- und außerhalb der Wohnung problemlos und sicher benutzen?

Definition: Die Stufen sind nicht zu hoch, zu eng oder uneben, sodass die Füße stabilen Halt finden; die betreffende Person ermüdet nicht beim Treppensteigen, sie wird nicht atemlos; sie hat keine Erkrankung, die die Sicherheit beim Treppensteigen beeinflusst, z. B. Fallfuß, Sensibilitätsstörungen in den Beinen, Bewegungsstörungen etc.

0 = Ja   1 = Nein   keine Angabe (es gibt keine Treppe/Stufen)

21. Sind die Treppenkanten leicht zu erkennen?

Definition: Es gibt keine gemusterten Bodenbeläge, Fliesen oder Bodenanstriche, die das Erkennen von Treppenkanten erschweren.

0 = Ja   1 = Nein   keine Angabe (es gibt keine Treppe/Stufen)

22. Kann die betreffende Person die Eingangstüre/n problemlos und sicheröff nen?

Definition: Schlösser und Riegel können betätigt werden, ohne das die betreffende Person sich bücken oder zu sehr strecken muss; es gibt einen Treppenabsatz, damit die betreffende Person nicht balancieren muss, um die Tür zuöffnen.

0 = Ja   1 = Nein

Mobilität

23. Sind die Wege um das Haus in guten Zustand und frei?

Definition: Es gibt keine zerbrochenen oder fehlenden Steinfliesen, überwuchernde Pflanzen, überhängende Bäume oder Sonstiges, das den Weg versperrt.

0 = Ja   1 = Nein   keine Angabe (es gibt keinen Garten, Gartenwege oder einen Hof)

24. Trägt die betreffende Person gut passende Schuhe/Hausschuhe?

Definition: Die betreffende Person trägt unterstützende, gut passende Schuhe mit flachem Absatz und rutschfesten Sohlen oder Hausschuhe, die nicht ausgetreten sind und den Fuß gut unterstützen.

0 = Ja   1 = Nein

25. Falls es Haustiere gibt: Kann sich die betreffende Person um diese kümmern, ohne sich bücken zu müssen und ohne Gefahr zu laufen, über das Haustier zu stürzen?

Definition: Haustiere meint jedes Tier, für das die betreffende Person die Verantwortung hat. Das Haustier läuft der betreffende Person beim Füttern nicht um die Beine oder springt an ihr hoch; um das Tier zu füttern oder sauber zu halten, muss sie sich nicht bücken; das Haustier benötigt nicht viel Bewegung.

0 = Ja   1 = Nein   keine Angabe (es gibt kein Haustier/Tier)

Mit freundlicher Genehmigung:[©] College of Occupational Therapists Limited

Anhang 14 Miktionsprotokoll

Miktionsprotokoll

Datum	⊘	Hz	Toilettengang		Vorlage					Urinmenge (cirka)
			✐	☞	○	◔	◑	◕	●	

Datum	⊘	Hz	Toilettengang		Vorlage					Urinmenge (cirka)
			✐	☞	○	◔	◑	◕	●	

○= trocken   ◔ = wenig   ◑= halb   ◕= deutlich   ●= komplett nass   ✐= meldet sich   ☞= Aufgefordert

Anhang 15 Wound-QoL Fragebogen zur Lebensqualität bei chronischen Wunden

Wound-QoL Fragebogen zur Lebensqualitat bei chronischen Wunden

Mit den folgenden Fragen möchten wir erfahren, wie es Ihnen mit Ihrer/Ihren chronischen Wunde(n) geht.

Bitte setzen Sie pro Zeile genau **ein** Kreuz.

In den <u>letzten 7 Tagen</u>...		gar nicht	etwas	mittelmäßig	ziemlich	sehr
1	...hatte ich Schmerzen an der Wunde	O	O	O	O	O
2	...hatte ich einen unangenehmen Geruch an der Wunde	O	O	O	O	O
3	...hatte ich störenden Wundausfluss	O	O	O	O	O
4	...war mein Schlaf durch die Wunde beeinträchtigt	O	O	O	O	O
5	...war die Behandlung der Wunde für mich belastend	O	O	O	O	O
6	...war ich wegen der Wunde niedergeschlagen	O	O	O	O	O
7	...hat es mich frustriert, dass die Heilung so lange dauert	O	O	O	O	O
8	...habe ich mir Sorgen wegen meiner Wunde gemacht	O	O	O	O	O
9	...hatte ich Angst vor einer Verschlechterung oder vor neuen Wunden	O	O	O	O	O
10	...hatte ich Angst, mich an der Wunde zu stoßen	O	O	O	O	O
11	...konnte ich mich wegen der Wunde schlecht fortbewegen	O	O	O	O	O
12	...war das Treppensteigen wegen der Wunde mühsam	O	O	O	O	O
13	...hatte ich wegen der Wunde Probleme mit Alltagstätigkeiten	O	O	O	O	O
14	...waren meine Freizeitaktivitäten wegen der Wunde eingeschränkt	O	O	O	O	O
15	...musste ich wegen der Wunde Aktivitäten mit Anderen einschränken	O	O	O	O	O
16	...fühlte ich mich wegen der Wunde abhängig von der Hilfe Anderer	O	O	O	O	O
17	...war die Wunde für mich eine finanzielle Belastung	O	O	O	O	O

Anhang 16 Screening auf Mangelernährung im Krankenhaus – Nutritional Risk Screening

---

Screening auf Mangelernährung <u>im Krankenhaus</u>

Nutritional Risk Screening (NRS 2002)

nach Kondrup J et al., Clinical Nutrition 2003; 22: 415-421

Empfohlen von der Europäischen Gesellschaft für Klinische Ernährung und Stoffwechsel (ESPEN)

Vorscreening:

– Ist der Body Mass Index < 20,5 kg/m² ?	< ja	< nein
– Hat der Patient in den vergangenen 3 Monaten an Gewicht verloren?	< ja	< nein
– War die Nahrungszufuhr in der vergangenen Woche vermindert?	< ja	< nein
– Ist der Patient schwer erkrankt? (z.B. Intensivtherapie)	< ja	< nein

⇒ Wird <u>eine</u> dieser Fragen mit »**Ja**« beantwortet, wird mit dem Hauptscreening fortgefahren

⇒ Werden aile Fragen mit »**Nein**« beantwortet, wird der Patient wöchentlich neu gescreent.

⇒ Wenn für den Patienten z.B. eine große Operation geplant ist, sollte ein präventiver Ernährungsplan verfolgt werden, urn dem assoziierte Risiko vorzubeugen.

Hauptscreening:

Störung des Ernährungszustands	Punkte
Keine	0
Mild	1
Gewichtsverlust > 5%/ 3 Mo. <u>oder</u> Nahrungszufuhr < 50–75% des Bedarfes in der vergangenen Woche	
Mäßlg	**2**
Gewichtsverlust > 5%/ 2 Mo. <u>oder</u> BMI 18,5–20,5 kg/m² <u>und</u> reduzierter A1lgemeinzustand (AZ) <u>oder</u> Nahrungszufuhr 20-60% des Bedarfes in dar vergangenen Woche	
Schwer	**3**
Gewichtsverlust> 5% 11 Mo. (>15% 13 Mo.) <u>oder</u> BMI <18,5 kg/m² und reduzierter Allgemeinzustand oder Nahrungszufuhr 0-25% des Bedarfes in der vergangenen Woche	

+

Krankheitsschwere	Punkte
Keine	0
Mild	1
z.B. Schenkelhalsfraktur, chronische Erkrankungen besonders mit Komplikationen: Leberzirrhose, chronisch obstruktive Lungenerkrankung, chronische Hämodialyse, Diabetes, Krebsleiden	
MäBlg	**2**
z.B. große Bauchchirurgie, Schlaganfall, schwere Pneumonie, hämatologische Krebserkrankung	
Schwer	**3**
z.B. Kopfverletzung, Knochenmarktransplantation, intensivpflichtige Patienten (APACHE-II >10)	

+ 1 Punkt, wenn Alter ≥ 70 Jahre

≥ 3 Punkte	Ernährungsrisiko liegt vor, Erstellung eines Ernährungsplanes
< 3 Punkte	wöchentlich wiederholtes Screening. Wenn für den Patienten z.B. eine große Operation geplant ist, sollte ein präventiver Ernährungsplan verfolgt werden, um das assoziierte Risiko zu vermeiden

Übersetzt und bearbeitet von Dr. Tatjana Schü tz, Dr. Luzia Valentini und Prof. Dr. Mathias Plauth. Kontakt: elke-tatjana.schuetz@charite.de, Tel. 030-450 514 059

Anhang 17 Screening auf Mangelernährung im ambulanten Bereich – Malnutrition Universal Screening Tool (MUST) für Erwachsene

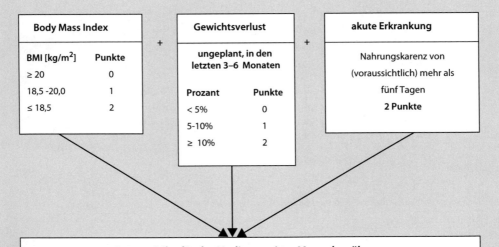

Screening auf Mangelernährung im <u>ambulanten</u> Bereich

Malnutrition Universal Screening Tool (MUST) für Erwachsene

nach Kondrup J et al., Clinical Nutrition 2003; 22: 415-421

Empfohlen von der Europäischen Gesellschaft für Klinische Ernährung und Stoffwechsel (ESPEN)

Body Mass Index

BMI [kg/m²]	Punkte
≥ 20	0
18,5 -20,0	1
≤ 18,5	2

+

Gewichtsverlust

ungeplant, in den letzten 3–6 Monaten

Prozant	Punkte
< 5%	0
5-10%	1
≥ 10%	2

+

akute Erkrankung

Nahrungskarenz von (voraussichtlich) mehr als fünf Tagen

2 Punkte

Gesamtrisiko für das Vorliegen einer Mangelernährung

Summe	Risiko	Maßnahme	Durchführung
0	gering	→ Wiederhole Screening !	<u>Klinik:</u> wöchentlich <u>Heim:</u> monatlich <u>ambulant:</u> jährlich bei bestimmten Gruppen, z.B. Alter> 75 Jahre
1	mittel	→ Beobachte !	<u>Klinik und Heim:</u> Ernährungs- und Flüssigkeits protokoll über 3 Tage <u>ambulant:</u> erneutes Screening in 1 bis 6 Monaten, ggf. EZ-Bestimmung (z.B. SGA) und Diätberatung
≥ 2	hoch	→ Behandle !	<u>Klinik / Heim / ambulant:</u> EZ-Bestimmung (z.B. SGA), Ernährungstherapie beginnen (Diätassistenz bzw. hauseigene Protokolle). Abfolge: 1. Nahrungsmittel, 2. angereicherte Nahrung, 3. orale Supplemente

Anhang 18 Kalorienbedarf und Flüssigkeitsberechnung

Name: _____ Vorname: _____ geb. _____

Kalorienbedarf und Flüssigkeitsberechnung

Ernährung
WICHTIG
Bedarfsangaben sind Orientierungsgrößen und können vom tatsächlichen individuellen Bedarf abweichen!

Bodymass-Index – BMI

BMI = Körpergewicht in kg/Körpergröße in m^2
Wünschenswerte BMI Werte ° 65 Jahre = 24-29 kg/m^2
BMI < 24 kg/m^2 = erhöhtes Risiko, Beobachtung erforderlich!
BMI < 18,5 kg/m^2 = Unterernährung, Intervention häufig erforderlich! (soweit nicht konstitutionell bedingt)

Rechenbeispiele Bodymass-Index - BMI

Person 65 kg Körpergewicht, 1,72 m Körpergröße: $65/1{,}72^2 = 21{,}8$kg/m^2 (erhöhtes Risiko)
Person 45 kg Körpergewicht, 1,60 m Körpergröße: $45/1{,}60^2 = 17{,}6$kg/m^2 (Unterernährung)

Bedeutende Gewichtsverluste

1–2% in 1 Woche,   5% in 1 Monat,   7,5% in 3 Monaten,   10% in 6 Monaten

Grundumsatz – GU

Berechnung des Grundumsatzes (GU) für über 60jährige:
Männer: GU (MJ/Tag) = 0,0491 x KG (kg) + 2,46
Frauen: GU (MJ/Tag) = 0,0377 x KG (kg) + 2,75
(KG = Körpergewicht, zur Umwandlung in kcal/Tag Multiplikation mit 239)

Gesamtenergiebedarf = Vielfaches des Grundumsatzes – GU

vollständig immobile Senioren	1,2 x GU
leichte Aktivität	1,5 x GU
mittlere Aktivität	1,75 x GU
schwere Aktivität	ca. 2,0 x GU

Rechenbeispiele Grundumsatz – GU

Mann 65 kg KG: **GU** = 0,0491 x 65 + 2,46 = 5,65 MJ x 239 = ca. **1.350 kcal/Tag**
Frau 55 kg KG: **GU** = 0,0377 x 55 + 2,75 = 4,82 MJ x 239 = ca. **1.152 kcal/Tag**

Rechenbeispiele Gesamtenergiebedarf

Mann 65 kg KG, leichte Aktivität: **Gesamtenergiebedarf** = 1.350 x 1,5 = **2.025 kcal/Tag**
Frau 55 kg KG, leichte Aktivität: **Gesamtenergiebedarf** = 1.152 x 1,5 = **1.728 kcal/Tag**

Brennwert von Makronährstoffen

Protein 4,1 kcal/g,   Fett 9,3 kcal/g,   Kohlenhydrate 4,1 kcal/g,   Alkohol 7,0 kcal/g

Broteinheit – BE & Kohlenhydrateinheit – KE

BE bzw. KE = Schätzwert für Kohlenhydratportion von 10–12g

Name: _____ Vorname: _____ geb. _____

ACHTUNG Gesamtflüssigkeitsbedarf > Trinkflüssigkeitsmenge!

Flüssigkeitsversorgung
WICHTIG
Bedarfsangaben sind Orientierungsgrößen und können vom tatsächlichen individuellen Bedarf abweichen!

Flüssigkeitsbedarf – grobe Orientierung
1,5-2 l Trinkflüssigkeit täglich

Flüssigkeitsanteile übliche Ernährung
Je zugeführter kcal etwa 0.33 ml Flüssigkeit enthalten

Flüssigkeitsbedarf - genauere Berechnung
100 ml je kg für die ersten 10 kg Körpergewicht + 50 ml je kg für die zweiten 10 kg Körpergewicht + 15 ml für jedes weitere kg Körpergewicht = Gesamtflüssigkeitsbedarf - 0,33 ml je zugeführter kcal = Trinkflüssigkeitsmenge

Ein- und Ausfuhr-Bilanz
Auf der Basis der messbaren Ein- und Ausfuhr kann bei einem Plus von bis zu 200 ml von einer ausgeglichenen Bilanz ausgegangen werden

Flüssigkeitsanteile in Sondenernährungsprodukten
normokalorische Sondenernährungsprodukte durchschnittlich ca. 80%, d.h. 80 ml freies Wasser sind in 100 ml Substrat enthalten. hochkalorische Sondenernährungsprodukte durchschnittlich ca. 70%, d.h. 70 ml freies Wasser sind in 100 ml Substrat erhalten. **Herstellerangaben beachten!**

Rechenbeispiel Flüssigkeitsanteile Ernährungsprodukt

Bei einer vorgesehenen Gesamtflüssigkeitszufuhr von 2.000 ml und einem Bedarf von 1.800 kcal ergeben sich folgende Rechenbeispiele:
Beispiel 1: normokalorisches Produkt (1 kcal/ml, 80 ml freies Wasser/100 ml Substrat)
1.800 ml Sondenkost ≅ 1.800 kcal und   1.440 ml freies Wasser
                                  + 560 ml zu substituierende Flüssigkeit
                                  = 2.000 ml Flüssigkeit
Beispiel 2: hochkalorisches Produkt (1,5 kcal/ml, 70 ml freies Wasser/100 ml Substrat)
1.200 ml Sondenkost ≅ 1.800 kcal und   840 ml freies Wasser
                                  + 1.160 ml zu substituierende Flüssigkeit
                                  = 2.000 ml Flüssigkeit
 	
Herstellerangaben beachten!

Anhang 19 Ernährungs- und Trinkprotokoll

Ernährungs- und Trinkprotokoll

Datum	⏱	Hz	Portion					Trinkmenge
			○	◔	◑	◕	●	

Datum	⏱	Hz	Portion					Trinkmenge
			○	◔	◑	◕	●	

○ = Nichts   ◔ = ¼ Portion   ◑ = ½ Portion   ◕ = ¾ Portion   ● = ganze Portion

Anhang 20 Ethische Fallbesprechung

Muster	Seite
	1 von 1
Ethische Fallbesprechung	Formular
	Nr.

Name: _____ geb.: _____

Datum: _____

Teilnehmer: _____

_____

Situation: _____

_____

_____

_____

Meinungen: _____

_____

_____

_____

_____

Konsens möglich?   ☐ Ja   ☐ Nein

Ergebnis: _____

Unterschrift der Teilnehmer mit Funktion:

_____

_____

_____

erstellt:	Änderungsstatus	Freigabe:	Datum
	0		

Anhang 21 Beispielpflegeheim – Ethische Fallbesprechung

	Seite
Beispielpflegeheim	1 von 1
Ethische Fallbesprechung	Formular Nr.

Name: Fr. Petschko, Irene   geb. 14.07.1950

Datum: 03.04.2012

Teilnehmer: Dr. Arend, Hausarzt; Fr. Eisele, WBL; Hr. Stotz, HL;

Fr. Schuhmacher, PDL; Hr. Spitzer, Seelsorger;

Tanja Köhler, Tochter und Betreuerin, Sven

Petschko, Sohn

Situation::   Kontinuierlicher Gewichtsverlust seit 8 Monaten,

erhebliche Schluckstörung, PEG-Anlage

medizinisch indiziert

Meinungen: Aus hausärztlicher und pflegerischer Sicht wäre die

PEG eine Erleichterung für Frau Petschko

Angehörige lehnen PEG ab, möchten Zustand nicht

unnötig verlängern, befürchten steigende Kosten

Konsens möglich?   ☐ Ja   ☑ Nein

Ergebnis: Einschaltung des Vormundschaftsgerichts

Unterschrift der Teilnehmer mit Funktion:

_____

_____

_____

erstellt:	Änderungsstatus	Freigabe:	Datum
	0		

Stichwortverzeichnis

Printed in the United States
by Baker & Taylor Publisher Services